LEÇONS

SUR

LA TUBERCULOSE

PAR

M. LE PROFESSEUR DAMASCHINO

RECUEILLIES PAR

L. THÉRÈSE
Interne des hôpitaux

E. DELPORTE
Lauréat de la Faculté

PRÉFACE PAR **M. LETULLE**
Professeur agrégé à la Faculté, médecin de l'Hôpital Saint-Antoine

PARIS
G. STEINHEIL, ÉDITEUR
2, RUE CASIMIR-DELAVIGNE, 2

1891

LEÇONS

SUR

LA TUBERCULOSE

LEÇONS

SUR

LA TUBERCULOSE

PAR

M. LE PROFESSEUR DAMASCHINO

RECUEILLIES PAR

L. THÉRÈSE
Interne des hôpitaux

E. DELPORTE
Lauréat de la Faculté

PRÉFACE PAR **M. LETULLE**
Professeur agrégé à la Faculté, médecin de l'Hôpital Saint-Antoine

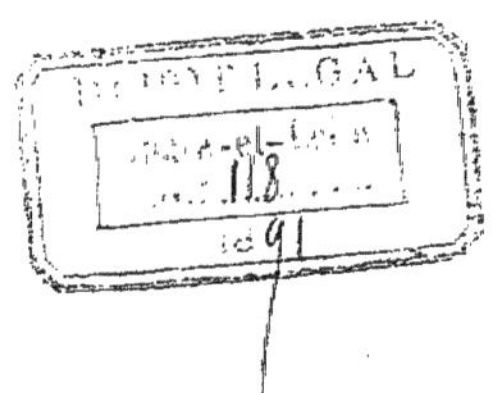

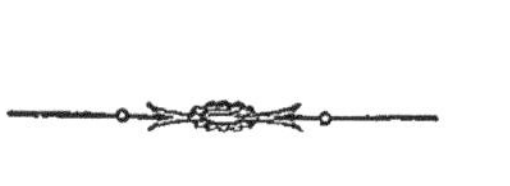

PARIS
G. STEINHEIL, ÉDITEUR
2, RUE CASIMIR-DELAVIGNE, 2

1891

PRÉFACE

A Messieurs THÉRÈSE et DELPORTE

Vous me demandez, mes chers amis, de présenter au lecteur les *Leçons sur la tuberculose pulmonaire,* les dernières de notre regretté maître, le professeur Damaschino.

La mort, qui n'attend pas, l'a surpris alors qu'il commençait à revoir et à corriger les notes presque sténographiques prises par vous pendant le cours et rédigées le jour même, toutes chaudes encore, si l'on peut dire, de la pensée du maître, de ses formules habituelles, de ses expressions favorites.

Grâce à vous, je viens de relire ces notes réunies en volume : j'y retrouve vivant l'homme, le professeur aimé dont l'enseignement était, avant tout, précis et méthodique. J'entends encore cette voix jeune, chaude, convaincue; je revois, dans le grand amphithéâtre de la Faculté, cette figure aimable et douce, si populaire parmi les étudiants; il me semble que toutes les affections, toutes les sympathies qui l'entouraient viennent de revivre quelques heures...

Je ne saurais donc, pour ma part, vous trop remercier de la délicate et pieuse attention avec laquelle vous avez pris soin de respecter, dans ces leçons, la forme simple, mais aussi la clarté d'exposition qui constituaient la caractéristique dominante de l'enseignement du Maître.

Dans ces pages consacrées à la description d'une maladie trop connue, banale par excellence, le lecteur trouvera, à côté des réflexions d'un savant profondément instruit, quelques-uns des aperçus ingénieux qui classaient Damaschino parmi les cliniciens les plus perspicaces de notre temps.

Telles qu'elles sont, non retouchées, ces leçons méritent donc d'être lues et méditées : elles montrent à l'étudiant le chemin parcouru en phtisiologie par la microbie; elles posent les difficiles problèmes qui restent encore et tracent au chercheur quelques-unes des voies à suivre dans l'avenir.

En obéissant ainsi à la volonté dernière de notre maître, vous avez fait œuvre utile et votre récompense sera la reconnaissance de tous ses amis.

Paris, février 1891.

MAURICE LETULLE.

LEÇONS

SUR

LA TUBERCULOSE

PREMIÈRE LEÇON

SOMMAIRE. — Fréquence et importance de la tuberculose. — Diversité de ses manifestations et de ses localisations. — Caractères de la tuberculose au point de vue anatomique et bactériologique. — Historique. — Hippocrate. — Arétée. — Félix Plater et Benedictus (1656). — Bonnat (1679). — Sylvius de la Boë. — Van Swieten. — Morton (1689). — Bailly. — Bayle (1810), première étude sérieuse et complète de la tuberculose. — Laënnec, découverte de l'auscultation, unité de la tuberculose et sa spécificité. — Broussais, théorie de l'inflammation. — Louis (1825). — Loi de Louis. — Lebert, corpuscule tuberculeux. — Reinhardt. — Virchow (1847), doctrine dualiste. — Lépine (1872). — Damaschino, thèse d'agrégation.

MESSIEURS,

La tuberculose a toujours eu le privilège d'attirer l'attention des médecins; dans ces derniers temps plus que jamais, elle a suscité des travaux nombreux, et véritablement passionné le monde scientifique. A l'heure actuelle les descriptions dogmatiques que vous pouvez d'ailleurs trouver dans un grand nombre d'ouvrages, et compléter par une foule de publications disséminées dans les feuilles médicales, ne sont plus suffisantes : l'anatomie pathologique macroscopique et microscopique d'une part, la physiologie expérimentale et la bactériologie d'une autre part, doivent venir en aide à la clinique. Et si l'étude de la tuberculose a pris une telle importance, ce n'est pas seulement en raison de la difficulté de solutions dont quelques-unes sont encore ajournées, mais aussi en raison de son effrayante gravité. En effet dans les grandes villes en particulier, le chiffre des décès dus à ses manifestations est considérable : c'est un dixième au moins de la population qui succombe à la phtisie pulmonaire ou à d'autres localisations tuberculeuses !

Combien sont nombreuses et variées les manifestations de la tuberculose ! Vous savez le grand nombre de ces phtisiques qui encombrent pendant des mois et même des années les lits de nos hôpitaux, s'acheminant lentement vers une mort fatale. Vous connaissez également ces malades chez qui l'affection revêt une marche plus rapide, soit qu'il s'agisse de véritables phtisies granuleuses, soit que vous ayez affaire à ces bronchopneumonies bacillaires aiguës, mais indépendamment de ces grandes lésions si frappantes et dont le diagnostic s'impose, que d'autres affections, en apparence différentes et qui en réalité relèvent directement de la même cause.

Parfois, comme le fait se produisait dernièrement dans

mon service, c'est un enfant qui entre à la crèche avec des symptômes en apparence peu inquiétants, ne tarde pas à présenter le tableau complet d'une méningite tuberculeuse à laquelle il succombe. Sa mère qui l'accompagne semble vigoureuse et paraît jouir d'une bonne santé : elle nous apprend seulement qu'elle s'enrhume de temps à autre. Tout à coup pendant son séjour à l'hôpital, cette femme, si bien portante en apparence, est prise d'un frisson; une élévation de température considérable se manifeste, et tout fait songer au développement d'une maladie aiguë. Un examen attentif ne révèle à l'auscultation que les signes douteux d'une lésion ancienne localisée au sommet droit; mais la fièvre persiste avec la même intensité, des crachats rouillés apparaissent, les signes stéthoscopiques déjà existant se compliquent de râles crépitants et d'un souffle, et tout permet d'affirmer l'existence d'une hépatisation pulmonaire. Toutefois, au huitième, au dixième, au douzième jour la défervescence ne se produit pas ; l'examen du sang ne révèle pas l'augmentation sensible des leucocytes que la persistance et l'intensité de la fièvre, indices d'une hépatisation grise, nous autorisaient à supposer. Cependant les signes physiques s'étendent, les phénomènes pyrétiques conservent la même intensité, sans que la courbe thermique présente d'oscillation notable. Au vingtième jour, cette femme succombe et l'autopsie démontre l'envahissement des lobes supérieur et moyen du poumon droit par les granulations grises en même temps que nous constatons toutes les lésions d'une de ces pneumonies tuberculeuses aiguës si bien décrites par le professeur Renaut de Lyon.

Si le poumon semble être le lieu d'élection de la tuberculose il n'en est pas seul le siège et journellement nous en rencontrons d'autres localisations. Tantôt ce sont les muqueuses de la bouche, de la langue, du pharynx, du larynx et de la trachée qui sont affectées. D'autres fois, ce sont les organes génito-urinaires. Combien de cystites, révélées d'abord par des hématuries longuement espacées; combien d'indurations persistantes et peu douloureuses du testicule, abcédées tardivement ; combien de prostatites et d'altérations des vésicules séminales à marche lente ne reconnaissant pas d'autres causes ! Le rein lui-même dont la pathologie tend maintenant à tomber dans le domaine chirurgical n'en est pas exempt.

Voici maintenant un autre malade, le plus souvent un enfant, dont la marche d'abord pénible est devenue impossible ; les membres inférieurs sont raidis, les réflexes exagérés ; il existe en un mot une paraplégie avec contractures. Tous les symptômes d'une myélite se trouvent réunis, mais un examen plus attentif en révèle bientôt la cause et montre que la moelle n'est pas primitivement atteinte. En un point bien facile à déterminer, la colonne vertébrale est douloureuse à la pression ; il existe une déformation plus ou moins marquée, parfois une saillie angulaire. Il s'agit d'une lésion osseuse, d'un mal de Pott, dont le professeur Lannelongue a montré la nature toujours tuberculeuse.

Ou encore, c'est un adulte atteint d'une monoplégie brachiale. Il accuse une céphalalgie constante en un point fixe ; une lésion cérébrale circonscrite est évidente, mais quelle est-elle ? Soudain des accidents presque foudroyants éclatent, le malade succombe et l'autopsie nous révèle l'existence de tubercules cérébraux ou méningés.

Nombreux sont encore les accidents dus à la tuberculose; mais ces accidents limités ne font plus partie du domaine médical, ils relèvent directement du chirurgien. Telles sont les ostéites chroniques du tronc ou des membres, les arthrites à durée indéfinie, s'accompagnant de fistules intarissables et de fongosités, les abcès froids, les adénites qualifiées autrefois de strumeuses.

Et sans parler de certaines pérityphlites, périmétrites dont la nature tuberculeuse est bien connue, que d'autres localisations frustes et superficielles, comme le lupus et les tumeurs gommeuses de la peau décrites par M. Brissaud.

Autrefois le lien commun à ces affections de siège et d'apparence si dissemblables était inconnu ; aujourd'hui la caractéristique primordiale est bien mise en lumière et ce n'est pas de l'anatomie pathologique macroscopique qu'il ressortit. Le tubercule, en effet, n'est pas une lésion qui présente toujours des caractères absolument spéciaux. Irez-vous rechercher cette caractéristique dans la granulation grise? Mais nous verrons bientôt ce qu'il en faut penser et dès à présent je vous dirai que certaines formes de la morve, de la lèpre (pour laquelle la question est encore litigieuse), de la syphilis même, certaines formes, dis-je, de ces maladies se présentent avec les apparences des granulations. Il n'est pas jusqu'à la cellule géante, cet élément histologique, considéré quelque temps comme spécial, qui ne puisse être retrouvé dans les lésions anatomiques absolument indépendantes de la tuberculose.

Serait-ce la matière caséeuse qui présenterait le caractère spécifique? Mais Virchow a depuis longtemps montré que certains cancers, certaines tumeurs, même non cancéreuses, pouvaient être affectés de ce processus de désintégration cellulaire. D'autres lésions de nature bien différente peuvent en être le siège, et, pour n'être pas monnaie courante, n'en sont pas moins importantes à connaître à cause de la confusion qu'elles peuvent occasionner.

Vous rencontrerez en effet chez certains animaux, notamment chez les lapins, des altérations du foie tantôt peu abondantes, vraiment discrètes et miliaires, tantôt volumineuses et de la dimension de gros pois ou d'avelines qui semblent parsemées à la surface de l'organe ou surtout développées dans l'un des lobes. Au premier abord leur apparence, leur disposition, la coloration et l'aspect caséeux même à la coupe semblent caractéristiques d'une maladie tuberculeuse analogue à celle que l'on détermine dans les inoculations expérimentales. Mais examinez de plus près et vous verrez qu'il s'agit d'altérations siégeant manifestement dans les voies biliaires et qui, çà et là, se montrent sous l'aspect de masses moniliformes. Examinez au microscope cette matière jaunâtre ou jaune verdâtre et vous la trouverez constituée par des myriades de ces sporozoaires si bien étudiés par le professeur Balbiani sous le nom de coccidies du lapin ; vous y reconnaîtrez les corpuscules oviformes à double paroi contenant des noyaux et pourvus d'une sorte d'opercule et contenant à leur centre une masse granuleuse. Ce sont ces productions parasitaires, d'apparence pseudo-tuberculeuse, qui avaient donné le change à Béhier et qui lui avaient fait désigner le lapin comme étant un animal « follement tuberculeux ».

En réalité la caractéristique du tubercule est double. D'une part il est nécessaire que le produit soupçonné d'être tuberculeux se reproduise par inoculation sur un animal vivant, mais ce n'est pas suffisant. Certaines pseudo-tuberculoses, nous le verrons, se développent dans les mêmes conditions, et même elles sont susceptibles de s'inoculer en séries, car elles tiennent à la présence de microorganismes.

D'autre part, il faut que le microscope fasse constater dans les tissus morbides la présence d'un microbe spécial, le bacille de Koch.

Mais avant de vous exposer ces faits dont la connaissance est de date contemporaine, il est intéressant que je vous fasse connaître les diverses phases par lesquelles a passé l'étude de la maladie tuberculeuse. Je le ferai brièvement en insistant surtout sur les notions générales qui découlent de l'exposé successif des théories et des idées régnantes.

Les premiers observateurs, privés des ressources de l'anatomie pathologique, nous ont légué quelques notions cliniques auxquelles leurs successeurs n'ont rien eu à ajouter et que nous admettons encore aujourd'hui comme vraies. Hippocrate, notamment, connaissait parfaitement le syndrome consomption, la φθισις. Il avait fort bien observé la déformation si spéciale des doigts en baguette de tambour, le rôle considérable que joue l'hérédité, l'expectoration purulente des phtisiques et la valeur de l'hémoptysie venant du poumon ; je ferai seulement quelques réserves pour les crachats, dits « grains de grêle » qui ne me semblent pas appartenir à la tuberculose, mais bien aux concrétions des lacunes amygdaliennes. Ce qui manquait à Hippocrate, c'était la connaissance de l'anatomie pathologique, la sanction de l'autopsie ; l'expression de φυμα, qu'il employait, répondait à l'existence d'une lésion interne, d'une véritable tumeur opposée à « l'αγγος », qui désignait une tumeur externe. Ce φυμα était une tumeur développée dans les organes thoraciques et qui, se rompant dans les voies respiratoires, donnait lieu à l'issue de sang, de pus et d'humeur. De l'abondance de cette suppuration prolongée résultait un état de déchéance organique considérable aboutissant à l'hecticité, à la consomption. Il est facile de comprendre qu'avec une définition aussi générale, on ait confondu dans une même description les cavernes pulmonaires, et l'abondante expectoration à laquelle elles donnent lieu, avec les cas rares d'abcès pulmonaires et ceux plus communs de pleurésies purulentes enkystées ou non, évacués par vomique.

Les observateurs plus rapprochés de nous, Arétée, entre autres, donnent une description symptomatique et surtout un tableau de la fièvre tuberculeuse qui, par sa fine analyse sur beaucoup de points, n'a pas été dépassé! Galien emploie à plusieurs reprises le mot de φυμα et rappelle le sens hippocratique. Pour lui la phtisie est la conséquence d'une ulcération du poumon ou du thorax ou du pharynx, d'où s'ensuit une petite toux avec fébricule et le corps tombe en consomption. Il distingue la *phtisis* qui est la consomption du corps, de la *phtoe* qui est une ulcération à laquelle succède l'état de consomption.

Dans les écrits des auteurs qui se sont succédé jusqu'au XVIIe siècle, nous ne trouvons rien autre que les commentaires des auteurs anciens, sans l'étude d'aucun fait nouveau. Mais à cette époque la science entrait enfin en possession d'un puissant moyen d'investigation et l'ouverture des corps, impossible jusqu'alors, allait servir de base certaine à des travaux plus précis.

En 1656, Félix-Plater et Benedictus, le dernier surtout qui, atteint de tuberculose, en avait guéri, ont bien étudié la phtisie. Benedictus a laissé un traité fort intéressant où les symptômes de la maladie sont parfaitement décrits.

Non authorum tantum testimonii
Sed damno suo
. . . .
Sensit, curavit, scripsit.

En 1679, Bonat dans son *Sepulchretum*, après avoir réuni tous les faits anatomiques connus jusqu'alors, donna une description plus détaillée des cavernes, et sans se contenter de ces lésions si faciles à constater, poussant plus loin ses investigations, il signala la présence des granulations. Sylvius de la Boë mentionna également l'existence des tubercules, et cherchant à en interpréter la signification, il les considéra comme de petits ganglions invisibles à l'état physiologique. Mais sous l'influence de cette maladie, ces petits ganglions augmentaient sensiblement de volume et devenaient visibles comme chez les scrofuleux. Il est intéressant de rapprocher cette idée que Sylvius s'était faite des granulations, de ce que nous savons actuellement des modifications des ganglions toutes les fois qu'il y a tuberculose.

Dans son quatrième volume des *Commentaires de Boerhaave*, parus à Leyde, Van Swieten fit connaître des travaux intéressants. Bien qu'il décrivît encore la phtisie comme une ulcération du poumon, il connaissait cependant fort bien les tubercules. En 1689, Morton s'attacha à la description des lésions anatomiques et compléta les notions acquises par ses prédécesseurs en décrivant plus minutieusement quelques-unes d'entre elles. Au point de vue clinique, il sut reconnaître un certain nombre de signes auxquels son nom est resté attaché. S'il mérite le reproche d'avoir, dans ses classifications, trop multiplié le nombre des phtisies, il eut cependant le mérite de bien décrire l'aspect de certaines lésions tuberculeuses, *sive crudos et glandulosos tumores*, coïncidant avec des abcès et des ulcérations dans d'autres points; *partes apostematibus et exulcerationibus obsitæ.*

Baillie, après lui, montra les granulations, soit isolées, soit confluentes, et fit voir que le poumon n'en était pas seul le siège et qu'on pouvait les rencontrer dans tous les organes.

C'est en réalité à Bayle (1810) qu'est due la première étude complète et sérieuse de la maladie dont nous nous occupons. En se basant sur le chiffre considérable de neuf cents autopsies, et l'aspect différent des lésions qu'il y avait constatées, il en décrivit six formes sous les noms de phtisie tuberculeuse, granuleuse, ulcéreuse, calculeuse, cancéreuse, avec mélanose. Mais si ces divisions peuvent encore vous paraître exagérées, n'oubliez pas que Portal en avait décrit quatorze et Sauvage jusqu'à vingt! Bayle sut différencier de la phtisie le catarrhe bronchique, la péripneumonie chronique simple, la pleurésie purulente avec aplatissement du poumon, parfois développée entre deux lobes. Mais malheureusement, s'il distingua la tuberculose d'autres affections des voies respiratoires, il alla trop loin en séparant la phtisie tuberculeuse d'avec la granuleuse qu'il avait bien décrite le premier.

Quoique de nombreuses autopsies lui eussent révélé leur fréquente coïncidence, il n'avait pas reconnu la relation qui les unissait, et les considérait comme étant de nature différente. Et cependant, je le répète, Bayle avait fort bien vu la coïncidence fréquente de ces deux phtisies : il a dit textuellement que la phtisie granuleuse « presque toujours « se complique avec la phtisie tuberculeuse dont elle hâte « la marche et quelquefois aussi accompagne la phtisie « avec mélanose ». Il faut noter que, sous cette dernière dénomination, on doit comprendre les faits dans lesquels se trouve en abondance la matière noire pulmonaire. Enfin, nous ne devons pas oublier que Bayle a fort bien étudié les lésions des autres organes et notamment du larynx (où il a vu des tubercules et des ulcérations tuberculeuses), celles de l'intestin aussi dont il a décrit les ulcérations et les granulations miliaires. C'est encore lui qui a, le premier, fait connaître le foie gras des tuberculeux. Vous le voyez donc, Bayle avait bien observé les lésions anatomiques de la phtisie, mais sa description symptomatique est très incomplète.

A Laënnec était réservé l'honneur de trouver et de perfectionner d'emblée une nouvelle méthode d'examen. Par l'auscultation, il a su reconnaître l'état physique des organes thoraciques et en diagnostiquer les diverses maladies. Mais cette découverte, je ne saurais trop le dire et le redire, fut possible parce que Laënnec était à la fois un clinicien et un anatomo-pathologiste, parce qu'il vérifiait, à l'autopsie, les lésions qu'il avait reconnues pendant la vie. Cette méthode est absolument nécessaire aux progrès de la médecine et de jour en jour elle est encore plus indispensable. Elle seule permet de vivifier les résultats fournis par les recherches nécroscopiques et d'en tirer des déductions profitables à la clinique. Elle doit en outre aujourd'hui se compléter par les recherches faites au laboratoire avec toutes les ressources de l'histologie et de la microbiologie, car la science moderne doit être constituée par l'union intime de toutes les branches qui ne sauraient être dissociées qu'au détriment de la pathologie.

Laënnec n'a pas été seulement un parfait clinicien, il a fait une étude complète des altérations organiques; il a vu à l'œil nu et aussi à la loupe tout ce que l'on pouvait voir ainsi, avec une exactitude et une précision parfaites. Relisez ses descriptions et vous verrez se succéder les diverses phases de la lésion morbide: d'abord la granulation grise demi-transparente avec ses caractères, son siège et les modifications successives qui la rattachent au vrai tubercule, notamment l'apparition du point jaune central qui, par ses progrès, formera la granulation tuberculeuse. Celle-ci est étudiée avec ses aspects divers dans le poumon, les membranes séreuses et les viscères d'un même individu.

Laënnec a rattaché à la phtisie les lésions pulmonaires

qu'il a dénommées infiltrations tuberculeuses dont il décrivit les divers aspects sous le nom d'infiltrations gélatiniforme, grise et jaune. Il insista spécialement sur la période de ramollissement avec *aspect caséiforme* (le mot est de lui) et enfin sur la formation des cavernes et sur le processus de guérison. Dois-je ajouter que, plus complètement que Bayle, Laënnec a décrit les lésions des divers organes et en particulier la tuberculose des ganglions, de l'appareil génito-urinaire, notamment de la prostate, des viscères abdominaux, des os, enfin du cerveau et du cervelet. Il manquait seulement la tuberculose méningée qui devait être découverte quelques années plus tard à l'hôpital des enfants malades.

En définitive, Laënnec admettait l'unité des lésions tuberculeuses. Qu'elles fussent sous la forme de tubercules isolés ou d'infiltration d'aspects divers, il y voyait un produit morbide, une matière étrangère à l'économie et sans analogue dans l'organisme. Les contemporains n'admirent pas tous sans conteste cette manière de voir : dès cette époque les médecins se partagèrent en deux camps. Pour les uns, avec Laënnec, la tuberculose est une maladie spécifique; pour les autres, avec Broussais en tête, c'est un produit de l'inflammation. Ces discussions se sont continuées sans interruption jusqu'au jour, très rapproché de nous, où sur le terrain expérimental comme sur le terrain histologique on a rétabli l'unité de la phtisie et la belle conception de Laënnec.

Revenons à Broussais. Pour l'ardent polémiste, grand agitateur d'idées et démolisseur de doctrines, la conception du tubercule, corps étranger à l'organisme, doit être repoussée. Que ce soit un produit morbide ou une sécrétion (Andral), peu importe ; et, attaquant à fond la doctrine de Laënnec, Broussais fait du tubercule une pneumonie chronique : c'est, dit-il, « une inflammation muqueuse ou séreuse dont ces tubercules sont eux-mêmes les effets, qui cause la suppuration du poumon, la fièvre hectique et la mort ; » et plus loin : « La sécrétion tuberculeuse est due à une irritation sub-inflammatoire. » Pour la première fois, il fait intervenir le système des vaisseaux blancs : « L'inflammation chronique qui détruit le poumon est presque toujours entretenue par une dégénérescence des vaisseaux lymphatiques. »

Je ne saurais passer sous silence les travaux de Louis : ses recherches anatomiques, pathologiques et thérapeutiques sur la phtisie, parues en 1825, firent en 1843 l'objet d'une seconde édition basée sur un ensemble de cent vingt-trois observations avec autopsie, dont cinquante publiées dans ce volume. Louis a surtout confirmé les idées de Laënnec en étudiant avec détail non seulement les lésions pulmonaires mais celles des divers organes. Je me contenterai de vous remémorer sa loi sur les localisations pulmonaires tout en vous faisant observer qu'elle comporte, même chez l'adulte, des exceptions assez nombreuses, aujourd'hui surtout que nous connaissons un grand nombre de tuberculoses locales. Cette loi a toutefois une réelle importance mais nous verrons qu'au point de vue anatomo-pathologique il est préférable de s'adresser aux ganglions bronchiques dont les lésions peuvent échapper plus difficilement que celles du parenchyme lui-même.

C'est à Lebert qu'appartiennent les premières études faites à l'aide du microscope : en 1849, il fit paraître son traité pratique des maladies scrofuleuses et tuberculeuses où se trouvent condensés les travaux de plusieurs années. Pour apprécier justement l'œuvre de Lebert, il faut se reporter à l'époque où elle fut écrite : on recherchait alors, avec persévérance les éléments propres aux divers processus morbides et, avec des moyens insuffisants, on croyait les avoir trouvés pour bon nombre de lésions pathologiques. Aujourd'hui, vous le savez, nous poursuivons cette étude dans une voie nouvelle et bien plus féconde, mais vous le voyez, nous revenons sous une autre forme à des idées rejetées comme fausses, tant il est vrai que l'esprit humain tourne décidément dans un même cercle. Quoi qu'il en soit, de même que Donné avait décrit les globules du lait, de même que l'on connaissait les globules du pus et que Lebert avait cru découvrir le globule cancéreux et le globule mélanique, de même il vint affirmer que le tubercule avait, lui aussi, un élément spécifique, le globule ou corpuscule tuberculeux qui vint faire pendant à la fameuse cellule cancéreuse. Toutefois le règne de ce corpuscule fut de courte durée et bientôt on l'abandonna : pour quelle raison ? ce corpuscule serait-il donc le produit d'une illusion ou d'une observation fautive? Il n'y faut voir qu'un artifice de préparation, le produit du grattage de masses caséeuses ou de coupes grossières faites sans fixation préalable des éléments anatomiques. Ce corpuscule granuleux, irrégulier de formes, à bords plus ou moins anguleux, n'est en réalité qu'un élément anatomique (leucocyte ou corps cellulaire) en voie de disparition, de régression graisseuse pour employer la dénomination proposée par Virchow. L'intervention trop hâtive du microscope était donc venue compromettre le succès des études histologiques et les couvrir d'un discrédit fâcheux qui n'était que le fait d'une mauvaise technique. Or, vous le savez, dans ces sortes de recherches, la technique est tout et chacun de ses perfectionnements entraîne des découvertes nouvelles.

Déjà Reinhardt avait fait paraître dans les *Annales de l'hôpital de la Charité* à Berlin ses premières recherches (1847 et 1850) où il affirmait l'identité des dépôts tuberculeux avec les produits de l'inflammation chronique. L'anatomo-pathologiste prussien divise les lésions en deux classes dont la première comprend la substance tuberculeuse grise, l'infiltration gélatiniforme, et la seconde, le tubercule caséeux, l'infiltration caséeuse. Il n'a jamais vu, dit-il, la transformation d'une classe dans l'autre et cela parce qu'il admet que la première est le fait d'une néoformation conjonctive avec régression de l'épithélium d'où l'exsudat, et la seconde est constituée par une sécrétion purulente modifiée par la caséification. Le tubercule, en définitive, est une simple inflammation, nullement spéciale. C'est, vous le voyez, un retour pur et simple aux idées de Broussais.

Virchow, dont les premières recherches (publiées dans ses *Archives* dès 1847) sont contemporaines de celles de Reinhardt, a résumé sa doctrine dans son célèbre *Traité de la pathologie cellulaire* paru en 1858. Après avoir, plus que tout autre, refusé toute valeur au corpuscule tuberculeux de Lebert et montré que ce n'est pas une ébauche de tissu mais un détritus d'éléments cellulaires, Virchow attaque vigoureusement l'œuvre de son compatriote et accuse Reinhardt de n'avoir pas étudié le vrai tubercule, mais la matière caséeuse. Pour lui, « ce qui n'a pas la forme d'un nodule n'a aucun rapport direct avec le tubercule ». La vraie lésion tuberculeuse est donc la granulation grise, « production pauvre, néoplasie misérable dès son début » : à son centre est « la métamorphose caséeuse qui caractérisera plus tard la tubercule ». Il ajoute que le vrai tubercule reste toujours petit, miliaire, et que les grosses masses tuberculeuses, celles du cerveau par exemple, « contiennent plusieurs milliers de tubercules ». Quant à la transformation caséeuse, elle n'est pas nécessaire et d'ailleurs elle n'appartient pas au seul tubercule.

Dès lors, la doctrine dualiste fut en honneur non pas seulement chez les histologistes purs, mais encore chez les cliniciens : on admit deux classes de maladies, la tuberculose proprement dite ou phtisie granuleuse si bien décrite par M. Empis sous le nom de granulie, et la phtisie par pneumonie à évolution caséeuse mais sans granulation initiale. Cette théorie de la tuberculose fut surtout mise en valeur par Niemeyer : désormais toute pneumonie peut devenir *origine de tuberculose* et les idées de Broussais reviennent en honneur ; mais Niemeyer va plus loin et il en vient à écrire cette phrase désormais célèbre : le plus grand danger que puisse courir un phtisique est de devenir tuberculeux.

Pour vous rendre compte du terrain gagné par la conception de la pneumonie caséeuse, il faut vous reporter au concours d'agrégation de médecine de 1872 et lire la remarquable thèse soutenue par mon ami le professeur Lépine sur ce sujet. Le dualisme était alors triomphant et soutenu en France par une voix éloquente : aussi dans une thèse d'agrégation sur l'étiologie de la tuberculose je n'osai rejeter résolument la doctrine dualiste, bien que j'eusse fait des réserves formelles au nom de la clinique et même de l'anatomie pathologique. Il fallait même un certain courage à un candidat pour imprimer dans sa thèse la phrase suivante : « Au point de vue anatomique et surtout clinique, la distinction que l'école allemande a prétendu établir entre les pneumonies caséeuses et la tuberculose est de moins en moins justifiée... Aucune étude, plus que celle de l'étiologie, n'est apte à démontrer la vérité de cette manière de voir. » J'aurais pu et dû m'appuyer sur les célèbres inoculations de M. Villemin qui, dès 1865, avait nettement démontré la virulence de la tuberculose. Mais de nombreuses expériences de contrôle, évidemment entachées, nous le comprenons aujourd'hui, de grandes causes d'erreur, jetaient le trouble dans les esprits. Et pourtant, M. Villemin (et d'autres l'avaient confirmé) avait montré que les granulations grises, la substance caséeuse, les crachats même pouvaient, inoculés à des animaux, rendre ceux-ci tuberculeux. Les expériences confirmatives de mon ami, le Dr Roustan (de Cannes), auxquelles j'avais collaboré, en avaient donné une confirmation nouvelle et nous apportions une étude histologique des plus nettes affirmant la nature tuberculeuse des lésions expérimentales.

C'est sur le terrain anatomo-pathologique lui-même que la doctrine dualiste devait sombrer et les travaux presque simultanés de M. Grancher et de Thaon ébranlèrent définitivement la théorie de la pneumonie caséeuse. M. Grancher fit voir nettement les relations intimes qui, au point de vue histologique, relient ensemble la granulation grise et la phtisie caséeuse et, dans ce même amphithéâtre, M. Charcot corrobora ces recherches de sa haute autorité et démontra la structure des grosses masses tuberculo-caséeuses. Le retour à la doctrine de Laënnec était donc inévitable et il fut très nettement établi par M. Grancher.

L'unité de la tuberculose devait être démontrée sur un autre terrain et s'imposer même aux plus incrédules. Le 24 mars 1882, Robert Koch fit connaître ses recherches sur l'agent virulent, sur le microbe de la tuberculose. La connaissance de son bacille vint en quelque sorte donner un corps à la découverte de M. Villemin et, plus nettement encore que les inoculations en série de M. Hippolyte Martin, démontrer la nature virulente de la maladie tuberculeuse. Le rôle pathogène du bacille était dorénavant établi sur les bases solides des doctrines de Pasteur : présence constante d'un microbe à caractères spéciaux et aussi à réactions colorantes particulières, culture de ce microbe, enfin inoculation des cultures donnant naissance à des lésions caractéristiques au milieu desquelles on retrouve constamment et en abondance variable le bacille pathogène.

DEUXIÈME LEÇON

SOMMAIRE. — Influence de la découverte de Villemin. — Microbe et bactérie. — Microbes pathogènes et saprogènes. — Classification de Cohn. — Polymorphisme. — Trois classes de microbes. — Microbes de la Lèpre et de la Tuberculose, de l'Erysipèle. — Bacille de la Mammite contagieuse. — Tétragène. — Diplocoque de Frænkel. — Bactéridie charbonneuse.

Bacille de Koch. — Ses caractères morphologiques. — Conditions nécessaires à sa recherche clinique. — Méthodes colorantes de Koch, d'Ehrlich modifiées par Koch, de Ziehl.

Après avoir suivi les diverses phases par lesquelles a passé l'histoire de la tuberculose nous avons vu quelle influence la découverte de Villemin avait exercée sur la marche de cette question et l'impulsion qu'elle avait donnée à de nouvelles recherches sur la nature intime de la maladie.

Cette notion nouvelle qui bouleversait complètement les idées admises fut accueillie par de nombreuses objections. Elles ne devaient tomber qu'avec la description que Robert Koch allait donner de l'agent animé de la maladie tuberculeuse dont il prouvait du même coup la virulence et l'unité : à partir de ce jour, et malgré quelques objections victorieusement repoussées, la tuberculose prit définitivement son rang parmi les affections microbiennes au point que le terme de bacillose ne tardait pas à devenir son synonyme ordinaire.

Nous venons de prononcer le mot de microbe : et comme désormais microbe, bactérie et bacille sont des expressions que nous emploierons couramment et presque indifféremment il est nécessaire de préciser l'idée qu'il faut s'en faire et de marquer leur place dans la pathologie générale de la question qui nous occupe.

Peut-être allons-nous trop loin en disant que nous emploierons indistinctement les mots de microbe et de bactérie, ce dernier ayant un caractère moins compréhensif puisque primitivement il servit à désigner un genre particulier de microbes : c'est là d'ailleurs une question de mots dont l'importance est secondaire.

Le microbe, comme l'ont montré les recherches histochimiques de Charles Robin, présente tous les caractères inhérents aux organismes végétaux, mais à une classe particulière de ceux-ci, ayant une nutrition spéciale, exigeant, pour se développer, se nourrir et se reproduire, la présence de carbone, carbone qu'ils empruntent aux matières organiques en dehors desquelles ils ne sauraient vivre.

Il y aurait encore matière à discussion pour savoir auxquels des deux groupes Algues ou Champignons le microbe doit être rapporté : pour les uns ce seraient des Champignons ou des Schyzomycètes, pour les autres des Algues ou Schyzophycètes, distinction basée sur l'absence ou la présence de chlorophyle. Cherchant à concilier les deux partis, Sachs a réuni les deux groupes en un seul et lui a imposé le nom de Tallophytes. Algues ou Champignons peu importe au médecin : pour lui la question principale est de savoir si ce microorganisme est ou n'est point pathogène. On dit qu'il est pathogène lorsqu'à son développement, sa reproduction et quelquefois sa mort sont liées l'apparition, la persistance ou la disparition d'un état morbide : inversement il n'est point pathogène quand son évolution est indépendante d'un état morbide et qu'il n'entraîne aucun trouble, ne détermine aucune lésion spéciale de l'organisme. On a également dénommé ces derniers microbes saprogènes, liant ainsi l'idée de leur existence à celle d'un travail de décomposition organique.

Mais est-ce là une propriété persistante de chaque espèce de bactérie? Un microbe est-il toujours pathogène ou toujours saprogène? Existe-t-il en définitive une barrière infranchissable entre ces deux classes, ou au contraire la transformation de l'une à l'autre est-elle possible ?

Bien que la question soit encore discutée et qu'il n'existe pas de démonstration irréfutable, bien qu'il ne soit pas prouvé qu'un microbe pathogène puisse se développer hors de certaines conditions le fait ne paraît pas impossible et c'est là un point qui reste encore en discussion.

Une foule de classifications, dont les dernières surtout fort compliquées, ont été proposées par les bactériologistes : nous pouvons nous borner à l'une des plus simples, la première que formula Cohn en 1872; elle est d'ailleurs suffisante pour le médecin.

Cohn distingue quatre classes ou tribus : la première celle des sphéro-bactéries comprend les organismes arrondis, sphériques, parfois même très légèrement allongés et ne renferme qu'un genre, celui des microcoques : c'est celui-là qu'on retrouve dans l'érysipèle, c'est à ce genre qu'appartiennent tous les microbes de la suppuration, qu'ils soient placés bout à bout ou en chaînette (ce sont les streptocoques, ou que réunis en grappe ils prennent le nom destaphylocoques), quelle que soit d'ailleurs l'épithète : *aureus*, *albus*, etc., qui leur soit accolée.

En réalité, considérés isolément ils se rapprochent toujours plus ou moins de la forme sphérique.

La seconde tribu, celle des micro-bactéries ne renferme également qu'un seul genre, le genre bactérium ; ici le microbe n'a plus la forme arrondie, il s'allonge et l'une de ses dimensions l'emporte très notablement sur l'autre.

Dans la troisième classe celle des desmo-bactéries comprenant deux genres, bacilles et vibrions, les dimensions longitudinales augmentent encore et ces microorganismes se présentent souvent sous forme de chaînettes.

Enfin dans la quatrième classe se rangent les microbes également allongés mais disposés en tire-bouchon, ce sont les spiro-bactéries, avec les deux genres spirilles et spirochètes.

Nous n'insisterons pas sur les autres classifications dues plus tard à nombre d'auteurs, entre autres à M. Van Tieghem. Mais il est un point sur lequel je dois vous donner quelques détails :

La discussion est encore ouverte pour savoir si ces divisions sont naturelles et si la forme attribuée à chacune de ces espèces est bien permanente, en un mot s'il y a monomorphisme ou polymorphisme. Un microbe arrondi peut-il passer à l'état de bactérium, un bacille peut-il devenir spirille? Nous sommes loin de l'époque où Gaffcky, selon l'expression de M. Bouchard, affirmait d'une manière hautaine, l'impossibilité absolue de cette transformation. Lisez les pages consacrées à cette question par M. le professeur Bouchard dans son remarquable ouvrage sur l'antisepsie médicale et vous y verrez que si la question n'est point jugée la balance semble cependant pencher en faveur du polymorphisme.

Plus que partout ailleurs nous en trouvons la preuve dans les travaux de M. Guinard et de M. Charrin sur le bacille pyocyanique.

En effet ces auteurs, en modifiant les conditions de milieu, de température, du terrain de culture, en y ajoutant certains produits, ont observé que sous ces influences diverses l'aspect du microbe changeait et que le bacille se transformait en micrococques. De même, en étudiant la pseudo-tuberculose zoogléique, Malassez et Vignal constatant des altérations anatomiques identiques à celle de la tuberculose proprement dite, ont cru devoir se demander si de l'identité des lésions on ne devait pas conclure à l'identité de la cause, et à une modification morphologique du bacille de Koch.

Quoi qu'il en soit la classification de Cohn nous suffit, nous pouvons même nous contenter de trois classes : 1° les microbes plus ou moins sphériques, parmi lesquels nous citerons le gonococcus de Neisser, pour ne pas revenir sur les microcoques de l'érysipèle et de la suppuration dont nous avons parlé plus haut ; 2° les bactéries allongées, bactérium, bacille, parmi lesquels nous trouvons le *subtilis*, ou microbe de l'infusion du foin, les bacilles de la lèpre et de la tuberculose, ces deux derniers présentant de telles ressemblances que quelques auteurs les ont regardés comme identiques, opinion que cependant nous ne croyons pas devoir partager ; 3° enfin les spirilles tels que ceux de la salive déjà découverts par Leuvenhœck, les spirochètes du tartre dentaire, les spirilles de la fièvre récurrente, et, pour parler d'un autre que vous connaissez certainement tous, le bacille coma ou bacille virgule découvert et cultivé par Koch dans les selles des cholériques.

Étudions de plus près quelques-uns de ces microbes. L'érysipèle en culture par exemple nous présente des grains arrondis, placés les uns à côté des autres et que nous retrouvons d'ailleurs dans les tissus ou les lymphatiques des sujets atteints de cette maladie. Vus à un plus fort grossissement ils se montrent sous l'aspect de grains de raisin.

Voyez le résultat d'une découverte d'un intérêt non seulement scientifique mais encore réel, le bacille décrit par Nocart comme agent de la mammite contagieuse. Vu à un faible grossissement il se présente sous la forme de filaments.

Mais ces filaments, si vous vous servez d'un objectif plus puissant, vous les apercevez constitués par de petits grains arrondis, réalisant ainsi les caractères du genre streptocoque. Une bactérie d'un plus grand intérêt pour nous est le tetragenus qui joue un rôle d'une certaine importance dans les cavernes pulmonaires. Ici nous trouvons une nouvelle disposition variable du reste suivant les conditions dans lesquelles il se développe. Examiné sur des tissus vivants il se montre formé de quatre grains accouplés et entourés d'une capsule ; nous ne retrouvons pas cette capsule si nous étudions ce microbe provenant non plus directement d'un animal mais développé en culture.

La forme se modifie encore chez le microcoque de Fränkel : sa disposition plus allongée, lancéolée, rappelle l'aspect d'un grain de blé ou d'un grain d'orge. La bactéridie charbonneuse étudiée à des moments différents de son évolution a pu servir d'appui à la théorie du polymorphisme. Au bout de vingt-quatre heures de culture ce sont des filaments formant de véritables faisceaux enchevêtrés qui se voient sous le microscope. Sur une culture un peu plus développée, les filaments s'allongent, ils présentent une augmentation marquée dans toutes leurs dimensions. Avec un fort grossissement vous les voyez constitués par des articles disposés bout à bout, et que vous retrouverez d'ailleurs isolés dans le sang des animaux charbonneux. Vous constaterez de plus au centre de ces articles des taches arrondies et brillantes ; ce sont là les spores, premier stade de l'évolution de nouvelles bactéries.

Voici encore un autre bacille ; celui de l'infusion du foin fermenté, avec une longueur beaucoup plus considérable.

En voilà d'autres maintenant, à l'aspect sinueux : ce sont les spirilles, mais s'ils apparaissent simplement sinueux sur les préparations sèches, c'est là le résultat des diverses manipulations qu'ils ont subies et en réalité ils sont tordus en vrille sur leur axe, ils présentent nettement l'aspect héliçoïde.

Mais il est temps de nous occuper du bacille de la tuberculose, de celui que Koch fit connaître le 24 mars 1882 à la Société de médecine de Berlin, et dont l'étude se lie maintenant sans discussion possible à celle de toutes les altérations tuberculeuses. C'est lui que nous rencontrerons à chaque pas, constituant le caractère propre et indispensable de chacune de ces lésions. Son nom seul de bacille doit déjà nous en faire soupçonner la forme, il présentera donc une forte prédominance de ses dimensions longitudinales, dimensions d'ailleurs qu'il est utile de préciser. Sa longueur égale 15 ou 20 fois sa largeur, et elle atteint de 1 à 5 μ, parfois elle va jusqu'à 8 ; quant à la largeur elle mesure de 0,2 à 0,3 de μ; quelques auteurs même lui donnent jusqu'à 0,5, dimension qui nous paraît exagérée. Vous voyez qu'il s'agit d'un organisme petit, extrêmement petit, et dont seuls des objectifs puissants vous permettront de déceler la présence. Pour les examiner il est nécessaire d'employer un objectif n° 8 de Vérick, lorsqu'on fait l'examen à sec, ou mieux, en se servant de l'immersion homogène à l'huile de cèdre, d'un objectif de 1/12 par exemple. Vous ne devrez pas non plus oublier de vous munir d'un bon éclairage, tel que l'éclairage Abbe.

En négligeant ces conditions vous vous exposerez aux plus graves méprises, et par suite d'une technique insuffisante il vous arrivera de considérer comme des bacilles les objets les plus différents. Mais il ne suffit pas que vous en connaissiez les dimensions, il faut encore que les diverses formes vous soient familières, sous peine de le méconnaître lors même que vous vous seriez placés dans de bonnes conditions pour l'observer.

Tantôt rectilignes, surtout à l'état frais, tantôt incurvés, ou comme coudés à l'une de leurs extrémités, surtout lorsqu'ils auront été desséchés au préalable, vous les trouverez affectant les uns avec les autres les rapports les plus variables. Étudiés dans les organes, sur des coupes très minces, ou dans les sécrétions étendues et séchées sur les lamelles, tantôt ils peuvent être isolés, d'autres fois réunis à angles par une de leurs extrémités, ou se croisant en un point quelconque de leur longueur, souvent réunis en groupes plus ou moins agglomérés, plus ou moins compacts.

Pour tirer de ces examens tout le profit possible, il faut savoir où chercher ce bacille. Il existe chez tout tuberculeux, à quelque titre qu'il le soit, mais c'est là où siège la lésion ou dans les liquides en contact avec l'organe atteint que, pour éclairer le diagnostic, il faudra le mettre en évidence. Si une lésion des voies respiratoires est soupçonnée, c'est aux crachats qu'on s'adressera; si l'on craint une tuberculose génito-urinaire ou de l'intestin, ce seront l'urine et les liquides diarrhéiques qu'il faudra examiner. S'agit-il du pus d'un abcès froid, d'un ganglion suppuré, d'une de ces arthrites suspectes dont le chirurgien a besoin de connaître la nature, ce sera dans le liquide évacué par la ponction et mieux encore dans les parcelles enlevées des parois par le grattage qu'on retrouvera le microbe.

Et quand le malade aura succombé, on le verra dans tous les organes ayant subi les atteintes de la tuberculose.

Mais les caractères morphologiques ne sont pas caractéristiques et bien d'autres bacilles pourraient être confondus avec lui. Il est vrai que la mensuration pourrait servir de critérium, mais c'est là une manœuvre difficile nécessitant des instruments spéciaux et une grande habileté et ne répondant en rien aux besoins de la pratique. Or la recherche du bacille ne doit pas être seulement un travail de laboratoire entrepris dans un but de curiosité scientifique, c'est là un moyen de diagnostic qu'il faudra utiliser dans tous les cas. Ce n'est pas seulement au niveau de lésions anciennes et quand le diagnostic clinique s'est imposé depuis longtemps, mais dès le début, dès les premiers jours même de l'affection que le bacille existe, et que la constatation de sa présence est d'un précieux secours.

Heureusement les méthodes colorantes, véritables réactions chimiques, ont rendu cet examen si facile qu'il est actuellement à la portée de tout le monde. La première de ces méthodes appartient à Robert Koch, et c'est grâce à elle qu'il put démontrer l'individualité de son bacille. Au début de ses recherches il employa le procédé suivant. Dans une solution faible de potasse caustique colorée au bleu de méthylène on plonge les coupes ou les lamelles pendant vingt-quatre heures, ou quatre heures en chauffant le liquide; puis de là les préparations sont laissées deux minutes dans une solution de vésuvine, matière colorante d'un jaune brunâtre. Sous l'influence de la solution alcaline de bleu de méthylène, la préparation tout entière prend une teinte bleue, cellules, globules, filaments de mucus, toutes les bactéries (et l'on sait que les micrographes ont décrit jusqu'à trente-quatre variétés de microbes dans les crachats). Rien ne distinguait donc le bacille pathogène des autres éléments, mais sous l'action de la vésuvine, une nouvelle coloration se produit, la préparation devient brunâtre sauf le bacille caractéristique qui conserve la coloration du bleu de méthylène. C'est là une méthode lente, d'une certaine difficulté technique, dont le succès n'est pas constant, qui n'a plus maintenant d'ailleurs qu'une valeur historique.

Koch lui-même, reconnaissant la supériorité de la méthode d'Ehrlich, l'adopta en la modifiant de la manière suivante.

Versant dans un tube à expérience un demi-centimètre cube environ d'huile d'aniline, on remplit d'eau les deux tiers du tube, puis après avoir agité jusqu'à émulsion, on filtre sur du papier mouillé. A la solution limpide ainsi obtenue, on ajoute quelques gouttes de teinture alcoolique de violet de gentiane ou d'une solution alcoolique de fuchsine ou de rubine. Dans cette solution ainsi préparée les coupes baigneront à froid vingt-quatre heures ou vingt minutes si la liqueur a été portée à ébullition; puis les préparations sont lavées, décolorées à l'acide nitrique au tiers complètement pur d'acide nitreux. Tout se décolore sauf le bacille qui conserve la teinte rouge, qu'on peut faire apparaître plus vive encore en colorant le fond de la préparation au bleu de méthylène.

Ce procédé présente quelques inconvénients ; les matières premières sont difficiles à obtenir à l'état de pureté ; l'huile d'aniline se conserve difficilement et au bout de peu de temps la solution colorante est hors d'usage. De plus il n'est pas toujours facile de décolorer à point, cette méthode exigeant un tour de main qu'on n'acquiert qu'avec une certaine habitude.

Beaucoup plus pratique et plus commode est celle de Ziehl, la seule que j'emploie maintenant et que je vous conseille de préférer à toutes les autres. La solution colorante se compose d'eau, de fuchsine et d'acide phénique [1] et se conserve avec facilité pendant plusieurs mois. Les lamelles restent dans ce bain colorant pendant une dizaine de minutes au maximum, un quart d'heure au plus pour les coupes, sans qu'il soit nécessaire de chauffer. La décoloration se fait avec l'acide sulfurique au quart; les coupes décolorées sont montées dans l'eau ou séchées et montées au baume.

[1] Sol. de Ziehl: Alcool absolu 10 centimètres cubes, acide phénique 5 grammes, fuchsine 1 gramme, pour 125 grammes de solution.

TROISIÈME LEÇON

Sommaire. — Tentatives de cultures. — Toussaint. — Bouillons et milieux solides. — Cultures dans le sérum. — Stérilisation par le chauffage discontinu. — Gélose. — Agar-agar. — Recherches de MM. Nocart, Grancher, Hippolyte Martin. — Technique de l'ensemencement. — Choix de la matière à ensemencer. — Conditions de température et d'humidité nécessaires au développement des cultures. — Développement des bacilles. — Différences morphologiques suivant leur âge. — Tentatives d'inoculations aux animaux et à l'homme. — Hébréard, Lepelletier (de la Sarthe), Kortum, etc.

L'aspect sous lequel se présente le microbe, les colorations qui lui sont propres ne sont pas les seuls réactifs qui permettent la différenciation du bacille de Koch. Nous avons vu que, par des cultures, Villemin avait démontré la spécificité et la virulence du microbe de la tuberculose.

Recherchons maintenant les diverses tentatives qui ont précédé la découverte définitive de Robert Koch.

Un savant trop tôt enlevé à la science, Toussaint, élève de Pasteur, avait tenté en suivant les procédés indiqués par son maître, d'isoler et même plus, de cultiver l'agent tuberculeux. Dans ce but, conformément aux procédés pastoriens, il employa des bouillons obtenus par l'ébullition de la chair musculaire du bœuf. Ce liquide stérilisé et conservé dans des ballons servait à l'ensemencement des produits dont il recherchait la nature. Ce milieu liquide permet de cultiver une grande quantité de microbes ; c'est même là son grand inconvénient car leur isolement devient difficile et c'est sans doute à cet obstacle que Toussaint dut l'insuccès de ses travaux. Dans un milieu aussi mobile il est peu aisé en effet, à moins de posséder l'habitude du maître, de recueillir et d'isoler une seule espèce de bactéries, et cependant, comme nous le verrons plus loin, les recherches de l'auteur précédent ne furent peut-être pas aussi infructueuses qu'on pourrait le supposer. Certaines des inoculations faites avec ces cultures déterminèrent l'éclosion de granulations dues sans doute à la tuberculose, à moins cependant qu'il ne se soit agi là d'une de ces pseudo-tuberculoses que nous décrirons plus tard. D'ailleurs la granulation fût-elle réellement de nature tuberculeuse il faudrait encore savoir si le bacille qui l'a déterminée avait augmenté et s'était multiplié dans le terrain de culture, ou s'il y était simplement conservé.

De nouveaux procédés ont rendu facile la culture du microbe et l'ont mise à la portée de tous, grâce à l'emploi des milieux solides. Mais il est intéressant de connaître d'abord le procédé qu'employa Koch et dont l'usage a continué à se maintenir en Allemagne.

Ce n'était plus un bouillon mais le sérum du sang de bœuf ou de mouton dont il se servait comme milieu. Pour se procurer ce sérum, il ouvrait un vaisseau avec un instrument préalablement flambé et stérilisé et en s'entourant de toutes les précautions antiseptiques. Le sang recueilli, en évitant autant que possible le contact de l'air, était conservé dans des éprouvettes soigneusement fermées et placées ensuite dans une glacière. Ce refroidissement avait un double but, d'abord d'obtenir la séparation plus lente du caillot et du sérum, puis de ralentir le développement des bactéries dont la présence pouvait résulter du contact de l'air, même passager. Vous savez en effet combien le nombre des microbes contenus dans l'atmosphère est considérable et avec quelle facilité la contamination peut se produire. Ces éprouvettes sont maintenues pendant vingt-quatre heures à une basse température, et dans cet intervalle le caillot se forme, laissant surnager le sérum qui est repris et versé dans des tubes à essais flambés auparavant et obturés de suite au moyen de petits tampons de coton. Il ne reste plus qu'à stériliser et à coaguler le sérum.

Koch dans ce but emploie le procédé connu sous le nom de méthode du chauffage discontinu. Voici en quoi il consiste : chaque jour les tubes sont portés pendant une heure à une température de 55 à 60 degrés, et cela pendant six jours consécutifs.

La stérilisation étant ainsi obtenue, il suffit pour coaguler et gélatiniser ce sérum, de le porter une dernière fois à 65 ou 68 degrés, en ayant soin toutefois de maintenir les tubes inclinés pendant cette opération ; cette inclinaison permet d'augmenter et de rendre plus facile à atteindre la surface à ensemencer. En chauffant ainsi les tubes, seulement une heure par jour à 55 degrés, on tue les microbes arrivés à leur développement complet ; mais cette température est insuffisante pour détruire les spores.

Dans les vingt-trois heures suivantes elles accomplissent leur évolution et succombent à leur tour à la nouvelle élévation de température. Au bout de quelques séances la stérilisation est complète.

Voilà le procédé de Koch du moins tel qu'il l'a décrit, mais en réalité pour obtenir la gélatinisation dans ces conditions, il y a vraisemblablement, permettez-moi l'expression, un *tour de main* dont l'auteur allemand garde soigneusement le secret.

En effet, mon préparateur, M. le Dr Martha, étant allé à Berlin pour étudier la méthode de Koch, on lui fit connaître, avec la plus grande amabilité d'ailleurs, le mode de préparation du sérum, mais lorsqu'il arriva au rendez-vous qui lui avait été donné pour assister à la coagulation de ce liquide, l'opération avait été hâtivement terminée.

Heureusement nous pouvons nous passer de ce détail, et les recherches de Nocart, communiquées à la Société de Biologie en 1885, nous ont mis en possession d'un procédé comparable à celui des Allemands. A 100 grammes de sérum, il suffit d'ajouter un gramme de peptone et 0,25 centigrammes de sucre et de chlorure de sodium. On obtient sur ce milieu de très belles cultures, mais la préparation du sérum est longue, la stérilisation en est encore difficile ; aussi, poursuivant ses recherches Nocart trouva avec Roux, en décembre 1886, une nouvelle formule beaucoup plus perfectionnée. Ce procédé très simple consiste à additionner le sérum d'une certaine quantité de glycérine. Il est même possible de remplacer le sérum par de l'agar-agar ou de la gélose [1], substance naturellement gélatineuse qu'il est facile de porter à 100 et quelques degrés dans l'autoclave de Chamberland et d'en opérer ainsi rapidement et avec sûreté la stérilisation.

Et cependant on chercha mieux encore. Dans le laboratoire du professeur Grancher, le Dr Hippolyte Martin fit l'essai de bouillons obtenus par décoction de la chair de différents animaux et obtint les meilleurs résultats avec ceux qui avaient été préparés avec les muscles du singe et du hareng.

Depuis les travaux de Nocart et de Roux tous les bactériologistes ont pu reproduire facilement la culture des bacilles tuberculeux. Nocart lui-même put, par son procédé, arriver à la vingtième culture en quelques mois ; je conserve même dans mon laboratoire un de ces tubes datant de 1886 et dont la conservation est encore parfaite. Les nombreuses cultures que j'ai faites avec l'aide de M. le Dr Würtz, me permettent de vous affirmer la certitude absolue de ces résultats.

Mais jusqu'ici nous n'avons appris qu'à nous procurer le terrain favorable à l'évolution du microbe ; il faut encore

[1] Gélose, mélange d'agar-agar, bouillon et gélatine.

l'ensemencer et étudier les précautions minutieuses qui seules nous permettront de l'obtenir à l'état de pureté. Pour pratiquer cet ensemencement vous prendrez un fil de platine dont une des extrémités est fixée dans une baguette de verre, et l'autre recourbée en formant une sorte de petit anneau. Ce fil, au moment même où l'on s'en sert, doit être chauffé au rouge afin de le débarrasser complètement des organismes qui pourraient s'être déposés à sa surface ou résulter d'une opération antérieure. Puis après l'avoir chargé de la bactérie à ensemencer, le tube étant retourné, l'ouverture dirigée vers le sol afin d'empêcher l'introduction des germes de l'air, on promène l'extrémité du fil en grattant la surface de la gélose, un nombre de fois égal à celui des stries que l'on veut obtenir. Le tube soigneusement et rapidement rebouché est porté dans l'étuve. Mais avant de voir les diverses précautions dont il faudra entourer cette manipulation, il faut savoir à quelle source nous nous adresserons pour nous procurer ce qu'on peut appeler réellement la graine de la culture. Chez l'homme, les sources en sont multiples ; un point important c'est de nous procurer cette graine avec le maximum de pureté possible.

Le bacille de la tuberculose en effet se développe lentement et on comprend toute la difficulté qu'il aurait à croître, et celle qu'on aurait à le reconnaître, si des organismes d'une vitalité plus grande et d'un accroissement plus rapide se développaient concurremment avec lui dans un même milieu.

C'est assez dire que ce n'est pas sur la table, de l'amphithéâtre que vous trouverez ces conditions réunies; mais il est des opérations qui tout en étant entre les mains du chirurgien un moyen de traitement constituent pour la bactériologie de véritables expériences. Il est des arthrites fongueuses, des ganglions hypertrophiés et suppurés, des abcès véritablement enkystés, dont la nature tuberculeuse est indiscutable. Prenez un de ces organes enlevés par le bistouri du chirurgien, et dans votre laboratoire, après en avoir flambé la surface, ouvrez-le en vous servant d'un instrument parfaitement stérilisé, et le centre de cet organe vous fournira la source dont vous avez besoin. Une culture précédente ou les granulations trouvées chez un animal auquel vous avez infligé préalablement une tuberculose expérimentale pourront être avantageusement utilisées. Pour vous prémunir contre toute espèce de mécompte il sera toujours d'une pratique prudente d'ensemencer plusieurs tubes à la fois et d'inoculer quelque cobaye ou lapin.

Lorsque ces différentes formalités, dont la minutie vous paraît peut-être exagérée mais constitue une condition indispensable de succès, auront été réalisées, il vous restera encore à favoriser le développement et la pullulation de la bactérie ensemencée.

Deux facteurs d'une importance capitale interviennent dans cette pullulation, la chaleur et l'humidité, et encore doivent-elles être réalisées dans des limites extrêmement étroites. C'est à une température oscillant entre 38 et 40 degrés, maintenue avec une régularité parfaite, qu'il faut soumettre les tubes contenant les cultures. A 40 degrés le développement se ralentit, il s'arrête à 42 degrés, il en est de même si la température demeure inférieure à 38 degrés. Nous reviendrons plus tard d'ailleurs sur l'importance de cette notion dans l'étiologie de la tuberculose. L'humidité n'est pas moins nécessaire. Si difficile que puisse paraître la réalisation d'une semblable condition, vous l'obtiendrez facilement si vous possédez la merveilleuse étuve de d'Arsonval. De par le mode de préparation de la gélose il persiste au fond du tube, indépendamment de la matière solidifiée, une petite quantité de liquide, que l'on verra s'accumuler en plaçant le tube dans une position verticale. Vous vous garderez soigneusement de la rejeter et pour que l'évaporation résultant d'une température fixe de 38 à 39 ne vienne pas la soustraire, le tube, outre son bouchon de ouate, sera muni d'une lame de caoutchouc qui en assurera l'obturation hermétique. De plus, une éprouvette remplie d'eau placée dans l'étuve y maintiendra une humidité constante.

Bien qu'ayant scrupuleusement rempli les conditions indiquées précédemment, les premiers jours se passeront sans que rien vienne vous révéler l'apparition d'un organisme à la surface de la culture. C'est qu'en effet la première période de son développement peut passer pour latente et au sixième ou au dixième jour seulement apparaîtront là où a porté le fil de platine de petites saillies blanchâtres, légèrement opalescentes disposées en stries répondant à celles de l'ensemencement. De profil surtout, la surface paraîtra hérissée de petites granulations mamelonnées et dont les bords tendront à se rejoindre. Bien que dans la période que nous avons appelée latente, la loupe ne révèle la présence d'aucune production, un grossissement plus considérable permet d'apercevoir les inégalités commençantes de la surface. Si vers cette même époque vous préparez des lamelles par impression, « Klatsch Prœparat » des Allemands, c'est-à-dire que si sur ces cultures commençantes vous appliquez la surface d'une lamelle, vous en obtenez un véritable décalque, qui, traité par les réactifs colorants, apparaît constitué par une multitude de bacilles toujours immobiles, comme vous le savez, et qui par leur groupement forment des amas, des stries, des sinuosités plus ou moins entrecroisées. En avançant en âge, ces mamelons deviennent de plus en plus saillants, ils s'étendent et se relient les uns aux autres et vers la quatrième semaine ils ont envahi la presque totalité de la surface de la gélose, sans que cependant chaque granulation, prise individuellement, arrive à dépasser la dimension de 1 ou 2 millimètres.

Mais ce développement ne s'effectue régulièrement que dans les conditions que nous avons indiquées plus haut. La culture vient-elle à être soustraite au milieu qui lui convient, la pullulation s'arrête, et peut ainsi sommeiller pendant des mois. Après un laps de temps fort long, si les cultures sont placées de nouveau dans l'étuve, la reproduction reprend là où elle s'était arrêtée et continue son évolution normale. Dans le bouillon, la glycérine, la marche est identique, et peut-être, somme toute, Toussaint a-t-il obtenu des cultures qu'il méconnut. A mon avis en m'appuyant sur l'aspect que révèle le microscope dès les premiers jours, je crois pouvoir affirmer que le développement du bacille de Koch est plus hâtif qu'on ne le croit généralement.

Mais si les cultures contiennent toujours des bacilles, leurs formes peuvent varier suivant leur âge. C'est ainsi qu'allongés sur une culture jeune nous les voyons dans la culture faite en 1886 que je tiens de M. Nocart et dans toutes les cultures anciennes, prendre l'aspect sporulé. Je n'oserais pourtant affirmer que les renflements que nous apercevons dans leur continuité soient réellement des spores et la manière dont elles se comportent vis-à-vis des matières colorantes confirme notre doute. Ces différents aspects méritent d'être signalés et nous verrons leur importance diagnostique dans la recherche des bacilles.

Nous avons terminé ce qui a directement trait aux cultures proprement dites et nous pouvons aborder maintenant le réactif animal, les inoculations, la pathologie expérimentale. Si Villemin fut le premier à mener à bien les expériences de cet ordre, il fut néanmoins précédé dans cette voie par quelques expérimentateurs qu'il serait injuste d'oublier. Hébréard, médecin de Bicêtre, tenta quelques recherches expérimentales sur les animaux et n'obtint d'ailleurs aucun succès. Je ne citerai que pour mémoire les expériences entreprises sur les animaux par Lepelletier, de la Sarthe, expériences qu'il eut le courage de répéter sur lui-même, heureusement d'ailleurs sans aucun succès. Kortum osa se permettre des inoculations sur de jeunes enfants, prenant pour excuse la certitude qu'il disait avoir de l'innocuité de cette pratique. Sur l'un deux il exécuta des frictions avec de la substance tuberculeuse ; l'autre fut inoculé au moyen d'une lancette avec du liquide provenant d'un ulcère scrofuleux. Ces inoculations furent sans résultat et elles devaient l'être, la friction, comme procédé, ne pouvait être une méthode d'inoculation, et quant à la seconde expérience nous savons que le liquide des ulcères scrofuleux ne contient que de rares bacilles et il est probable que la très petite quantité de liquide insérée sous la peau n'en contenait aucun. Nous n'insisterons pas sur les expériences d'Alibert et de Guersant.

Mais en 1865, Villemin, dans des expériences conçues avec un plan bien déterminé et exécutées suivant une méthode rigoureuse, démontra dans un mémoire demeuré justement célèbre l'inoculabilité et la virulence incontestable de la tuberculose.

QUATRIÈME LEÇON

SOMMAIRE. — Villemin, communication à l'Académie (5 décembre 1865). — Hérard et Cornil. — Colin (d'Alfort). — Roustan. — Chauffard. — Opposition à la théorie de la spécificité de la tuberculose. — Expériences de Villemin et de Lebert. — Manuel opératoire actuel. — Seringue de Straus. — Chauveau. — Inoculation par les voies digestives et respiratoires. — Origine de la matière inoculée. — Le lait. — Choix des animaux à inoculer. — Question du terrain. — Tuberculoses locales et généralisées. — Inoculation dans le globe oculaire. — Lésions au point d'inoculation.

Le 5 décembre 1865, Villemin fit à l'Académie une communication sur l'inoculabilité de la tuberculose et il concluait par les trois assertions suivantes : 1° La tuberculose est inoculable de l'homme à l'animal ; 2° elle est une maladie virulente et spécifique ; 3° sa cause réside dans un agent inoculable. Sauf la connaissance du bacille de Koch, dès cette époque on voit que l'histoire de la nature, de la virulence, de l'origine de la tuberculose, n'avait plus rien à attendre de l'avenir pour être complète. Les faits confirmatifs ne tardèrent pas à affluer. Hérard et Cornil vinrent joindre le résultat de leurs expériences à celles de Villemin, dans deux communications faites à la Société de Biologie et à la Société médicale des hôpitaux. Il était un point cependant sur lequel leurs conclusions n'étaient pas identiques à celles de Villemin. Tandis qu'en effet ce dernier prétendait obtenir les mêmes résultats, qu'il employât pour ses expériences la granulation tuberculeuse type, ou qu'il s'adressât aux produits de la pneumonie caséeuse, Hérard et Cornil, soutenant de nouveau l'opinion de Niemeyer, voulaient voir une division profonde entre ces deux affections. Ils appuyaient leur opinion sur le résultat d'inoculations faites par eux sur deux lapins et restées stériles.

En même temps que Villemin apportait à l'Académie, le 30 octobre 1866, une nouvelle série de faits confirmatifs, une lettre de Lebert relatant des expériences faites à Breslau annonçait des conclusions identiques. L'impulsion donnée ne tarda pas à être suivie et des expériences nouvelles furent instituées de toutes parts.

Nous citerons surtout le rapport que Colin, d'Alfort, adressa le 16 juillet 1867 à l'Académie de médecine et la thèse de Roustan, de Cannes, parue à la même époque. A la suite de recherches longues et savamment conduites, Colin d'Alfort concluait avec de nombreuses preuves à l'appui à l'inoculabilité aux animaux, de la pommelière ou phtisie calcaire des bovidés, montrant en même temps que cette maladie enveloppée jusque-là d'un certain mystère n'était autre que la tuberculose. Les travaux de Roustan à peu près analogues faisaient connaître l'histologie détaillée des lésions, confirmaient l'apparition de la tuberculose à la suite d'inoculations faites, soit avec des granulations grises, soit avec la pneumonie caséeuse, soit avec les organes d'animaux atteints de la pommelière. Seul le sang lui donna des faits négatifs. Ce fut même lui, je crois, qui le premier montra la possibilité de provoquer la tuberculose chez le chien.

La communication de Colin souleva de nombreuses objections et bientôt Chauffard père, élevant la discussion, en fit une question de doctrine, suivi dans cette voie par Hardy, Béhier, Pidoux et Hérard; les faits mis en lumière par Villemin étaient trop précis et trop convaincants pour qu'on osât chercher à les nier ouvertement, mais on essaya d'en atténuer la portée et ce fut surtout au sujet de la virulence et de la spécificité de la tuberculose que la théorie qu'il avait émise trouva les adversaires les plus acharnés. Et si les cliniciens combattaient cette donnée avec une telle ardeur, c'est qu'ils avaient, ou plutôt croyaient avoir pour eux des faits expérimentaux en contradiction avec les théories de Villemin. En effet, ils avaient constaté le développement de granulations analogues en tout aux granulations tuberculeuses, après avoir inoculé aux animaux les matières les plus différentes, du pus, du sang, et jusqu'à des matières inorganiques. S'ils croyaient pouvoir s'appuyer sur ces faits comme nous l'avons vu plus haut, c'est que le microscope leur avait bien révélé des cellules géantes et tous les éléments qui constituent les granulations au point de vue histologique; mais, même entre des mains habiles, cet instrument n'avait pu leur révéler encore la nature intime de la maladie et leur permettre de distinguer les vraies granulations des faux tubercules que nous apprendrons à connaître.

Avant d'insister sur ce point, je commencerai par vous exposer les faits et dans quelles conditions s'étaient placés les expérimentateurs pour les faire naître et les observer.

Villemin, opérant à une époque où l'on n'attachait aucune importance à l'antisepsie chirurgicale ou expérimentale, se préoccupait peu de la pureté des produits inoculés. Après avoir pratiqué une ponction sous-cutanée au pli de l'aine ou au niveau de l'oreille, il insérait sous la peau un fragment de tubercule, recueilli à l'amphithéâtre ou sur un animal ayant succombé à une inoculation. De nombreux inconvénients découlaient de cette méthode ; la mortalité des sujets opérés était considérable par suite des complications septicémiques dues à l'impureté des produits inoculés ; d'autre part, au niveau de l'inoculation, les animaux, en se grattant, même lorsque des sutures avaient été placées, pouvaient ouvrir leurs plaies et se débarrasser du fragment inséré sous leurs téguments. Quelquefois ces fragments étaient remplacés dans les expériences par un liquide dans lequel la matière tuberculeuse était mise en suspension. C'était là une amélioration inférieure cependant au procédé de Lebert.

Celui-ci diluait dans un liquide légèrement salé la matière

tuberculeuse qu'il voulait inoculer; puis, se servant de la seringue de Pravaz, dont l'usage commençait à se répandre, il injectait ce liquide sous la peau de l'animal, évitant ainsi toute solution de continuité. Dans ces conditions la matière injectée était sûrement absorbée mais une antisepsie imparfaite ou même nulle n'atténuait pas la mortalité.

Tout autres maintenant sont nos résultats, grâce à la rigueur de l'antisepsie dont nous allons indiquer les règles. La seringue de Pravaz scrupuleusement nettoyée, munie d'une aiguille flambée, est encore un bon instrument; je vous conseille cependant de lui préférer celle qui, construite sur les indications du professeur Straus, présente un piston, non plus en cuir, mais en moelle de sureau. Cette substitution permet de porter la seringue à la température de l'ébullition, de la stériliser complètement, sans avoir à craindre les altérations de l'instrument.

Du côté de la peau de l'animal d'autres précautions sont indispensables. La peau rasée sera d'abord soigneusement nettoyée avec un liquide antiseptique quelconque, ou légèrement cautérisée avec l'extrémité du fil de platine porté au rouge. Mais quel sera le point d'élection pour faire cette inoculation?

Bien qu'elle soit suivie de succès quel que soit l'endroit où on la pratique, le choix de la région ne manque cependant pas d'importance. Si l'injection doit être sous-cutanée, choisissez le pli de l'aine. Pour la faire intra-péritonéale, sans blesser les organes abdominaux, saisissez la peau du ventre entre deux doigts après l'avoir rasée et nettoyée, comme nous l'avons indiqué ; traversez ce pli à sa base avec l'aiguille, et en laissant le pli cutané s'effacer, l'aiguille se trouve tout naturellement dans la cavité péritonéale. Cette inoculation pourra se pratiquer également dans la plèvre, dans le foie, dans le crâne, subordonnant le choix de l'organe au siège anatomique où l'on désire obtenir son plus grand développement.

Nous verrons qu'on peut s'adresser aussi au globe oculaire et les avantages spéciaux résultant de cette pratique. Enfin, l'injection directe dans les veines, qu'on choisisse la jugulaire, ou, comme le fait le professeur Bouchard, la veine auriculaire du lapin, donne une tuberculisation à forme spéciale sur laquelle nous reviendrons.

Deux autres manières de provoquer la tuberculisation expérimentale doivent être signalées à cause de leur importance capitale.

Le professeur Chauveau, de Lyon, obtint ce résultat en faisant ingérer à divers animaux des substances tuberculeuses et il vit qu'à ce mode d'intoxication répondaient des altérations spéciales à siège électif particulier. Il est à peine besoin d'attirer votre attention sur les conséquences de cette notion au point de vue étiologique.

D'autres auteurs ont cherché à provoquer ces lésions par l'introduction des germes dans les voies respiratoires, en maintenant les animaux dans un milieu où ils pulvérisaient, soit des liquides bacillifères, soit des poussières chargées de ces microbes. Cette seconde notion de l'introduction de bacilles par la voie broncho-pulmonaire n'a pas moins d'importance que leur pénétration par les voies digestives.

Ici encore comme pour les cultures, la question se pose de savoir où nous prendrons le premier germe que nous voulons voir se développer. La réponse est facile, car dans toute production tuberculeuse nous trouverons la graine qui nous est nécessaire. Nous avons vu que la découverte de Villemin, en démontrant l'identité de nature de la granulation à un degré quelconque de son développement et de la matière résultant de la pneumonie caséeuse, avait rétabli victorieusement l'idée d'unité de la tuberculose conçue et affirmée par Laënnec. Donc, que nous prenions la granulation grise demi-transparente, la granulation jaune, le magma caséeux du centre ou de la périphérie d'un tubercule, nous aurons toujours le bacille et le résultat obtenu sera toujours identique. Cette matière caséeuse pourra provenir des gros tubercules du foie, des tubercules cérébraux, des ganglions lymphatiques pris sur le cadavre d'individus manifestement tuberculeux. Mais des lésions aussi avancées et aussi caractérisées ne sont pas nécessaires, les ganglions dégénérés et ramollis d'une adénite strumeuse, le pus d'un abcès froid, les fongosités d'une arthrite tuberculeuse, les débris ramollis d'une carie de même nature, les gommes décrites par Brissaud et Letulle seront parfaitement suffisants. De même les sécrétions recueillies au niveau d'une ulcération de la bouche, du pharynx, du larynx, etc. ; des altérations encore moins avancées du poumon fourniront des bacilles, et j'ai pu moi-même en trouver dans une broncho-pneumonie suspecte à son dix-huitième jour. La seule différence dans ce dernier cas résultait de leur quantité moindre qui nécessita l'examen répété d'un plus grand nombre de préparations. Alors même que l'usage du microscope ne vous serait pas assez familier pour les découvrir dans ces conditions, il vous reste un réactif certain, l'animal vivant. Ces bacilles vous les trouverez encore dans les sécrétions de fistules cutanées et profondes, dans les sécrétions urinaires et dans les flux diarrhéiques, quand les organes génito-urinaires ou l'intestin sont atteints par le processus tuberculeux, vous permettant ainsi de préciser un diagnostic douteux. Mais parmi toutes ces sécrétions il en est une, le lait, dont l'importance est considérable à cause de son rôle dans l'alimentation d'un grand nombre de malades et d'enfants : lui non plus n'en sera pas exempt. Il ne sera pas nécessaire pour cela qu'il existe une altération tuberculeuse de la mamelle de la vache, facile à reconnaître. Mais le lait pourra encore être contaminé par ce fait seul que l'animal sera simplement atteint de la pommelière. Ici encore si le microscope ne révèle pas le bacille, l'inoculation y suppléera.

Enfin, si, ne vous plaçant plus au point de vue clinique, vous ne cherchez à déterminer qu'une tuberculose expérimentale, les cultures que vous connaissez déjà, vous fourniront un liquide d'inoculation d'autant plus précieux que vous pourrez en graduer la virulence. Tandis qu'un liquide riche en bacilles déterminera l'éclosion d'une tuberculisation rapide et généralisée, une culture plus pauvre ou des crachats de phtisiques injectés sous la peau engendreront une tuberculose lente, et d'une généralisation à envahissement moins rapide.

Vous pouvez encore vous adresser aux animaux chez lesquels la tuberculose se développe spontanément, à la pommelière ou phtisie calcaire des bovidés, dont le diagnostic présente parfois, au dire des vétérinaires les plus distingués, des difficultés presque insurmontables. On peut arriver néanmoins à le préciser, soit en recueillant le jetage de ces animaux, soit, lorsqu'il n'en existe pas, en allant avec une éponge chercher les liquides de l'arrière-bouche et du pharynx, dont l'inoculation, si elle est positive, confirmera le diagnostic.

Et cependant, lorsqu'à la suite de ces différentes inoculations, vous aurez constaté dans les organes de l'animal en expérience la présence de granulations, voire même de masses tuberculeuses, la certitude ne sera pas encore complète. La constatation, même au moyen du microscope, de cellules géantes, de cellules épithélioïdes, de granulations mises en évidence par les réactifs ordinaires, picro-carmin et autres, ne sera pas encore une preuve convaincante, lors même qu'à celles-ci seraient adjoints de nombreux microbes. C'est qu'il existe des pseudo-tubercules à constitution histologique identique à celle des vrais tubercules, renfermant eux aussi des bactéries isolées ou en amas zoogléiques. Notre seul critérium certain, irréfutable, sera la présence du bacille de Koch, avec ses réactions caractéristiques, mais qui, rare dans le liquide d'inoculation, se sera multiplié à l'infini dans l'organisme vivant. Nous verrons plus tard le trait d'union qu'il est peut-être possible d'établir entre les pseudo-tuberculoses et la tuberculose légitime.

Le choix des animaux à inoculer ne sera pas indifférent, car tous ne présentent pas la même réceptivité. Villemin avait déjà remarqué que les rongeurs constituaient un réactif plus sensible que les carnassiers. Depuis cette époque, grâce à la plus grande pureté et par là même à la plus grande virulence de nos cultures, il est démontré qu'aucune espèce animale n'est absolument réfractaire. On a pu développer la tuberculose même chez les oiseaux, et particulièrement chez le faisan, le poulet (Koch). Des animaux d'une organisation plus élevée, se rapprochant plus de celle de l'homme, tels que le singe, ont servi de sujets d'expérimentation et avec grand succès entre les mains du professeur Dieulafoy et de Krishaber. J'aurai même à vous rapporter des faits regrettables d'inoculation à l'homme. Mais le cobaye restera malgré tout l'animal de choix. Arloing en effet, expérimentant avec des ganglions scrofuleux, vit échouer la plupart des injections pratiquées sur le lapin, alors que les injections poussées dans le péritoine du cobaye y déterminaient constamment une péritonite tuberculeuse au bout de quinze à vingt jours.

Ici déjà nous voyons soulever cette importante question de terrain qui joue dans la pathologie humaine un rôle si considérable, et qui, seule, nous donne la clef de certains faits difficiles à élucider sans elle. Il existe à ce sujet un fait des plus curieux observé en Algérie, c'est la rareté de la tuberculose chez les bœufs de ce pays, bien que très mal soignés et vivant dans de mauvaises conditions hygiéniques. Texier et Cochez ont fait à ce sujet des recherches à l'abattoir de Mustapha, et Dauzan nous apprend qu'on rencontre à peine un cas de tuberculose sur dix mille animaux, alors que la statistique de Litten en donne deux pour cent. Ce fait nous semble pouvoir être rapproché de ce qui se passe pour le charbon.

L'inoculation ne sera pas moins instructive dans l'étude de la marche que dans celle de ses résultats. Suivons donc la lésion dans ses différents degrés. Elle passe par deux phases, l'une de localisation, l'autre de généralisation. Ce que vous savez de la lenteur du développement des cultures doit déjà vous faire présumer la longue phase de localisations du processus au début et sa généralisation tardive. C'est là un point d'application d'une évidente importance; les altérations resteront limitées au point inoculé, tégumentaires dans le cas d'une injection sous-cutanée, affectant d'abord le grand épiploon et ne gagnant que lentement la plèvre, si l'injection a été pratiquée dans le péritoine. La marche sera la même pour la plèvre, si le liquide a été déposé dans sa cavité. Chez l'homme également la tuberculose développée primitivement en un point peut s'y cantonner indéfiniment; mais elle demeure malgré tout une menace permanente de généralisation ; on peut facilement assister à cette lente évolution chez l'animal sans qu'il soit nécessaire de le mettre à mort pour constater les lésions. Il suffit pour cela d'opérer sur un milieu transparent et de choisir, comme l'ont fait Cohnheim et après lui de nombreux observateurs parmi lesquels il faut citer Baumgarten, la chambre antérieure de l'œil pour y déposer le bacille. Ce procédé consiste soit à perforer la cornée pour pénétrer dans la chambre antérieure, soit après anesthésie par la cocaïne, à la piquer obliquement avec une aiguille préalablement plongée dans une culture et chargée de microbes.

On pourra alors, jour par jour, et pour ainsi dire heure par heure, suivre l'évolution de cette tuberculose locale.

Les premiers jours, la lésion ne dépasse pas la phase histologique, le bacille se multiplie lentement dans les éléments anatomiques de la cornée, comme on l'a constaté dès le deuxième jour ; ceux-ci présentent des altérations que seul l'examen microscopique peut révéler. Il existe bien déjà des cellules épithélioïdes et des cellules géantes vers le sixième jour, mais ce n'est qu'au douzième et quinzième que les altérations deviennent visibles à l'œil nu. A cette époque, des granulations se développent sur l'iris et la cornée ponctuant les milieux transparents de granulations opaques, d'une couleur gris blanchâtre. Puis l'envahissement se fait, gagnant de proche en proche les autres portions du globe oculaire ; il se produit une véritable phtisie oculaire, aboutissant à la destruction totale de l'organe. Dans le courant de la quatrième ou de la cinquième semaine, apparaît la seconde phase : les tubercules dépassent les limites de l'œil et la généralisation s'opère.

Le second procédé, employé par de Toma, est encore plus perfectionné et plus instructif. L'inoculation faite avec un petit nombre de bactéries présente une évolution plus lente encore et si, vers la troisième semaine, on procède à l'énucléation complète de l'œil, le bacille y est encore cantonné, la généralisation ne se fera pas et l'animal ne succombera pas à la tuberculose. Laisse-t-on au contraire, cette généralisation se faire, à la lésion locale succède l'infection générale, et lors même qu'au bout de cinq ou six semaines l'œil serait enlevé, le bacille a envahi les autres organes et l'animal succombe, dans un laps de temps plus ou moins long. C'est là une démonstration évidente de l'utilité qu'il y a en pathologie humaine à intervenir de bonne heure dans les tuberculoses locales.

Si l'injection a été pratiquée sous la peau, les lésions seront identiques, mais l'autopsie seule nous permettra de les constater. Dans ce cas une injection abondante et riche en bacilles donne naissance à une tumeur fluctuante, plus ou moins volumineuse; est-elle pauvre au contraire, ou s'agit-il d'une inoculation de crachats, l'altération de la peau se borne à une induration plus ou moins lobulée qu'une incision montre remplie de matière caséeuse. Au bout de cinq, six, huit jours, apparaît un léger degré d'inflammation ; la masse caséeuse se liquéfie et s'ouvre au dehors, l'induration se complique d'une ulcération avec tous les caractères des ulcères tuberculeux. Mais après une quinzaine de jours, la lésion n'en reste pas là, et l'envahissement se fait par la voie des lymphatiques. Colin, d'Alfort, qui a bien vu le rôle que jouent ces vaisseaux dans cette occasion, a heureusement comparé le phénomène à ce qu'on observe dans le cancer.

Les lymphatiques, dans les deux cas, présentent la même dilatation moniliforme, la même induration caractéristique suivies d'une véritable lymphangite. Mais les vaisseaux lymphatiques ne sont pas seuls atteints et les ganglions participent bientôt à l'infection tuberculeuse. C'est l'un des phénomènes les plus constants, et s'il vient à manquer on est en droit de conclure à la persistance de la localisation. Cette règle est si absolue que l'adénite apparaît toujours alors même que la lymphangite fait défaut. Nous savons du reste que le même fait se produit dans la syphilis et que l'adénite y est aussi fréquente que la lymphangite y est rare.

Cette localisation n'est pas spéciale à la tuberculose cutanée ; les viscères peuvent être le siège de processus analogues et, sans parler des faits de Lépine sur lesquels nous reviendrons, nombre d'individus porteurs d'une tuberculose circonscrite au sommet d'un poumon, l'ont vue sommeiller pendant dix, vingt, quarante ans, avant qu'elle ne se généralise, généralisation qui n'est même pas fatale. Cependant, telle n'est pas la règle et le plus souvent à la première phase succède la seconde dans un délai assez rapproché.

Ce qui se passe alors chez l'animal est de tous points comparable aux phénomènes que nous observons tous les jours chez nos malades : l'habitus extérieur se modifie, le poil est sec ; il ne tarde pas à tomber, tout comme nous verrons la chute des cheveux et des poils chez les phtisiques. La fièvre s'allume, fièvre d'abord rémittente, prenant ensuite les caractères de la fièvre hectique et donnant une courbe de température analogue à celle de nos tuberculeux. L'amaigrissement fait des progrès, la cachexie s'établit et les animaux ne tardent pas alors à succomber dans le marasme. A l'ouverture de leurs cadavres, il est facile de retrouver la lésion initiale et locale, l'adénopathie qui lui a succédé ; mais de plus, l'organisme est tout entier envahi par des néoformations tuberculeuses, qu'on retrouve dans les parenchymes des viscères et à la surface des diverses séreuses, avec des adhérences et des lésions circonvoisines qui ne diffèrent en rien de celles de l'homme.

CINQUIÈME LEÇON

Sommaire. — Phénomènes généraux des tuberculoses expérimentales. — Voies de propagation. — Epoque de la généralisation. — Expériences de Jeannel. — Microbisme latent. — Inoculations intra-veineuses. — Koch. — Cornil. — Yersin. — Processus tuberculeux. — Propagation de la tuberculose par les voies lymphatique et sanguine. — Points d'élection de l'infection tuberculeuse. — Granulation grise, granulation jaune, caséification.

Nous avons vu que la tuberculose expérimentale présentait deux phases. La première phase, locale, évolue sur place et gagne de proche en proche les vaisseaux lymphatiques et les ganglions ; l'autre, d'une importance encore plus considérable, phase de généralisation, affecte une marche absolument identique à celle de la tuberculose humaine. Nous voyons alors se succéder d'une manière absolument comparable les phénomènes généraux, l'état fébrile, et survenir enfin un véritable état cachectique. La courbe de température présentée par un lapin inoculé montre une élévation thermique dès le lendemain de l'opération : la température, de 39 degrés avant l'inoculation, oscille autour de 40 degrés, puis le douzième jour nous la voyons s'élever à 41 degrés pour redescendre le lendemain matin un peu au-dessous de 40 degrés, c'est à ce moment que nous avons sacrifié l'animal. Une seconde courbe présente dès le début une élévation dépassant 41 degrés, mais c'est là le résultat d'un petit accident opératoire, l'animal en se débattant fit glisser l'aiguille et ce n'est qu'à la troisième tentative que le liquide pénétra dans la veine et non plus dans le tissu cellulaire. Mais, depuis, la température s'est montrée élevée quoique irrégulière, et s'accroît en même temps que la généralisation se produit. Des troubles de nutrition accompagnent cet état fébrile : dès le quatrième jour les poils deviennent durs et cassants et au douzième jour l'amaigrissement est très marqué, et les saillies osseuses s'accusent nettement au travers de la peau presque complètement dépouillée de poils. Je possède à mon laboratoire un lapin inoculé dans la chambre antérieure de l'œil depuis quatre mois. L'œil est atrophié, enfoncé dans l'orbite ; c'est là un type très net de la phtisie oculaire dont je vous parlais plus haut. Ici, la lésion semble encore locale et tout au moins l'état général est excellent.

Il ne suffit pas de constater seulement la généralisation, il nous importe encore d'en étudier le processus. Dans certains cas d'inoculation péritonéale par exemple, le mécanisme est facile à suivre. Vous vous souvenez du cas de propagation à la plèvre dont je vous ai entretenu à propos du choix d'un lieu d'élection pour les inoculations. Dans ce cas, le rôle des voies lymphatiques n'est pas discutable.

Les choses se passent autrement lorsque l'injection du

liquide virulent a été pratiquée dans le tissu cellulaire sous-cutané.

Il est facile de comprendre la marche du bacille jusqu'au niveau des ganglions. Cette explication devient insuffisante pour justifier l'envahissement de tout l'organisme. Il a fallu pour en arriver là que le bacille fît véritablement effraction dans les voies sanguines, et qu'entraîné par le torrent circulatoire, il ait été porté dans les points les plus variables, justifiant ainsi pleinement l'expression de *graine tuberculeuse*. Ce fait rappelle d'ailleurs certains cas de généralisation des cancers où le néoplasme ulcérant la paroi d'un vaisseau s'y désagrège; les débris emportés par le sang vont constituer dans les différents organes de vraies greffes cancéreuses.

Mais à quelle époque cette généralisation se produit-elle! Est-elle précoce ou tardive? On tend à la considérer comme variant directement avec la richesse du liquide injecté; il est difficile d'admettre que la généralisation soit presque concomitante avec l'injection. Cependant les expériences de Jeannel semblent donner raison à cette manière de voir. Jeannel, inoculant des séries de lapins au niveau de l'extrémité de l'oreille, amputait cet organe à une époque plus ou moins éloignée de l'opération. Ce mode d'expérimentation lui permettait de préciser le moment de l'infection générale, puisqu'il ne lui servait de rien de supprimer le foyer local si la généralisation était commencée, et que dans ce cas le lapin devait naturellement mourir tuberculeux. Or, en procédant ainsi, il put constater que l'ablation de l'oreille pratiquée au bout d'une semaine, de quatre jours et même d'un jour, n'empêchait nullement les animaux de succomber à la tuberculose.

Bien plus, les animaux chez lesquels l'amputation de l'oreille avait lieu au bout d'une heure et même de dix minutes n'en succombaient pas moins. Il est difficile de concilier le résultat de ces expériences avec les notions que nous avons acquises sur la phase de la localisation primitive et de propagation lente aux ganglions lymphatiques. Une explication plausible est celle de l'ouverture d'un vaisseau lymphatique, ce qui paraît malgré tout peu probable. — Une hypothèse infiniment plus vraisemblable est celle qui suppose l'introduction directe du virus dans l'intérieur d'un vaisseau sanguin, ouvert par l'aiguille. En somme, il y a là véritablement effraction sans manifestations immédiates ; c'est ce que Jeannel a dénommé le microbisme latent, sur lequel le professeur Verneuil a tant insisté dans ces derniers temps. En réalité rien ne fait soupçonner l'universalité des lésions et rien ne permettait de l'affirmer dès le début, si ce n'est l'examen direct des lymphatiques, du sang, des viscères et la présence prouvée des bacilles dans les leucocytes. Ce serait un fait gros de déductions, si sa constance venait à être démontrée : toute intervention du chirurgien dans les tuberculoses locales deviendrait formellement contre-indiquée, condamnée qu'elle serait d'avance à un insuccès certain. Mais en présence des faits cliniques bien établis, il semble indiscutable que les résultats obtenus par Jeannel sont les conséquences de son mode opératoire et la destruction précoce des tuberculoses locales n'en reste pas moins la règle.

On peut rapprocher de ces données les tentatives d'extirpation de l'accident primitif de la syphilis, pour en éviter les manifestations secondaires et tertiaires. Si rationnelle que puisse paraître cette méthode, si elle n'a pas donné les résultats que l'on en attendait, c'est qu'il est probable que dès le début l'infection générale s'est produite.

En définitive, que l'inoculation ait eu lieu dans le tissu cellulaire sous-cutané, au niveau d'une membrane séreuse ou de l'œil, le maximum de l'absorption se fait par les voies lymphatiques, le minimum par la voie sanguine. Si telle est la règle générale, on peut renverser cette proportion par l'emploi de certains procédés d'expérimentation, qui permettent d'obtenir le maximum de diffusion par les voies sanguines et en même temps de faire abstraction complète des voies lymphatiques. Pour obtenir ce résultat, il suffit d'utiliser la méthode des injections intra-veineuses. Employée pour la première fois par Koch sur une série de cinq lapins, ce procédé fut repris par Cornil et tout récemment encore par Yersin. Cette manière d'opérer fournit des notions intéressantes sur la généralisation du processus tuberculeux, notions sur lesquelles nous reviendrons à propos de l'anatomie pathologique. De ce fait, les lésions locales sont supprimées, mais il en résulte une série d'accidents viscéraux très différents. Sur le cadavre d'animaux inoculés de cette façon nous ne retrouverons pas de tubercules isolés formant des nodules bien visibles tels que nous les avons rencontrés jusqu'ici. D'emblée les altérations sont générales, et sous l'influence de la pénétration directe des bacilles dans le torrent circulatoire, tous les organes sont atteints; deux organes surtout semblent constituer un lieu d'élection, en raison sans doute de la disposition anatomique de leurs vaisseaux, la rate et le foie. Cette prédominance sur la rate peut être si marquée que ce viscère, dont le poids normal est d'un gramme chez le lapin, peut peser jusqu'à cinq grammes, dès le huitième jour qui suit l'inoculation. A cette époque, il n'existe pas encore de tubercules visibles à l'œil nu, mais au microscope la rate nous apparaît farcie de bacilles ainsi que le foie. En attendant la mort naturelle de l'animal ou vers le quinzième jour, on peut constater la présence de nombreux petits nodules disséminés dans les viscères, mais leur existence n'est qu'accessoire. Il y a également, d'après Yersin, des lésions des poumons, du rein et enfin des os, dans la moelle desquels l'invasion semble se faire la dernière.

Est-ce dans les leucocytes, est-ce dans les éléments cellulaires fixés par karyokinèse, que se fait le développement des éléments du tubercule, c'est une question que je réserve et sur laquelle je reviendrai plus tard.

Étudions de plus près les diverses lésions ainsi produites. Nous connaissons déjà les altérations locales consécutives aux injections sous-cutanées, nous avons assisté au développement d'une tumeur augmentant peu à peu de volume, au ramollissement de cette tumeur, à l'hypertrophie et à la lobulation des ganglions voisins. Mais là ne se bornent pas les désordres provoqués chez l'animal en expérience. A côté de ces lésions locales, superficielles pour ainsi dire, il existe des modifications profondes des différents organes. Nous trouvons des productions tuberculeuses au niveau du foie, de la rate, des poumons, des ganglions lymphatiques et surtout des séreuses qui constituent indiscutablement le lieu d'élection pour l'étude du développement de la tuberculose expérimentale. Mais il ne suffit pas de constater ces lésions, il est d'une importance plus grande encore de les étudier dans leurs transformations successives et de bien préciser les modifications qui correspondent à leurs différentes phases. Quinze jours après l'inoculation, la loupe est nécessaire pour révéler l'existence des granulations. A cette époque ces granulations sont grises, demi-transparentes. Laissez la lésion s'accentuer davantage, cette granulation devient légèrement jaune au centre, plus tard encore cette teinte jaune gagne la totalité du tubercule, il est dur, c'est là le véritable tubercule cru de Laënnec. Que l'animal survive plus longtemps, le centre se ramollit et si l'inoculation a été pratiquée avec une culture peu riche en bacilles pour permettre une évolution plus lente et plus complète, le ramollissement s'accentuera de plus en plus jusqu'à la liquéfaction, allant jusqu'à la production d'une caverne. Dès 1867 j'avais, avec le Dr Roustan, acquis la certitude que les faits se passaient bien ainsi, je l'ai fréquemment vérifié depuis, aussi n'hésiterai-je pas à me montrer des plus affirmatifs. La pathologie expérimentale nous donne donc la vérification de l'unité du tubercule, commençant par la granulation grise, devenant ensuite tubercule cru et ayant comme terme ultime la formation d'une caverne. C'est donc là une éclatante confirmation de ce qu'avait prévu Laënnec.

Nous avons énuméré brièvement les différents organes dans lesquels se rencontraient ces lésions, mais il est utile maintenant de nous faire une idée plus exacte de leur siège anatomique. Nous avons vu que la tuberculose affectionnait les séreuses et parmi les séreuses particulièrement le péritoine, mais cette élection est encore plus restreinte, ce n'est pas sur le péritoine pariétal, ce n'est pas sur le péritoine viscéral dont nous nous occuperons en même temps que de l'intestin, mais sur un point encore plus limité que nous rencontrerons le maximum des lésions : ce point tout particulier, c'est le grand épiploon et le mésentère. Ici la pénétration par les voies sanguines ne laisse aucun doute, et c'est autour des vaisseaux que nous rencontrerons le plus grand nombre de granulations : tantôt nous les verrons, autour des ramifications artérielles, constituer des gaines, former des manchons entourant tout le calibre du vaisseau ; tantôt c'est latéralement qu'elles se développent ou bien encore dans l'angle de bifurcation de deux branches, rappelant absolument ce qui se passe dans la pathologie humaine et ce qu'on ne saurait voir nulle part plus nettement que dans la méningite tuberculeuse. Et cette disposition est d'autant plus utile à connaître que, dans les pseudo-tuberculoses, les granulations ne conservent plus des relations aussi intimes avec les vaisseaux et se développent indifféremment dans n'importe quel point de la séreuse. Les organes abdominaux, foie, rate, ganglions mésentériques, présentent également des tubercules nombreux et volumineux. Vous pouvez voir sur une coupe quel rôle important ces éléments jouent dans l'hypertrophie si remarquable de ces viscères ; le parenchyme splénique est réduit à quelques travées dissociées par les néoformations tuberculeuses. Celles-ci, à divers degrés de leur développement, montrent des granulations grises soit isolées, soit agglomérées, des granulations jaunes, et des masses caséeuses dont le centre liquifié laisse voir une perte de substance.

Dans le foie l'altération est analogue et nombre de lobules ne renferment plus que quelques cellules hépatiques entourant un tubercule ; de même dans les planches de la thèse du docteur Roustan, vous trouverez des tubercules développés dans l'intérieur du rein et en dissociant les tubes.

Dans le poumon, les lésions sont plus tardives sans que nous en connaissions exactement la cause ; peut-être pour expliquer ce retard, faut-il invoquer la circulation plus rapide se faisant dans des voies plus larges ?

Le tissu nerveux semble échapper à l'infection tuberculeuse, mais ce peut n'être là qu'une apparence due à des examens insuffisants ; Daremberg en effet a démontré la possibilité de déterminer une méningite tuberculeuse en faisant une injection intra-crânienne.

Quel que soit leur siège, les granulations peuvent présenter des dimensions très variables. Beaucoup d'entre elles ne sont pas visibles à l'œil nu, et pour les mettre en évidence sur les séreuses, par exemple, il suffit d'en étaler un fragment sur la lame porte-objet et de l'examiner au microscope après coloration au picro-carmin. Cette coloration même, avec un peu d'habitude, n'est pas nécessaire. En outre la production du tubercule dans les séreuses semble s'accompagner d'une néoformation vasculaire, et Kiener, dans les *Archives de physiologie* a insisté sur l'existence d'un tissu d'apparence érectile au niveau duquel se feraient surtout le développement et l'agglomération des éléments nucléaires du tubercule. Cependant il n'existe pas à leur centre de cellules géantes, rares d'ailleurs dans les tubercules des séreuses.

Au point de vue histologique les granulations grises et les granulations jaunes sont identiques, sauf au centre, où les éléments tassés les uns contre les autres n'ont plus, dans la granulation jaune, un contour aussi net, des bords aussi distincts, et où déjà s'accuse la tendance à la formation du corpuscule tuberculeux de Lebert. Quand cette coloration jaune l'a envahi tout entier il prend le nom de tubercule.

cru, ses dimensions augmentent et il devient alors facilement visible à l'œil nu. A cet état, succède la phase de ramollissement, où le nodule se transforme en une masse plus molle, jaunâtre ou d'un jaune verdâtre. La caséification est accomplie.

SIXIÈME LEÇON

Sommaire. — Distribution des bacilles. — Leur abondance variable suivant la virulence des produits inoculés. — Pneumonie caséeuse par inoculation. — Pseudo-tuberculoses. — Pseudo-tuberculoses par corps étrangers, expériences d'H. Martin. — Communication de MM. Corni et Toupet. — Pseudo-tuberculose zoogléique. — MM. Malassez et Vignal. — Nocart. — Chantemesse. — Eberth. — Charrin et Roger. — Grancher. — Caractères de ces pseudo-tuberculoses. — Morve.

Nous avons vu que les lésions déterminées par les inoculations soit de produits tuberculeux, soit de cultures, sont identiques entre elles; elles le sont encore avec les altérations constatées dans les autopsies humaines. Je me suis déjà suffisamment appesanti sur cette question pour n'avoir plus à y revenir, un seul point reste à préciser et nous avons encore à étudier quel est le mode de distribution des bacilles dans les différentes lésions. Ils siègent au milieu des nodules et c'est essentiellement dans leur centre que nous les retrouverons le plus abondamment. Sur une coupe contenant les nodules tuberculeux, à un faible grossissement, et colorée suivant les méthodes que vous connaissez, ces nodules forment de véritables taches rouges, ou violettes, suivant le réactif colorant employé. Cette teinte qui paraît uniforme, semble constituée à un grossissement un peu plus considérable par des amas, qu'avec un objectif homogène, d'une puissance bien plus grande, vous verrez composés par des quantités de bacilles, soit dictincts, soit agglomérés. Leur nombre sera cependant variable suivant la richesse du liquide dont on se sera servi pour les inoculations. Tandis qu'à une culture riche, succèderont de nombreux bacilles et que le nodule en sera presque farci, vous les verrez beaucoup plus rares, si vous avez employé un liquide moins virulent tel que les crachats. Ces mêmes considérations s'appliquent entièrement à la généralisation, qui vous les montrera disséminés dans tous les points de l'économie. En règle générale, leur abondance dans la tuberculose expérimentale sera grande, surtout relativement à certaines formes de la tuberculose humaine contractées spontanément. Vous savez en effet, que l'examen des exsudats de la méningite tuberculeuse, ne révèle qu'un petit nombre de bacilles de Koch. Il en est de même pour certaines granulies.

Nous avons vu plus haut que ces micro-organismes occupaient surtout le centre des nodules tuberculeux, mais il nous faut préciser davantage leur siège dans les éléments anatomiques. Sur des coupes extrêmement fines, vous pourrez vous rendre compte de leur présence dans les leucocytes, dans les cellules fixes et spécialement dans les cellules géantes. Vous les verrez avec plus de facilité encore, si au lieu de pratiquer des coupes, vous les recherchez dans le suc obtenu par le râclage des productions morbides.

Vous ne m'avez entendu vous parler jusqu'ici que de

granulations tuberculeuses, est-ce à dire que par l'expérimentation nous sommes dans l'impossibilité de reproduire cette forme de tuberculose que l'on a désignée sous le nom de pneumonie caséeuse?

La reproduction de ces lésions massives est possible, en ayant soin cependant d'opérer dans des conditions déterminées. Si nous ne les avons pas rencontrées jusqu'ici dans les différentes expériences d'inoculation que nous avons étudiées ensemble, c'est que les procédés dont nous nous sommes servi, ont déterminé des lésions trop nombreuses et trop rapides et que l'animal succombant à leur multiplicité, n'a pas eu le temps de les voir évoluer jusqu'à un degré aussi avancé. Nous avons toujours provoqué des tuberculoses généralisées, analogues aux « tuberculoses miliaires aigues généralisées » qu'Empis a si bien étudiées sur l'homme et qu'il a décrites sous le nom de granulie. Mais en remplaçant les inoculations sous-cutanées ou intra-veineuses par l'injection d'un liquide peu chargé en bacilles dans la plèvre, ou mieux encore dans le parenchyme même du poumon, vous y verrez les lésions s'y développer d'abord, s'y localiser, et vous donner le tableau complet de la broncho-pneumonie tuberculeuse, ou si vous aimez mieux, de la pneumonie caséeuse. En somme, vous aurez ainsi provoqué une lésion identique à celle que nous retrouverons dans la tuberculose pulmonaire chronique de l'homme. Ce que nous reproduisons expérimentalement, se rencontre également chez l'homme, puisque dans les cas où la lésion s'étend à tous les viscères, l'auscultation est loin de nous donner des signes physiques aussi indiscutables que dans les faits de tuberculose pulmonaire localisée, due à la pénétration du bacille dans les voies respiratoires. C'est que dans ces derniers cas, le bacille s'est introduit directement dans le poumon, s'y est localisé et que c'est sur place qu'il évoluera. Ce sont là des faits analogues à la péritonite tuberculeuse obtenue expérimentalement par l'inoculation intrapéritonéale, où nous voyons se produire un épaississement considérable de l'épiploon, des masses farcies de granulations miliaires qui transforment l'aspect des tissus et sont semblables à ces masses épiploïques de la péritonite tuberculeuse humaine, si volumineuses qu'on peut les confondre avec du cancer. Mais nous anticipons et c'est un point que nous aurons à développer au sujet de l'étiologie.

Revenons plutôt sur une question que je n'ai fait qu'effleurer et qui a constitué pendant longtemps une objection capitale à la manière de voir de Villemin et à la théorie de la virulence de la tuberculose. Il s'agit de certaines soi-disant tuberculoses, développées expérimentalement, et que nous avons aujourd'hui le droit et même le devoir de qualifier de *fausses tuberculoses*. Combattant l'idée de la virulence, certains observateurs soumettaient à l'action de l'alcool la matière tuberculeuse qu'ils voulaient injecter, ils n'en obtenaient pas moins des granulations d'aspect tuberculeux. D'autres, allant plus loin, désorganisaient les matières par des acides ou même inoculaient des substances indifférentes, fragments de caoutchouc, de liège, corps étrangers inanimés de toute espèce. Et toujours, de ces inoculations, résultaient des lésions d'apparence tuberculeuse. Nous disons d'apparence tuberculeuse, car la démonstration déjà ancienne d'Hippolyte Martin est venue nous apprendre que ce n'était pas là du tubercule légitime. Cet observateur distingué injectait dans le péritoine, de la poudre de lycopode, du poivre de Cayenne, des élytres de cantharides finement pulvérisées et délayées dans l'eau. Au bout d'un certain temps, après une ou deux semaines et même plus, l'animal mourait et présentait à l'autopsie une péritonite avec des nodules d'aspect tuberculeux. Suivant l'époque à laquelle succombait l'animal, ces nodules d'abords petits, devenaient de plus en plus volumineux et confluents. Ces productions nodulaires étaient d'autant plus difficiles à différencier du vrai tubercule, qu'en plus de l'aspect macroscopique, la constitution histologique semblait la même. On y retrouvait en effet des cellules épithélioïdes et quelques cellules géantes. Si l'animal survivait assez longtemps, la lésion évoluait dans le sens du tubercule fibreux, du tubercule de guérison. Mais Hippolyte Martin reconnut qu'au centre de ces granulations, existait un fragment du corps étranger qu'il avait introduit et autour duquel s'étaient développés ces éléments nouvellement formés. A cette révélation du microscope il ajouta bientôt une autre preuve plus convaincante. Recueillant une partie de ces pseudo-tubercules, il s'en servit pour inoculer un animal de la même espèce, qui présenta des lésions moins caractérisées et dès la troisième inoculation le résultat fut nul. Tout autre est, nous le savons, la manière d'être de la vraie tuberculose qui, loin d'atténuer sa virulence, la voit croître dans les inoculations successives sur les animaux de même espèce. Par suite de ces inoculations en série, la culture s'épure et acquiert une virulence spéciale pour l'espèce animale sur laquelle elle est développée. Il semble se produire ainsi une adaptation élective du terrain employé.

De plus, dans ces fausses tuberculoses, on n'observait jamais de généralisation; la plèvre elle-même si rapidement atteinte, lors d'injection intra-péritonéale de bacilles, conservait son intégrité. C'est que les particules étrangères arrivaient bien à pénétrer dans la profondeur de la séreuse, mais si fines qu'elles puissent être, leurs dimensions étaient encore supérieures à celles des voies lymphatiques et trouvaient là un crible qu'elles étaient impuissantes à franchir. Nous pouvons ajouter maintenant que naturellement elles étaient exemptes de bacilles.

Il découle de ces faits de nombreuses applications à la pathologie humaine que l'expérience d'ailleurs est venue confirmer. Au Congrès de la tuberculose de 1888, MM. Cornil et Toupet firent une communication des plus intéressantes. M. le Dr Routier, chirurgien des hôpitaux, avait enlevé du doigt d'un malade une petite tumeur de la grosseur d'un pois environ, devenue douloureuse, et dont il confia l'examen histologique à M. Cornil. Ce dernier, avec l'aide de M. Toupet, pratiqua de nombreuses coupes dans lesquelles il constata du tissu fibreux, des cellules géantes et des follicules tuberculeux, sans qu'un examen approfondi leur révélât la présence du bacille de Koch et même d'aucun microorganisme. En présence de ce fait anormal, M. Cornil demandant de plus amples renseignements, apprit qu'à une époque antérieure ce malade s'était blessé avec un éclat d'écailles d'huîtres. La petite plaie s'était rapidement cicatrisée, laissant à sa place la tumeur dont il avait réclamé l'ablation. En étudiant les anciennes coupes, et en en pratiquant de nouvelles, il aperçut dans deux d'entres elles, au centre de la tumeur, un petit corps irisé, angulaire, qui n'était autre qu'un fragment d'écaille. Ce corps étranger avait joué dans les tissus du doigt le même rôle que la poudre de lycopode au niveau de la séreuse péritonéale.

Quel que soit le corps étranger introduit dans l'organisme, il se produit une réaction des tissus environnants, cherchant à l'isoler en l'entourant d'une véritable membrane d'enkystement. C'est là vraisemblablement ce qui se passe pour le bacille jouant le rôle de corps étranger, mais d'un corps étranger vivant, ce qui modifie les conditions de la lutte. Cet organisme jouissant d'une activité propre et de la faculé de se reproduire, va se développer et pulluler d'autant plus qu'il se trouve dans un milieu favorable. Et selon la vitalité du bacille et l'énergie de la résistance, les lésions se produiront et se développeront avec une rapidité plus ou moins grande.

Mais la question des tuberculoses ne s'arrête pas là : en 1883, Malassez et Vignal adressèrent à la Société de Biologie un travail qu'ils insérèrent plus tard dans les *Archives de physiologie* de la même année. Le professeur Lannelongue leur avait adressé une tumeur sous-cutanée trouvée à l'autopsie d'une petite fille morte de méningite tuberculeuse. Ici encore à l'examen histologique elle se montra avec tous les caractères propres aux abcès froids et aux accidents tuberculeux. Mais malgré les recherches les plus minutieuses, il fut impossible d'y constater la présence d'aucun bacille. Un cobaye fut cependant inoculé et mourut quelque temps après, avec toutes les lésions d'une tuberculose généralisée. L'examen des organes malades réservait une surprise aux observateurs. Ces tubercules ne contenaient aucun de ces bacilles qu'ils s'attendaient à trouver en grand nombre. Ils y virent cependant des microorganismes, mais d'une morphologie toute différente. C'étaient des microbes arrondis, disposés en amas, accolés les uns aux autres par une substance glutineuse, en un mot des zooglées. Un second cobaye inoculé avec l'un de ces tubercules, présenta des lésions identiques et des microorganismes en tout semblables à ceux qui avaient étés vus sur le premier animal. On continua la série des inoculations, mais à la quatrième les zooglées avaient disparu, faisant place cette fois à des bacilles de Koch. Malassez et Vignal, en présence de ces faits anormaux et de ces résultats inattendus, furent pris du doute scientifique et ne voulurent pas se prononcer. S'agissait-il là en effet d'une phase d'évolution jusqu'alors inconnue du bacille de Koch, ou l'un des animaux en expérience était-il devenu accidentellement tuberculeux ?

Dans trois autres sortes d'abcès froids dont l'examen histologique fut entrepris par Malassez, cet auteur retrouva les mêmes lésions et les mêmes zooglées.

Depuis 1883, les faits de cet ordre se sont multipliés. Nocart, étudiant les causes d'une épidémie à laquelle succombaient toutes les poules d'une basse-cour, observa des altérations toutes semblables.

L'année suivante, Eberth, inoculant certains produits tuberculeux ne put parvenir à retrouver le bacille de Koch chez les animaux en expérience, mais il y observa des bacilles plus gros et plus courts. Il qualifia ces faits de tuberculose pseudo-bacillaire.

Chantemesse, après avoir examiné de la ouate sur laquelle avait passé un courant d'air expiré par des tuberculeux, pratiqua des inoculations intra-péritonéales avec cette ouate et constata également une pseudo-tuberculose zoogléique. MM. Charrin et Roger, Grancher et Ledoux-Lebart ont fait des observations semblables.

Plus récemment encore, Nocart et Masselin, recherchant les bacilles dans le jetage d'une vache suspecte de tuberculose, ne purent en découvrir, et un cobaye inoculé avec cette substance succomba à une tuberculose zoogléique.

Il résulte de tous ces faits, qu'à des lésions identiques au point de vue macroscopique et même microscopique, ne correspond pas toujours la présence de la même variété de microorganismes. Et ce n'est pas seulement l'aspect morphologique qui les différencie, mais encore les conditions qui conviennent à leur culture. Tandis qu'une culture du bacille de Koch ne se développe qu'à une température de 38 à 39 degrés et ne pousse que lentement sur un terrain spécial, le microbe de la pseudo-tuberculose zoogléique cultivé sur la gélatine à 15 ou 20 degrés présente un développement déjà très marqué au bout de trente-six ou quarante-huit heures, et a atteint toute sa vitalité vers le quatrième jour, tandis qu'au bout de ce temps la culture de la vraie tuberculose n'est encore visible qu'au microscope.

Cette rapidité n'est pas seulement propre à leur évolution sur la gélatine, mais encore, et c'est là la seule différence au point de vue clinique, la production des lésions expérimentales est beaucoup plus rapide et la généralisation plus précoce dans les pseudo-tuberculoses.

Nous avons dit que ces microbes présentaient une morphologie spéciale ; voyons maintenant en quoi leur forme diffère de celle des bacilles. Si vous les colorez, non plus avec la rubine ou avec les différents procédés que je vous ai indiqués pour le bacille de Koch, mais avec le bleu de méthylène, vous voyez les plus volumineux de ces organismes se colorer avec netteté seulement à la périphérie.

Ces zooglées sont constituées par des microcoques accolés, qui, à un fort grossissement, semblent placés bout à bout en forme de tubes rappelant l'apparence des bacilles, mais très allongés.

En présence de cette variété, de cette multiplicité d'organismes, en contradiction avec l'unité macroscopique et microscopique des lésions, où aboutirons-nous? Nous faudra-t-il, après avoir justifié l'idée de Laënnec et rétabli l'unicité de la tuberculose, arriver à en reconnaître différentes formes, dont le diagnostic difficile, mais possible avec l'aide de la microbiologie, le sera peut-être même sans son secours d'après la différence de la marche ?

Y aurait-il au contraire une vraie tuberculose caractérisée par le bacille de Koch et des fausses tuberculoses avec des organismes différents; quoique la conclusion soit prématurée, je me rangerais plus volontiers à cette seconde hypothèse. A côté des fausses tuberculoses zoogléiques que nous avons décrites, il existe d'autres affections connues depuis longtemps, s'accompagnant d'altérations en tout semblables à celles de la tuberculose, mais différentes par leurs microbes. La morve, par exemple avec son tubercule morveux, ses lésions anatomiques du poumon présentant des caractères analogues à la vraie tuberculose par son siège autour des bronches, l'existence des follicules et des cellules géantes, l'appellerez-vous une tuberculose? Max Schultz et Loëffler et auparavant Bouchard, Capitan et Charrin, y avaient trouvé un bacille. Ce bacille présente des caractères spéciaux : ses dimensions sont bien moins considérables que celles du bacille de Koch, son aspect bilobé est absolument caractéristique. Et, bien que le cultivant sur du bouillon, puisqu'il ne connaissait pas encore les milieux solides, bien que l'ayant vu sous des formes différentes, Bouchard en injectant une cinquième et une onzième culture à des ânes ou à des cobayes déterminait toujours la morve. Malgré ce polymorphisme indiscutable, jamais ce bacille n'avait été vu avec les caractères du bacille de Koch, et il avait toujours déterminé la morve par son inoculation. Vous voyez donc là encore un nouvel exemple de production nodulaire, mais malgré toutes ces analogies avec la tuberculose légitime, la morve ne peut incontestablement pas être confondue avec elle.

SEPTIÈME LEÇON

Sommaire. — Lèpre. — Bacille de Hansen. — Lèpre et tuberculose. — Différences au point de vue des cultures et des inoculations. — Conditions nécessaires aux cultures de la tuberculose. — Température. — Expériences de Galtier. — Résistance des bacilles. — Vitalité et virulence. — Cadehac et Mallet. — Bacille et spore.

A côté de la morve, nous trouvons également une autre affection connue depuis la plus haute antiquité, à lésions tuberculiformes, et que je vous ai déjà nommée, la lèpre. Cette maladie qui se localise au tégument externe, aux différentes muqueuses, du nez, du pharynx, du larynx, etc., y détermine la formation de véritables tubercules ou nodules lépreux. Quels que soient leur siège, leur forme, leur dimension, lors même que l'altération se borne à une infiltration des tissus, toutes les régions malades présentent cette même particularité, savoir : la présence d'une quantité innombrable de microbes. La découverte de ces bacilles par Hansen, confirmée par Neisser et plus récemment encore par Cornil, tend à remettre en honneur l'idée de la contagiosité admise par les anciens. Il est d'ailleurs à remarquer que fréquemment, les découvertes les plus modernes viennent souvent servir d'appui à des opinions basées autrefois sur la simple étude des faits.

Mais l'anatomie pathologique de la lèpre ne se borne pas à la connaissance des lésions limitées à la peau et aux muqueuses, et les phases avancées s'accompagnent de lésions pulmonaires souvent fort étendues. Dans leur grand atlas, Danielssen et Bœck ont reproduit ces lésions qu'ils regardent sans hésiter comme dues à la lèpre. Mais l'unanimité est loin d'être complète sur ce point et Hansen n'y veut voir que les résultats d'une tuberculose concomitante. C'est à une opinion analogue que Leloir se rattache dans son très remarquable ouvrage; pour lui il s'agit de tuberculose ou de broncho-pneumonie simple. Je n'ai pas d'opinion ferme à ce sujet, bien que j'aie pu faire dans mon service l'autopsie d'un matelot qui avait contracté la lèpre sur les côtes d'Espagne. Ce malade avait succombé dans un état de cachexie profonde avec des lésions généralisées, autant à un œdème glottique causé par des infiltrations de nature certainement lépreuse qu'à des complications pulmonaires. Le poumon était farci de lésions d'aspect tuberculeux. Cependant ces granulations nombreuses, groupées surtout au sommet présentaient ceci de spécial, qu'elles étaient disposées en grappes et affectaient la forme fibreuse, sur laquelle j'insisterai en vous parlant de la phtisie pulmonaire chronique. Sur des coupes examinées à des grossissements successifs, il était facile de reconnaître la prédominance tout à fait excessive du tissu fibreux et de fort belles cellules géantes. Quant aux bacilles ils étaient très peu nombreux. Vous voyez donc avec ces caractères combien le diagnostic histologique est difficile, d'autant plus que dans la lèpre, il existe aussi des bacilles, ayant de telles analogies avec ceux de la tuberculose, que certains auteurs ont cru pouvoir conclure de cette ressemblance à l'identité des deux affections. Mais c'est là une idée, que les faits dont nous allons nous occuper maintenant nous montreront certainement erronée. Au point de vue de leur morphologie, les bacilles de la lèpre présentent des dimensions un peu plus faibles que ceux de la tuberculose, de plus ils se montrent en général avec une rectitude qui fait souvent défaut chez le bacille de Koch. En outre, ils se comportent d'une manière un peu différente vis-à-vis des réactifs colorants. Le bacille lépreux se colore facilement et rapidement, sa décoloration est plus lente. Mais la méthode des cultures fournira encore des éléments de différenciation beaucoup plus nets. Vous vous souvenez avec quelle facilité relative le bacille de Koch se cultive sur la gélose, dans des conditions données, et s'ensemence de culture en culture. Tout autre est la manière de se comporter du bacille de la lèpre, et si dans quelques cas heureux on a pu le voir se développer sur des milieux nutritifs, ce sont là des exceptions et la plupart des tentatives de ce genre sont restées sans résultat. Moi-même, m'entourant des précautions les plus minutieuses, je ne fus pas plus heureux dans une série d'expériences entreprises avec l'aide de M. Nocart. Après anesthésie locale, j'avais extirpé sur la main du lépreux dont je vous ai rapporté l'autopsie, un ubercule dont la nature ne pouvait pas être douteuse. Nous ensemençâmes un nombre considérable de tubes sur lesquels ne se développa aucun organisme. Mais nous ne nous étions pas contentés des cultures, et des inoculations exécutées sur les animaux eurent le même insuccès. Cependant il me reste un regret; je n'eus pas à cette époque l'idée de me servir du poumon pour ces expériences. C'eût été là une fort belle occasion de juger la nature des altérations pulmonaires. Si en effet les animaux inoculés avaient succombé à une tuberculose généralisée, c'eût été la preuve de la nature tuberculeuse des nodules développés dans le poumon. Dans le cas contraire, l'absence de toute manifestation morbide chez les animaux inoculés eût pu à bon droit passer pour démonstrative et prouver la nature lépreuse de cette lésion. A toutes ces démonstrations expérimentales, nous pouvons encore ajouter l'opposition qui existe entre l'abondance des bacilles trouvés dans les nodules lépreux et le petit nombre des bacilles tuberculeux dans les lésions de la peau.

En résumé, nous voyons qu'à côté des accidents dus à la tuberculose légitime, il existe nombre de lésions présentant encore des caractères analogues, bien que dues à des causes différentes. D'une part, les injections de poudres inertes ou irritantes déterminent l'apparition de granulations tuberculiformes, mais sans jamais présenter de généralisation ni de reproduction possible par les inoculations en série ; d'autre part, des altérations de même aspect résultant d'affections microbiennes se développent chez l'homme ou l'animal, telles que la lèpre et la morve.

Enfin, pour les tuberculoses zoogléiques dont le rôle est encore mal défini, la question reste douteuse. Les zooglées ne sont-elles qu'associées et ne jouent-elles qu'un rôle accessoire, dans la tuberculose, comme certains autres microbes, ou au contraire la connaissance plus approfondie des faits donnera-t-elle la clef de certaines formes de la tuberculose? Les observations sur ce point sont encore assez rares pour que dans la description qui suivra nous ne leur donnions qu'une place peu importante. Seules, de nombreuses cultures permettront d'en déterminer la fréquence et de les comparer avec la vraie tuberculose. Mais dès aujourd'hui nous pouvons repousser l'idée qui n'en ferait que les formes différentes d'un même microbe à diverses phases de son évolution.

L'opinion que nous pouvons nous faire actuellement de la tuberculose est bien différente de celle que pouvaient en avoir les anciens, privés des notions que nous avons acquises depuis.

Ce que nous connaissons maintenant de l'existence du bacille, de son inoculabilité, de ses conditions de développement, d'existence, de pérennité doit dominer toute cette pathogénie. Ce qu'est le bacille nous le savons déjà, mais quelles sont les conditions de développement dans l'économie, quelles sont les voies de pénétration, quel est le terrain qui lui convient et qui est favorable à sa conservation et à sa pullulation, ce sont là autant de points qu'il nous reste à étudier.

Considéré dans ses cultures, c'est entre 37 et 38 degrés que le bacille trouve les conditions de température qui permettent son évolution. Diminuant au-dessus de cette limite, l'évolution s'arrête à 42 degrés, et le bacille meurt s'il est maintenu constamment à ce degré de chaleur pendant trois semaines. Mais si une chaleur trop considérable nuit à sa pullulation, il en est de même d'une température plus basse. Moins vivace au-dessous de 37 degrés, elle s'arrête complètement à 29. Ici le bacille ne meurt plus, son pouvoir reproducteur est seulement suspendu, et la culture, remise dans les conditions nécessaires, reprend son évolution. Le refroidissement peut même atteindre des limites beaucoup plus considérables sans entraîner la destruction du bacille. C'est donc dans l'économie vivante, chez l'homme ou l'animal, que le microbe pathogène trouvera au plus haut degré son terrain de prédilection. Hors de l'organisme il peut vivre encore pendant un certain temps, mais il est incapable de se reproduire, de se multiplier, sans perdre pour cela sa nocivité.

Mais quelles sont les conditions qui permettent la conservation de sa vitalité? Dans les cultures, cette virulence persiste pendant plusieurs semaines, mais après sept ou dix semaines, elle s'atténue et disparaît à peu près complètement. Ce n'est pas seulement dans les cultures que les microbes existent, leur présence est également constante dans les tissus, dans les sécrétions des tuberculeux, et le degré de leur résistance aux agents extérieurs est important à préciser. De cette connaissance en effet, découle l'appréciation des conditions dans lesquelles il peut infecter l'organisme. Les nombreuses et importantes expériences qui ont été entreprises sur cette question peuvent seules nous édifier sur ce sujet.

Galtier entreprit de déterminer dans quelles proportions l'abaissement de la température pouvait entraver la virulence du bacille de Koch. Il fit de cette étude le sujet d'une communication à l'Académie des sciences en juin 1887. Il soumit des cultures à une température de + 3 degrés, puis plus tard de — 8 degrés sans détruire le bacille. Un séjour prolongé de dix-sept jours à cette basse température, même avec des dégels successifs, ne put arriver à anéantir sa virulence. Au bout de ce temps les animaux inoculés avec les cultures succombèrent à la tuberculose.

Sormani au contraire chercha à détruire le microbe en le soumettant à la chaleur. Il reconnut qu'une ébullition de cinq minutes suffisait à déterminer sa mort, et qu'on arrivait au même résultat en maintenant pendant une heure la température à 60 degrés ou à 65 degrés. L'humidité et la sécheresse sont encore des facteurs importants. En dehors de l'organisme, ces bacilles maintenus sous l'influence de l'humidité et en tubes scellés succombent au bout de vingt minutes à une température de 60 degrés, et dix minutes suffisent à 71 degrés ; si au lieu de les maintenir dans un milieu humide on vient à les dessécher les résultats sont différents. Des chiffres deviennent absolument nécessaires. Galtier fit sécher des bacilles au-dessous de 30 degrés, et, au bout de trente-huit jours, vit qu'ils avaient conservé leur virulence. Leur inoculation était encore active.

Si au lieu de s'adresser à des matières tuberculeuses à l'état pulvérulent, on soumet à la dessiccation des fragments plus considérables, des morceaux de poumons par exemple, on constate encore l'accroissement de la vitalité du bacille. Si cette dessiccation s'opère à la température du laboratoire, entre 15 et 20 degrés environ, l'activité nocive, comme le montraient Cadehac et Mallet, se conserve pendant cent deux jours. — Si au contraire, elle se produit à l'air extérieur, elle persiste, suivant les mêmes auteurs, jusqu'à cent cinquante jours. — Cette résistance inégale des germes, suivant qu'ils sont à l'état pulvérulent ou renfermés dans des fragments plus ou moins volumineux des tissus, semble pouvoir s'expliquer par l'accès plus ou moins facile de l'oxygène atmosphérique.

Il est à peine utile d'insister sur cette singulière résistance et sur sa portée au point de vue pathologique.

Des chiffres plus considérables ont encore été cités et Sormani, dans des expériences déjà anciennes, a trouvé que des crachats desséchés sur un linge, déterminaient encore le développement de la maladie par leur inoculation au bout de quatre à six mois.

Si au lieu d'être desséchés, ils ont été conservés dans

l'eau, leur vitalité est moins longue. Cependant à 8 ou 12 degrés dans de l'eau de Seine stérilisée, elle persiste encore au bout de cinquante jours. J'ai dit à dessein vitalité et non pas virulence; en effet il résulte des expériences de Chantemesse et Widal que si la vitalité persiste au bout de ce laps de temps, et elle peut être décelée par la manière dont les bacilles se comportent vis-à-vis des réactifs colorants, au quinzième jour la virulence est éteinte. Enfin Cadehac et Mallet, abandonnant un fragment de poumon dans un bocal rempli d'eau, le trouvèrent virulent au bout de cent vingt jours, mais pas au delà.

Mais ici le rôle de l'humidité se trouve compliqué d'une singulière façon par le développement de la putréfaction dont l'influence est considérable. En effet, elle s'accompagne de l'apparition d'une foule de microbes étrangers à la tuberculose, qui viennent s'adjoindre au bacille de Koch. L'antagonisme qui semblait exister entre les microbes de la putréfaction et le bacille spécifique de la tuberculose, avait fait concevoir aux expérimentateurs les plus belles espérances pour la thérapeutique. On s'était demandé si l'un de ces organismes ne détruirait pas l'autre et les premières expériences avaient semblé donner raison à cette hypothèse. Mais vous savez combien grande est l'influence d'une idée théorique.

Falk et surtout Baumgarten avaient admis cet antagonisme et prétendaient que dans ces conditions le liquide injecté, si toutefois il déterminait quelque chose, ne produirait que des lésions locales. Ces résultats ne tardèrent pas à être contredits par l'unanimité des expérimentateurs qui les suivirent. Schill et Fischer opérant après quarante-trois jours sur des crachats putréfiés obtinrent des résultats positifs. Il en fut de même de Küssner. Galtier modifia quelque peu les conditions d'expérimentation et se servit pour les rechercher de masses tuberculeuses putréfiées. Celles-ci, maintenues entre 8 et 20 degrés à l'air libre, se montrèrent actives pendant une période variant de dix à vingt jours; plongées dans l'eau entre 3 et 8 degrés au-dessus de zéro, la virulence s'éteignit au bout de dix-sept jours.

Cadehac et Mallet se rapprochant encore davantage de la réalité pratique firent corrompre dans la terre les organes qu'ils voulaient étudier ; c'était là reproduire exactement ce qui se passe lorsqu'un animal tuberculeux vient à être enfoui. Dans tous les cas, après soixante-dix-sept jours, après cent vingt-neuf et même cent soixante-sept jours, les inoculations étaient encore positives et rien ne prouve qu'elles n'aient pu l'être encore plus longtemps. Mais les résultats étaient faussés par le développement considérable d'autres microbes et les animaux succombaient rapidement à la septicémie avant d'avoir pu présenter des lésions tuberculeuses.

On a étudié également l'action de certains agents chimiques, le chlorure de sodium par exemple, et Galtier produisit une véritable salaison, et ceci dans des proportions considérables. Il laissa en contact pendant deux jours six grammes de sel marin avec seize grammes de matières tuberculeuses sans obtenir la destruction du bacille.

Tous les résultats que je viens de vous citer nous montrent donc la résistance vraiment remarquable du microbe tuberculeux à toutes les conditions de dessiccation, d'humidité, de température extrême, de putréfaction, à l'action de l'eau, de la terre et de certains agents chimiques. S'il ne se développe pas hors de l'organisme, il n'en conserve pas moins toute sa vitalité, et le jour où un bacille rejeté de l'économie viendra à être repris d'une façon quelconque par un être vivant, son développement un instant interrompu, continuera comme nous l'avons vu dans les cultures.

Mais pourquoi cette persistance et cette virulence sont-elles aussi tenaces? Koch en donne une explication, qui toute vraisemblable qu'elle est, n'est cependant qu'une hypothèse. Le bacille ne conserverait pas sa vitalité par lui-même, mais ce seraient les spores qui résisteraient avec cette énergie. En cela le bacille de Koch ne se comporterait pas autrement que la bactéridie charbonneuse. Vous savez en effet que si l'on arrête la végétation du charbon au bout de dix-huit heures, alors qu'elle se présente sous la forme de longs filaments, rien n'est plus facile que d'en opérer la destruction. Mais si vous la laissez se développer davantage, ces filaments se fragmentent, les bactéridies renferment des spores brillantes, dont l'immunité vis-à-vis des agents extérieurs est considérable. Il n'en serait pas autrement pour le bacille tuberculeux qui se sporulerait et ne résisterait que par ses spores.

Il nous faut voir maintenant comment, après avoir survécu, le microbe peut pénétrer dans l'organisme, et, comme l'a si heureusement dit Verchère, quelles sont les portes d'entrée de la tuberculose. Si elles ne sont pas nombreuses, elles présentent une surface considérable, ce sont la peau, les muqueuses respiratoires, digestives et les organes génitaux.

HUITIÈME LEÇON

SOMMAIRE. — Portes d'entrée de la tuberculose. — Tégument externe : voies digestives et génitales. — Tubercule anatomique. — Lésion presque toujours locale. — Généralisation possible. — Son importance et son traitement. — Inoculations accidentelles, cas de Tscherning, de Hanot, de Tuffier, etc. — Vaccination et vaccin. — Vaccin humain, vaccin animal. — Circoncision. — Un cas d'inoculation volontaire sur l'homme (Demek, Paroskova, Zablonis). — Auto-inoculation.

Le mode de pénétration par la peau présente généralement une étiologie tellement claire, qu'elle acquiert vraiment toute la netteté d'une expérience. Je vous citerai, en première ligne, une affection que vous connaissez bien pour y être plus que tous autres exposés, je veux parler du *tubercule anatomique*. Vous savez dans quelles conditions il se produit le plus souvent : tantôt il existe au niveau d'un doigt ou de la main une excoriation quelconque passée inaperçue ; tantôt c'est dans le courant même d'une autopsie ou d'une dissection que se fait une piqûre. On n'y attache qu'une médiocre importance ; à la vérité au moment où l'on s'aperçoit de ce petit accident, on lave la plaie avec un liquide antiseptique, on la recouvre d'un peu de diachylon qui d'ailleurs ne tarde pas à tomber. Il en résulte que les liquides provenant de l'autopsie viennent se mettre en contact avec la surface dénudée, sans attirer davantage l'attention. Mais au bout de quelques jours, il se produit une légère inflammation, un peu de douleur, quelques démangeaisons au niveau de la petite lésion qui bientôt donne issue à une gouttelette de pus. Des semaines se passent sans y apporter de changement, l'ulcération persiste et le tubercule se constitue. Il se fait alors une petite exulcération irrégulière, entourée de papilles, rappelant l'aspect d'une verrue en développement ; la surface fendillée s'étale, se couvre quelquefois d'une croûte, il se produit de temps en temps des phénomènes inflammatoires et un peu de pus suinte.

Cet état reste stationnaire ainsi pendant des mois et des années, immobile ou à peu près. Cependant l'altération ne se limite pas à l'épiderme et aux couches sous-épidermiques et une palpation attentive révèle, non seulement l'induration du corps muqueux de Malpighi mais encore des couches profondes du derme.

Si on enlève ce tubercule et qu'on y pratique des coupes, on constate au microscope un tissu de granulation, en tout conforme à celui des tubercules, avec des follicules tuberculeux et des bacilles. C'est le vrai tubercule fibreux décrit par Vidal. Il existe une hypertrophie marquée des papilles qui, détruites sur certains points, font place à de petites cavernules microscopiques en voie de formation ou s'étant déjà fait jour à l'extérieur.

Quant aux bacilles, leur présence a été constatée, mais leur nombre restreint en rend la recherche microscopique souvent difficile, et dans certains cas, il est indispensable de recourir à l'inoculation.

Mais c'est toujours dans des conditions analogues que prend naissance le tubercule anatomique, il apparaît à la suite d'une inoculation se produisant dans le cours d'une autopsie, toujours de l'autopsie d'un tuberculeux, qu'il s'agisse d'un phtisique avec de grandes cavernes ou d'un malade mort d'une granulie, en un mot d'une affection bacillifère. C'est en somme le résultat d'une véritable inoculation, provenant du contact de matières tuberculeuses avec le tégument externe, non plus sain, comme dans les expériences de Kortum où les frictions ont été inefficaces, mais présentant une solution de continuité de l'épiderme.

Si le tubercule anatomique reste longtemps stationnaire, contrairement aux autres exemples d'inoculation, c'est que l'introduction du bacille a lieu dans la peau, terrain de culture sinon complètement réfractaire, du moins peu favorable à son développement. Mais si dans certains cas cette lésion peut rester aussi longtemps locale et limitée, il n'en est pas toujours ainsi. — Lors même que la lésion ne gagne pas en profondeur, elle s'accroît en étendue, en surface, envahissant la face dorsale d'une phalange, d'un doigt, ou même, comme on m'en a rapporté un exemple, toute la moitié de la face dorsale de la main.

Mais la lésion ne reste pas dans tous les cas indéfiniment locale ; et envahissant les couches de plus en plus profondes, elle peut intéresser les voies lymphatiques sous-jacentes.

Nous avons déjà vu et nous reverrons encore quel rôle important ce système joue dans la généralisation de la tuberculose. Dès que les vaisseaux lymphatiques sont atteints, les ganglions ne tardent pas à se prendre, et des phénomènes graves, sur lesquels M. Verneuil a tout particulièrement insisté, pourront en résulter. Dès ce moment, l'affection a franchi le stade de localisation et entre dans la seconde phase.

Il n'est donc pas sans importance d'instituer un traitement contre ces accidents que l'on est trop disposé à négliger. Vous n'avez ici que l'embarras du choix : deux méthodes en effet se présentent à vous. D'une part on détruira le tubercule par le grattage avec la curette coupante, on touchera avec le fer rouge la surface saignante pour détruire les particules tuberculeuses qui auraient pu échapper à l'instrument tranchant et l'on pansera à l'iodoforme. Le seul inconvénient qui résulte de ce mode d'intervention est la présence d'une petite cicatrice. C'est ce traitement que Julliard a caractérisé en disant qu'il fallait détruire le tubercule par le fer, le feu et le poison.

D'autre part Besnier redoutant d'ouvrir de nouvelles voies à l'infection par le grattage, préfère détruire le tubercule en détail au moyen d'une pointe très fine du thermo-cautère qu'il fait pénétrer à plusieurs reprises dans la profondeur du tissu altéré : par une série de cautérisations ponctuées, il arrive ainsi à détruire complètement le tubercule.

Il faut d'autant moins négliger cette intervention chirurgicale qu'il existe un certain nombre de faits où la lenteur classique de l'évolution fait défaut et où se fait rapidement l'envahissement des tissus profonds. Dans ces cas des phénomènes graves apparaissent de bonne heure. Ce sont là des faits moins rares qu'on ne le croit, et qu'il est nécessaire de connaître. En effet ce ne sont pas seulement les médecins, les garde-malades, les garçons d'amphithéâtres, qui peuvent être atteints, mais vous trouverez ces mêmes lésions chez des individus de professions toutes différentes, soit à l'hôpital, soit dans la clientèle privée. Dans la seule thèse de Lefèvre, soutenue il y a quelques années sous ma présidence, on en trouve relatés trente cas, dont je vais vous citer quelques-uns.

C'est d'abord un cas de Tscherning : une femme qui, atteinte d'un panaris profond, voit lui succéder une synovite fongueuse des gaines tendineuses des fléchisseurs qui ne guérit que par un grattage énergique. L'examen micrographique y révéla la présence de bacilles. Or ce panaris résultait d'une coupure que cette femme s'était faite avec le crachoir d'un phtisique. Je vous citerai encore le cas si remarquable présenté par M. Hanot à la Société médicale des hôpitaux. Il s'agit d'un vieillard de soixante-dix ans qui présentait sur l'avant-bras gauche une large ulcération tuberculeuse, à bords sinueux, déchiquetés, irréguliers, avec épaississement des tissus sous-dermiques, traînées de lymphangite tuberculeuse et adénite axillaire. — Quatorze ou seize mois après l'apparition de cette ulcération cet homme commença à tousser et mourut de tuberculose pulmonaire six mois plus tard. Ici les deux phases ont été bien nettement tranchées, une première locale, une seconde de généralisation. Le point le plus intéressant de cette observation fut l'histoire de la lésion primitive reconstituée par Hanot. Cet homme avait eu d'abord un panaris de la main gauche consécutif à une piqûre faite avec des fragments de vieux os. Et, fait capital, les altérations pulmonaires prédominaient aussi à gauche. L'examen microscopique des différents organes y montra la présence de nombreux bacilles.

Voici un troisième fait communiqué par Tuffier en 1888 au Congrès de la tuberculose. Il s'agit d'un marin revenu de Terre-Neuve, qui, pendant la traversée, fut victime de traumatismes multiples, fractures et contusions. Toutes ces lésions plus ou moins graves guérirent, mais une petite plaie contuse du cou-de-pied fut seule à ne pas se cicatriser. Elle devint le siège d'une longue suppuration, une fistule s'établit, les gaines tendineuses se prirent, l'articulation elle-même fut atteinte, le scaphoïde se nécrosa en partie et il fallut de nombreuses et sérieuses interventions chirurgicales pour amener la guérison. Mais un fait de peu d'importance au premier abord nous explique l'étiologie de ce cas singulier. Le blessé couchait dans la même cabine qu'un phtisique avancé, et c'est certainement par l'intermédiaire des crachats que se fit l'inoculation.

Dans le deuxième fascicule de 1887 des *Études sur la tu-*

berculose, Verchère cite un cas observé à la Pitié. Une femme présentait sur la face dorsale de l'index une petite tumeur dont la nature tuberculeuse était facilement reconnaissable. Cette tumeur avait eu pour cause une morsure légère que lui avait faite en jouant son mari atteint de tuberculose avérée. Dans la thèse du Dr Lefèvre nous trouvons un autre fait intéressant observé dans le service de M. Le Dentu. Là encore il s'agit d'une femme âgée de trente-sept ans, qui, un mois après la mort de son mari découvrit sur deux de ses doigts un petit bouton qu'elle déchira, et qui donna issue à quelques gouttes de pus. Il en résulta une ulcération sur une base indurée qui fut traitée par le raclage. Ici encore les produits enlevés contenaient des bacilles. Or le mari de cette femme, tuberculeux avancé, était atteint d'une fistule à l'anus, dont les sécrétions abondantes tachaient les linges que la femme nettoyait elle-même, et c'est en les lavant qu'elle s'était fait ces deux inoculations au doigt. Je vous citerai encore un fait communiqué par Merklen en 1887. Une femme de vingt-six ans, soignant son mari tuberculeux, se fit aux deux mains, avec un crachoir, une petite plaie à laquelle succéda une lymphangite tuberculeuse des deux côtés. Je ne m'étendrai pas davantage sur les plaies produites dans ces conditions. Mais voici un autre mode d'inoculation non moins intéressant à cause de son importance pratique. Un médecin présentait sur la paroi abdominale un certain nombre d'abcès dont la nature tuberculeuse était indiscutable. Pour atténuer de violentes douleurs dont il souffrait, il avait pris l'habitude de se faire des injections de morphine. Or il pratiquait cette petite opération avec la même aiguille qu'il employait pour un de ses malades phtisiques. Vous voyez la preuve de la nécessité d'une antisepsie rigoureuse et du soin méticuleux avec lequel il faut veiller à la propreté des instruments.

Une autre opération aussi légère et d'un usage journalier a été également incriminée par quelques auteurs. L'on s'est demandé si la vaccination ne pouvait pas, elle aussi, devenir une cause de contagion tuberculeuse de même que dans certains cas elle a pu devenir une cause de transmission de la syphilis.

Pour ce qui concerne les instruments et leur propreté, vous pouvez appliquer à la lancette ce que nous venons de dire pour la seringue de Pravaz. Mais si les instruments ont pu dans certains cas servir à transmettre la tuberculose, ce qui est impossible avec les soins minutieux dont nous avons parlé plus haut, le vaccin lui-même ne peut-il être accusé de cette transmission ? Un certain nombre de recherches ont été entreprises à ce sujet et Gutman, Acker, se sont efforcés de trouver des bacilles dans le vaccin recueilli sur des sujets tuberculeux. Mais leurs recherches furent vaines. Straus sachant combien dans les cas analogues les bacilles sont difficiles à déceler en raison de leur petit nombre a procédé par inoculation. Faites sous la peau ou dans le péritoine elles ne donnèrent pas davantage de résultats positifs. Ces conclusions sont confirmées par les faits récents du Dr Peiper publiés dans le *Journal de Pesth*. Cet auteur recueillant du vaccin sur seize tuberculeux, chez lesquels la présence de bacilles avait été manifestement démontrée dans les crachats, ne put en constater l'existence par l'examen même du fond des pustules et n'obtint aucun fait positif par l'inoculation dans l'œil du lapin.

La même question fut posée au sujet du vaccin animal, étant donnée la fréquence de la tuberculose chez les bovidés. On peut faire valoir contre cette opinion le jeune âge des génisses vaccinifères. Un seul fait dû à Toussaint autorise quelques réserves, bien qu'il n'ait pas été confirmé par les expériences postérieures.

On admet également que la circoncision, telle qu'elle était opérée chez les Israélites avant l'année dernière, a pu, dans certains cas, être une cause de tuberculose cutanée. A cette époque en effet, l'incision était immédiatement suivie de la succion pratiquée par l'opérateur. A la suite de cas bien prouvés de contagion de syphilis et de tuberculose par ce mécanisme, à l'instigation du grand rabbin et sur l'avis d'une commission dont faisaient partie MM. Fournier et Duplay, il fut décidé que la succion ne serait plus pratiquée.

Je vous citerai à ce sujet deux faits rapportés par Lindman, concernant deux enfants qui furent circoncis à un jour d'intervalle. Chez le premier, la cicatrisation se fit mal, un point continua à suppurer. L'incision de ce point donna issue à un produit caséeux et enfin l'enfant guérit, conservant à la vérité une adénite inguinale. Trois ans après, il fut atteint de mal de Pott, la tuberculose s'aggrava en se généralisant et l'enfant succomba rapidement. Chez le second, la plaie opératoire guérit normalement, mais, comme chez le premier, il persista un engorgement ganglionnaire du pli de l'aine, sans autre manifestation immédiate. Mais un an après, survint un gonflement du poignet. L'apophyse styloïde du radius se nécrosa, donnant lieu à un abcès ossifluent pour lequel on fut obligé d'intervenir. Il est juste de dire que la mère du premier enfant devint tuberculeuse, mais cette tuberculose ne se manifesta qu'après la naissance d'un second enfant. Peut-être, pourrait-on considérer la tuberculose de la mère comme un cas de contagion dont l'enfant aurait été la cause. Par contre, la seconde femme ne présenta aucune manifestation bacillaire. Je ne crois pas nécessaire de vous citer les faits déjà anciens de Lehmann, faits au nombre de dix, dont il est à peine utile de vous rappeler le cas de Laënnec, qui mourut de tuberculose, vingt ans après s'être blessé en sciant les vertèbres au cours d'une autopsie d'un mal de Pott. D'ailleurs, dès le début, la lésion locale avait été détruite par les caustiques liquides.

A tous ces faits d'une grande importance mais inégalement graves, j'en ajouterai un dernier. C'est l'expérience que se permirent, à Syra, Demet, Paraskora et Zablonis, sur un individu qu'ils considéraient comme fatalement condamné. Il était atteint de gangrène sèche du gros orteil gauche avec oblitération de la fémorale. Seize jours après l'inoculation de crachats, le malade commença à tousser et succomba au trente-huitième jour. A l'autopsie on trouva dix-sept tubercules au sommet du poumon droit, deux au sommet du poumon gauche, et quelques-uns au niveau du foie. Ces tubercules étaient tous petits, au début de leur évolution, mais dès la troisième semaine, l'induration du sommet droit était significative. Quant aux lésions locales, elles n'ont pas été signalées par les auteurs : on peut élever certains doutes au sujet de cette expérience si malheureusement entreprise, en raison même de la rapidité de son évolution, car il existe toujours une période latente plus ou moins longue, que Verchère fixe à quatre ou cinq mois et qui, dans le cas d'Hanot, se prolongea quatorze mois, avec prédominance des lésions du côté où l'inoculation s'était produite.

Mais voici une autre série de cas sinon absolument semblables, au moins analogues. Je veux parler des faits où un sujet déjà tuberculeux s'inocule par ses propres produits de sécrétion venant au contact d'un autre point de l'organisme, de l'auto-inoculation en un mot. Dans cet ordre d'idées, je puis vous faire connaître deux cas observés dans mon service. Le premier malade, tuberculeux avéré, présentait une ulcération de la langue déterminée par les aspérités d'une dent cariée. Mais bien que cette dent ait été sectionnée et soigneusement limée, la petite perte de substance ne se répara pas, le fond en devint granuleux, de petites granulations jaunes se développèrent au pourtour et la guérison ne fut obtenue que par un traitement long et énergique, cautérisations au fer rouge, applications de teinture d'iode et d'éther iodoformé.

Le second fait concerne une infirmière, qui présentait une écorchure du dos de la langue, transformée bientôt en un petit cratère s'ouvrant au centre d'une induration et également entourée de granulations grises, demi-transparentes, puis jaunâtres.

J'ajouterai encore le fait que je dois à M. Variot. Un tuberculeux affecté d'une éruption mal soignée s'était excorié au niveau de la cuisse par des grattages répétés, et, à ce niveau, se développa une large ulcération dont nous avons pu plus tard reconnaître manifestement la nature tuberculeuse.

C'est là un procédé simple et direct d'auto-inoculation. Mais il en est un autre, où elle se fait non plus par la superficie mais de dedans en dehors. Si vous examinez soigneusement des fistules cutanées chez des malades ayant un foyer profond de tuberculose, par exemple une fistule à l'anus, une fistule ganglionnaire, consécutive à une tumeur gommeuse ou à une ostéo-arthrite, vous verrez au niveau de l'orifice externe de la fistule, la peau épaissie, rugueuse, indurée, un lupus tuberculeux, plus rarement une tuberculose verruqueuse. Dans sa thèse, Renouard en cite vingt observations (thèse de Paris, 1884) et Jeanselme, reprenant ces faits pour le Congrès de la tuberculose, y ajoute six faits nouveaux observés par lui en dix-huit mois dans le service de M. Hallopeau. Ces faits ont une importance réelle, non seulement au point de vue scientifique, mais surtout au point de vue des règles opératoires. En effet, lorsque vous vous attaquerez à ces fistules, il ne faudra pas vous contenter d'une incision, mais l'inoculation se produisant en même temps dans la profondeur et la superficie, il sera nécessaire de supprimer tous les germes en détruisant le trajet et le pourtour de l'orifice. A ce sujet, le professeur Verneuil a insisté sur l'importance qu'il y avait, dans les amputations au niveau d'altérations tuberculeuses, à se procurer des lambeaux entièrement sains. Vous m'avez entendu à plusieurs reprises prononcer le mot d'induration, et c'est à dessein, car il ne faudra pas vous contenter de l'examen à l'œil nu ou à la loupe, mais il faudra encore reconnaître, par le palper, l'induration, signe évident de l'envahissement et de la réaction des tissus.

NEUVIÈME LEÇON

Sommaire. — Inoculations par les voies digestives (Chauveau). — Voies de propagation. — Expériences de Dobroklowsky. — Résistance du bacille à l'action des sucs digestifs. — Expériences de MM. Straus et Würtz. — Opinion de Koch. — Lait et viande comme véhicules du bacille. — Lait de femme. — Expériences de Nocart. — Virulence du sang des animaux tuberculeux. — Son danger en thérapeutique. — Expériences de Villemin et de Galtier. — Eaux potables.

Nous nous sommes suffisamment occupés de la peau considérée comme porte d'entrée de la tuberculose et nous avons à étudier maintenant l'introduction du bacille par les voies digestives. C'est là une porte d'entrée dont l'importance est plus considérable que la précédente et que Chauveau le premier mit en lumière. Dès 1868, peu de temps par conséquent après la découverte de Villemin, il entreprit les premières expériences sur l'ingestion des produits tuberculeux. A trois génisses, amenées exprès des pâturages de la Savoie pour écarter toute cause secondaire d'infection, il fit ingérer trente grammes de matières tuberculeuses broyées. Quinze jours après cette ingestion, ces animaux furent pris de dyspnée et un mois plus tard présentèrent tous les signes d'une phtisie confirmée. L'autopsie permit de constater une pneumonie caséeuse, des engorgements ganglionnaires et des tubercules disséminés dans tous les organes. Ces expériences répétées un certain nombre de fois jusqu'en 1873 donnèrent à Chauveau un total de vingt et un cas, obtenus dans les mêmes conditions et suivis de résultats identiques. Et toujours la tuberculose s'est développée après l'ingestion de granulations tuberculeuses ou de matières caséeuses.

Ces expériences furent reprises par différents auteurs. Aufrecht opéra sur le lapin avec des produits de pneumonie caséeuse; Klebs, sur le lapin et le cobaye avec la tuberculose humaine et la pommelière; Parrat, sur des cobayes, et il fut le premier à employer comme agent d'infection les crachats de phtisiques. Enfin Jacobs s'adressa au chien, dont vous connaissez cependant la plus grande résistance à la tuberculose. Or, quel que fût l'animal mis en expérience, quel que fût le produit tuberculeux ingéré, les résultats furent toujours confirmatifs. Malgré quelques expériences contradictoires de Dubuisson, de Paterson et de Bernhardt, l'inoculation de la tuberculose par les voies digestives fut complètement admise. Nous verrons bientôt l'importance de cette notion au point de vue de la prophylaxie.

Plus récemment, mettant à profit les procédés nouveaux, ce mode d'expérimentation fut repris non plus seulement avec des produits tuberculeux, mais avec des cultures pures. Dans tous ces faits les résultats furent toujours analogues.

Ici encore, il est important de connaître la marche qu'affectent les lésions. La succession de deux phases constantes et distinctes est aussi facile à suivre. Une première phase locale, siégeant non pas dans l'œsophage où les matières séjournent trop peu de temps, ni même dans l'estomac, mais affectant l'intestin et le péritoine. Les lymphatiques, qui s'appellent ici les chylifères, s'injectent alors et se présentent sous l'aspect de traînées blanchâtres, deviennent profondément tuberculeux, puis les ganglions mésentériques se tuméfient et dégénèrent à leur tour. Enfin la seconde phase de généralisation apparaît, tous les organes s'infectent secondairement et finalement le poumon se remplit de tubercules.

Je vais vous rapporter une expérience des plus démonstratives, quoique accidentelle, observée dans mon laboratoire. Le 4 mars dernier, j'avais inoculé quatre lapins avec des crachats de phtisiques. L'un d'eux, animal plus vif que les trois autres, présenta des accidents locaux considérables. Au point d'inoculation, se développa une tumeur de la grosseur d'une noix, que l'animal déchira avec ses dents, et l'on put constater à plusieurs reprises qu'il dévorait la matière tuberculeuse qui s'en échappait. Lorsque tout récemment il succomba, sur la paroi abdominale, existait une large ulcération recouverte de croûtes. En examinant la face interne de la peau, il était facile de reconnaître partant de la lésion primitive, des traînées lymphatiques volumineuses dont quelques-unes aboutissaient au ganglion prœcrural très engorgé. De plus, l'abdomen était gonflé, un liquide séro-fibrineux remplissait la cavité péritonéale, laissant déposer des flocons de fibrine à la surface de l'intestin. Ce liquide contenait des bacilles. L'intestin était également malade; à sa surface, apparaissaient de nombreuses granulations et sur lui ainsi que dans le mésentère se voyaient des traînées lymphatiques nombreuses, véritable injection donnant aux chylifères un aspect analogue à celui que l'on constate après l'absorption de matières graisseuses. Ces lésions n'occupaient que des parties restreintes de l'intestin, ce qui s'observe d'ailleurs d'une manière constante dans les affections tuberculeuses. Sur la face interne de l'intestin, se trouvaient des lésions analogues et l'une des plaques de Peyer était notablement hypertrophiée, bien qu'il faille cependant se défier du volume considérable qu'offrent normalement ces plaques chez le lapin. Les ganglions mésentériques étaient atteints de même que le foie et la rate, mais d'une façon moins notable. La prédominance des lésions intestinales semble bien prouver que c'est à l'ingestion qu'il faut attribuer la part la plus considérable dans le développement des accidents.

Les expériences par ingestion de cultures ont permis de déterminer dans une certaine mesure, si une lésion de la paroi intestinale était nécessaire pour laisser pénétrer le bacille. Il y aurait donc effraction de la paroi épithéliale par le bacille sans qu'il fût nécessaire que celle-ci fût altérée en un point quelconque. A l'appui de cette manière de voir viennent les expériences de Dobroklowsky pratiquées au laboratoire de M. le Pr Cornil et rapportées au Congrès de la tuberculose. Il fit avaler une ou deux gouttes de culture pure à neuf cobayes. Quinze jours après, quelques-uns de ces animaux tombèrent malades, et leur autopsie pratiquée à des époques différentes permit de reconnaître l'existence de granulations tuberculeuses et l'intégrité de l'épithélium auquel les lésions étaient sous-jacentes. Ces faits, quelqu'intéressants qu'ils soient, sont néanmoins complexes puisque quatre des animaux avaient en même temps reçu des bacilles par injection vaginale. Quoiqu'il faille s'incliner devant un fait expérimental lors même qu'il gêne la théorie, on peut cependant se demander si les tubercules au niveau desquels l'épithélium était sain étaient bien les premiers développés, et s'il n'existait pas, en quelque autre endroit du tube digestif, une petite lésion au niveau de laquelle se serait faite l'inoculation première. Quelque sévèrement qu'aient été conduites ces expériences, il est évident que jusqu'à leur mort, les animaux avaient absorbé des aliments dont la nature ne nous est pas connue et dont quelques-uns pouvaient contenir des éléments propres à léser l'intestin.

La seule condition qui permettrait d'écarter toute cause d'erreur serait de nourrir les animaux en expérience uniquement avec du lait.

On peut se demander également si, à défaut de lésions préalables de l'épithélium intestinal, il ne s'en produit pas de simultanées et si la pénétration du bacille n'est pas rendue plus facile du fait d'un état morbide, ou d'une fragilité plus grande de l'épithélium due, par exemple, à une mauvaise digestion. Ce qui paraît bien prouvé en tout cas, c'est que l'action des liquides digestifs ne suffit pas à détruire le bacille. Cette manière de voir peut encore s'appuyer sur les expériences faites *in vitro* par M. Straus et Würtz et communiquées par eux au Congrès de la tuberculose. Ces messieurs, plongeant une anse de platine chargée de bacilles riches en spores dans un centimètre cube de suc gastrique maintenu dans une étuve, ont constaté qu'un séjour de une à six heures ne suffisait pas à tuer les microbes et que l'inoculation pratiquée sur les animaux avec ce liquide était encore active. Cependant la virulence, effective encore après dix-huit heures, disparaissait au bout de vingt-quatre heures. Ces faits sont en contradiction avec les expériences de Sormani, mais concordent davantage avec celles de Koch. Celui-ci, en effet, admettait que le suc gastrique détruit les bacilles, mais que les spores ne succombent pas.

Donc, l'ingestion de produits bacillifères est dangereuse et l'action des liquides digestifs n'assure pas une protection suffisante.

Si l'on fait à l'alimentation humaine l'application de ces expériences de laboratoire, on voit qu'il s'agit là non pas d'une vue spéculative, mais d'une question d'un haut intérêt pratique. En effet, le lait et la viande entrent pour une grande part dans la nourriture de l'homme ; voyons donc si ces éléments peuvent contenir des bacilles et dans quelles conditions.

Le lait qui joue un si grand rôle dans l'alimentation, surtout dans celle du nouveau-né et des malades, nous occupera le premier. Le lait contient-il des bacilles ? Il peut être recueilli sur une vache affectée de tuberculose mammaire. Sans être très fréquente, cette affection, d'un diagnostic d'ailleurs facile, au moins à une certaine période, comme Nocart l'a montré, n'est cependant pas absolument rare, puisque Bang, savant vétérinaire de Copenhague, a pu dans une période de sept mois en recueillir sept faits. Dans ce cas, la présence des bacilles dans le lait est indiscutable et peut se prouver soit par l'examen direct, soit par l'inoculation. D'ailleurs les expériences de Gerlach ont démontré le danger de son ingestion. Deux veaux, deux porcs, un mouton et deux lapins, nourris avec du lait recueilli dans ces conditions, succombèrent à la tuberculose, sauf un des veaux, mort de la peste bovine. Les faits de Klebs et de Semmer ont donné des résultats identiques.

Plus fréquente est la pommelière, la phtisie des bovidés, mais ici la présence des bacilles est moins prouvée. Bang, dans le lait de vingt et une vaches manifestement phtisiques mais sans tuberculose mammaire, n'a observé que deux fois les bacilles. L'injection d'un ou deux centimètres cubes de ce lait dans le péritoine des cobayes détermina de la tuberculose péritonéale.

Si le danger ici existe toujours, il est néanmoins beaucoup moins grand. Ces faits précis furent contrôlés par Hippolyte Martin, qui rechercha si le lait vendu à Paris et provenant non seulement des vacheries de la ville, mais apporté des environs dans un rayon assez étendu, contenait des bacilles. Ce lait recueilli sur le lieu de production et protégé dans le parcours contre toute contamination par les soins les plus rigoureux, montra une virulence peut-être exagérée. On pourrait d'ailleurs reprocher à ces expériences d'avoir été faites dans un milieu, où les conditions d'asepsie étaient moins sévères que celles qui avaient présidé au transport du lait. Sur neuf expériences faites avec du lait additionné de douze parties pour mille d'une solution saline et dans la proportion d'un gramme de lait pour une injection intra-péritonéale chez le cobaye, cet auteur obtint trois faits négatifs, un fait positif et cinq très probablement positifs. Ces résultats sont loin d'être aussi décisifs que ceux de la tuberculose mammaire, ils ne laissent pas cependant d'être inquiétants et de nature à imposer certaines précautions. Bang a cherché à quelle température il fallait soumettre le lait pour se mettre en garde contre sa nocivité possible. Une température de 85 degrés est nécessaire pour tuer le bacille. Tout au moins faut-il le maintenir pendant cinq minutes entre 65 et 75 degrés, non pas pour le détruire, mais pour atténuer sa virulence. Dans ces conditions, l'inoculation péritonéale est encore active, mais l'ingestion est sans danger. Ce devra donc être une règle absolue de faire bouillir le lait avant de le donner aux enfants. Et c'est certainement à l'alimentation exclusivement lactée dans l'enfance qu'il faut attribuer la fréquence plus grande de la tuberculose intestinale et du carreau à cet âge.

Mais à côté du lait de vache, il n'est pas moins intéressant de rechercher si le lait de la femme peut être une cause de contamination pour l'enfant. S'il est extrêmement rare, tout à fait exceptionnel, de constater la tuberculose mammaire chez la femme, il l'est moins de voir une nourrice tuberculeuse allaiter un enfant. Les expériences de Bang entreprises à ce sujet font conclure à l'innocuité de cette alimentation, puisque sur huit faits observés, il y eut huit résultats négatifs.

Mais si le lait est un aliment fort répandu, l'importance des viandes ne le lui cède en rien. Devons-nous donc considérer comme dangereuse la viande provenant des animaux tuberculeux? En réalité les tubercules des muscles sont exceptionnels et même dans les faits expérimentaux, vous pourriez compter les observations positives. Mais l'absence des granulations n'est pas suffisante et peut-être existe-t-il des bacilles disséminés dans les éléments musculaires, c'est ce que dès l'abord avait admis Toussaint : considérant la tuberculose comme une maladie *totius substantiæ*, il en avait conclu *a priori* à la présence du virus dans toutes les parties de l'organisme, dans tous les systèmes. Ce fait est vrai, mais seulement dans une certaine mesure. L'infection des muscles semble en rapport avec le degré de virulence du sang, qui servirait de véhicule aux bacilles. En un mot, pour que les muscles renferment des bacilles, il faut d'abord qu'ils aient été déversés dans le torrent circulatoire. C'est là un fait assez rare même dans ces conditions : les expériences de Nocart imposent certaines restrictions. La virulence des muscles, lors même que le sang renferme une certaine quantité de bacilles, est seulement passagère. A ce sujet Nocart a communiqué au Congrès de 1888 les faits suivants. Il avait injecté dnns la veine de l'oreille d'un certain nombre de lapins des liquides de culture de bacilles. Les sucs musculaires de ces animaux renfermaient dans les premiers jours un grand nombre de microorganismes, nombre qui alla en diminuant pour disparaître à partir du sixième jour. Plusieurs hypothèses se posent pour expliquer cette disparition d'ailleurs incontestable, soit qu'il y ait eu destruction par le suc musculaire, soit que les microbes aient été entraînés par l'irrigation sanguine.

L'importance de cette question, au point de vue de la consommation des viandes, est assez grand pour que nous insistions sur ces faits. La virulence du suc musculaire est réelle mais restreinte, et le danger n'est pas grand lors même que les animaux d'où il provient sont atteints d'une tuberculose généralisée et très avancée. Nocart prenant vingt et une vaches pommelières, injecta le jus de ces viandes à doses massives, c'est-à-dire un centimètre cube par cobaye et n'obtint qu'un seul résultat positif. Ce fait, quoique unique, est d'une grande valeur par suite des précautions rigoureuses qui ont été prises par cet habile opérateur, pour éviter toute autre cause de contamination. Ces expériences furent accompagnées de contre-épreuves dans lesquelles on inocula avec succès à des témoins de la matière tuberculeuse provenant de ces vaches.

Poursuivant ses expériences et les appliquant plus simplement à l'ingestion, Nocart nourrit avec les mêmes viandes onze chats, animaux très aptes à la tuberculisation par les voies digestives, sans obtenir de résultats positifs. Notez cependant que sur ces onze animaux, quatre avaient mangé de la viande dont le suc avait fourni la seule inoculation efficace sur le cobaye.

Puech, professeur de médecine vétérinaire à Toulouse, produisit des faits confirmatifs de cette faible nocivité de la chair musculaire. Les animaux mis en expérience étaient deux jeunes porcs auxquels il avait fait ingérer de la viande de vaches mortes de pommelière. Bien que le porc soit un animal devenant facilement tuberculeux, on ne constata à l'autopsie de ces animaux que quelques lésions légères, presque toutes limitées aux ganglions mésentériques. Et cependant ce même suc musculaire inoculé par la voie sous-cutanée avait déterminé l'infection tuberculeuse chez les lapins opérés.

Arloing et Chauveau, se plaçant dans des conditions analogues, obtinrent deux résultats positifs sur vingt cobayes, et rien que des faits négatifs dans une seconde série de six. Un peu différents sont les chiffres donnés par Galtier, qui, dans des expériences pratiquées de 1879 à 1881, dans quinze séries, obtint cinq résultats positifs, et qui de 1886 à 1887 en obtint deux autres sur trois lapins, auxquels il avait pratiqué des injections intra-veineuses. Des expériences toutes récentes ont fait connaître d'une façon plus marquée encore l'inconstance de la virulence de la chair musculaire.

N'oublions pas que jusqu'ici il ne s'est agi que de viandes crues et que la coction peut mettre à l'abri du danger, à la condition toutefois d'être complète, car la température obtenue au centre d'un morceau très volumineux ne suffit pas à détruire le bacille, pas plus d'ailleurs que la salaison.

En raison de tous ces faits et malgré leur inconstance, le Congrès de 1888 a émis le vœu qu'il fût procédé à la saisie totale des viandes tuberculeuses, décision analogue au vote du Congrès international des vétérinaires à Bruxelles en 1883, émis sur l'initiative de Bouley, malgré le rapport de Litten de Carlsruhe. Quelles que soient les complications provenant de questions administratives et pécuniaires soulevées par l'exécution de ce vœu, un décret de l'année dernière rendit applicable à la tuberculose la loi du 21 juillet 1881 concernant les maladies virulentes.

Nous avons vu que, si la chair musculaire contenait des bacilles, c'était à condition que ces bacilles eussent pénétré dans le sang. Or vous savez que quelques médecins prescrivent à des malades anémiques ou quelquefois dyspeptiques, ou prédisposés à la tuberculose, l'absorption d'une quantité de sang plus ou moins grande pris chaud à l'abattoir. Villemin le premier, en 1868, prouva la virulence du sang et le danger de cette pratique. Dans une première expérience, puisant deux centimètres cubes de sang dans la veine fémorale d'un lapin tuberculisé expérimentalement, il détermina par injection hypodermique l'infection d'un autre lapin. Dans une deuxième expérience il rendit également un lapin tuberculeux en lui inoculant le sang provenant du foie d'un phtisique. Voulant étudier la virulence du sang de la circulation générale, il en recueillit une certaine quantité au moyen de ventouses appliquées sur la nuque et n'obtint cette fois que des résultats négatifs. Cette manière de voir fut confirmée par Toussaint et Baumgarten. Enfin deux fois sur neuf, Galtier tuberculisa des lapins en leur injectant du sang provenant de vaches tuberculeuses. Donc, si vous ne voulez pas proscrire absolument le sang de la thérapeutique, il faut éviter soigneusement de s'adresser à des animaux âgés et n'employer que le sang de jeunes veaux, que leur âge met à l'abri de la tuberculose.

Un autre usage du sang consiste à l'employer pour clarifier le vin; mais ici encore c'est une pratique dangereuse, car il ne faudrait pas croire que les liquides alcooliques lui fassent perdre sa virulence et que non seulement le vin, mais encore l'alcool dilué à cinquante pour cent suffise à détruire le bacille.

L'alimentation exclusivement végétale ne suffit pas non

plus à mettre l'homme à l'abri de la tuberculose par ingestion. Car si les bacilles n'existent pas dans les aliments eux-mêmes, lorsque ceux-ci ont séjourné plus ou moins longtemps dans un milieu bacillifère, ils peuvent s'être contaminés à la surface, non pas, comme on l'a dit, par des bacilles expulsés par les efforts de toux, mais par des microbes provenant des crachats desséchés. Tel est le cas par exemple des aliments laissés sur la planche à pain des casernes.

Il nous reste à discuter le rôle que peuvent jouer les eaux potables dans cette question. Mais, s'il est évident que les bacilles peuvent survivre dans ce milieu, nous manquons de documents précis sur leur propagation par cette voie.

Si les animaux peuvent être une cause de contagion pour l'homme, la réciproque sera-t-elle vraie? Johne, en 1884, a admis la réalité de ce fait, en relatant un certain nombre d'épidémies survenues dans des poulaillers infectés par les crachats d'un tuberculeux. Nocart a vu un cas analogue en 1885. Toutes les poules d'une basse-cour étaient devenues tuberculeuses, soignées qu'elles étaient par un phtisique dont elles avalaient les crachats. Je pourrais vous citer d'autres faits semblables. Il ne m'est pas possible non plus de passer sous silence les expériences contradictoires de MM. Straus et Würtz. Sept poules et un coq mis en expérience ingérèrent, pendant une période de six mois à un an des quantités colossales de crachats sans présenter de lésions tuberculeuses. MM. Straus et Würtz purent présenter au Congrès une poule, qui, après avoir avalé près de cinquante kilogrammes de crachats, était dans un état de santé parfaite. Peut-être y a-t-il là une simple question de réceptivité.

DIXIÈME LEÇON

SOMMAIRE. — Infection par la voie génito-urinaire. — Inoculation de la femme à l'homme, de l'homme à la femme. — Infection par les voies respiratoires. — Rôle de la muqueuse pituitaire. — Pénétration des poussières jusqu'à la surface pulmonaire. — Expériences de Tappeiner, de Veraguth, de Küssner, de Thaon. — Expériences de Gibout sur l'air expiré par les phtisiques. — Application de ces expériences à la pathologie humaine. — Contagion par les mouches. — Spillmann et Haushalter.

Nous avons vu que la voie génito-urinaire était également une porte d'entrée de la tuberculose. Quoique nous ayons à notre disposition un nombre plus restreint de documents, nous n'en trouvons pas moins quelques expériences qui, pour être rares, semblent suffisamment démonstratives. Vous vous souvenez que Dobroklowsky, dans ses expériences entreprises au laboratoire de M. le Pr Cornil, en même temps qu'il faisait ingérer à des cobayes des matières tuberculeuses, avait tenté sur quatre d'entre eux des injections vaginales de même nature. Dans un cas seulement, il put observer le développement de lésions locales intéressant non seulement les muqueuses vaginales et utérines mais encore la couche sous-muqueuse, la couche musculaire, et le tissu cellulaire interposé entre la vessie et l'utérus. Tous ces tissus étaient remplis de bacilles. C'est là le seul fait expérimental que je puisse vous citer. Vous voyez qu'il existe ici un champ encore peu exploré et qui mériterait d'être étudié de nouveau non seulement au point de vue de la contamination de la femelle par le mâle, mais aussi au point de vue de la transmission possible de la tuberculose de la femelle à l'urèthre du mâle.

Ce mode d'infection dans l'espèce humaine a été signalé depuis longtemps. Cohnheim, le premier, avait reconnu qu'il était possible que l'urèthre de l'homme fût contaminé par les sécrétions d'un utérus tuberculeux et que le sperme d'un phtisique pouvait être une cause d'infection pour la femme. Le Pr Verneuil, en possession d'un fait confirmatif, appuya cette opinion de son autorité et Verchère, dans sa thèse (1885) déjà souvent citée, a rapporté deux cas analogues. L'année précédente, M. Fernet, à la Société médicale des hôpitaux, avait fait connaître quatre observations, dont deux concernant des femmes et les autres deux hommes. Je vous citerai l'une des deux premières; elle a trait à une femme atteinte de leucorrhée due à une vaginite et de pelvi-péritonite manifestement tuberculeuse. Ces accidents restèrent pendant longtemps localisés aux organes génitaux; mais, à un moment donné, la généralisation s'établit et l'on vit apparaître des accidents bacillaires au niveau des poumons, de la bouche et des oreilles : fait très intéressant, pendant deux ans cette femme avait vécu avec un phtisique. Cette observation me paraît assez démonstrative ; je n'en dirais pas autant de la seconde que je passerai sous silence.

Les deux observations concernant les hommes sont également moins nettes. Voici l'une d'elles : un homme de trente-sept ans entra dans le service de M. Fernet pour une tuberculose péritonéo-pleurale. Les lésions pulmonaires étaient peu marquées. Mais, remontant à l'origine, on apprit du malade, qu'au début de son affection, il avait été atteint d'une double épididymite encore existante. On constata de plus l'altération de la vésicule séminale droite. Malheureusement, le malade ne pût donner aucun renseignement précis sur la source de l'infection; mais l'ordre dans lequel la propagation s'est faite, atteignant d'abord l'épididyme et la vésicule séminale, puis gagnant le péritoine et enfin la plèvre, est bien fait pour nous confirmer dans l'idée que le point de départ des accidents se trouvait dans la sphère génitale.

En 1885, le Dr Richard présenta à la Société médicale des hôpitaux un seul fait, douteux dans son point de départ, sinon dans son évolution. En août 1883, un jeune homme contracta une blennorrhagie; quinze jours plus tard une orchite se développa ; jusqu'ici rien que de banal. Mais l'écoulement au lieu de se tarir persistait encore au bout de trois mois. A ce moment se montrèrent des troubles du côté de la miction, qui devenait fréquente et douloureuse. Cette dysurie demeura définitive et, quinze mois après, en même temps que la cystite chronique persistait encore, apparurent des symptômes évidents de tuberculisation pulmonaire. L'origine de la tuberculose au niveau des organes génitaux semble bien probable, mais ce qui nous manque encore, c'est la connaissance exacte de l'état de la femme, qui, selon toute probabilité, présentait les signes d'une bonne santé apparente. On pourrait objecter, il est vrai, que cette femme vigoureuse pouvait être atteinte d'une lésion tuberculeuse évoluant sourdement dans l'utérus, mais ce n'est là qu'une hypothèse et la seule chose bien nette c'est le début des accidents par l'urèthre.

Dans la *Revue d'hygiène* de 1885, le docteur Bonis, de Montauban, publia une observation plus confirmative. Un peintre âgé de trente-deux ans cohabitait avec une femme phtisique atteinte de leucorrhée persistante et d'une pelvi-péritonite tuberculeuse. Or, à un moment donné se développa chez cet homme un écoulement uréthral chronique d'emblée. Ici existe une petite lacune: l'observation ne rapporte pas s'il y avait eu une ou plusieurs blennorrhagies antérieures. Puis survint un gonflement tuberculeux des deux épididymes, des vésicules séminales; enfin se développa un mal de Pott, bientôt suivi d'une tuberculose pulmonaire dont l'évolution put heureusement être enrayée.

A ces faits se sont ajoutées quelques observations nouvelles, mais dans tous les cas le contrôle est difficile. Bien qu'il ne faille pas accepter toutes les observations les yeux fermés, il est juste de remarquer que c'est surtout pendant la période de l'activité sexuelle que la tuberculose génitale de la femme a été constatée. En se rapportant à la remarquable thèse du professeur Brouardel, nous voyons que, sur un total de cinquante-six cas, vingt concernent des femmes de vingt à trente ans, neuf de trente à quarante, quelques-uns entre quinze et vingt ou au-delà de quarante-cinq.

Pour l'homme d'autre part, c'est chez des jeunes gens et surtout chez des soldats que la tuberculose génitale a été constatée. On peut donc admettre, d'après les observations que nous venons d'étudier, que la contagion par les voies génitales est à peu près complètement démontrée. Je sais bien qu'en ce qui concerne la contamination de l'homme par la femme, on a objecté la rareté des lésions tuberculeuses de l'utérus. Cependant ces lésions existent plus fréquemment même qu'on ne le croit, et en dehors de celles dont l'évolution est silencieuse, en dehors des salpingites sur lesquelles nous allons revenir, on en constate un certain nombre dont la nature peut être à bon droit suspectée.

On pourrait encore, à défaut de lésions utérines, incriminer, peut-être, dans certains cas le coït *ab ore*.

Quant aux salpingites, elles existent aussi pendant la période de l'activité sexuelle, sans en être l'apanage exclusif. On les rencontre chez l'enfant et vous pourrez, dans une thèse déjà ancienne, celle du docteur Aliez, retrouver un fait observé par moi dans le service de mon maître Roger, concernant une enfant à l'autopsie de laquelle on trouva une salpingite et des lésions tuberculeuses généralisées. Il y a quelques semaines encore, chez une enfant à la mamelle, morte dans ma crèche, nous constations une altération marquée des trompes augmentées de volume et fixées par des fausses membranes à la partie postérieure de l'utérus.

Il faut donc apporter une certaine réserve dans l'appréciation de tous ces faits. S'ils paraissent probables, ils ne sont pourtant pas absolument démontrés.

Bien plus importante et bien plus à l'ordre du jour est la question de la pénétration des microbes par les voies respiratoires. C'est là un point encore discuté, en raison d'un certain nombre d'obstacles qui s'opposent à l'introduction du bacille. Physiologiquement, la respiration se fait surtout par le nez ; or les fosses nasales présentent une surface anfractueuse, continuellement lubréfiée soit par des sécrétions provenant de la muqueuse de Schneider, soit par les larmes. On trouve donc réalisées là, naturellement, toutes les conditions nécessaires à la reproduction de l'expérience qui consiste à recueillir les microbes de l'air sur des lamelles enduites de glycérine. A la vérité, il faut tenir compte de la présence de l'épithélium à cils vibratiles dont l'action peut s'opposer au séjour des microbes. Cependant ce séjour persiste au moins partiellement, et nous en trouvons la preuve dans un fait vulgaire et qu'il vous est facile de constater sur vous-mêmes. Le séjour dans une atmosphère chargée de fumée ou de poussières ne donnet-il pas aux sécrétions expulsées une teinte noirâtre des plus marquées ? Si les bacilles se comportent d'une manière analogue, ou bien ils seront expulsés et alors nous n'avons plus à nous en préoccuper, ou bien ils séjourneront dans les fosses nasales ; mais si l'infection se fait à ce niveau nous retrouverons une lésion locale caractéristique de la première phase. Or, vous savez l'extrême rareté des lésions tuberculeuses de la muqueuse pituitaire.

Je sais bien qu'on a voulu trouver là une porte d'entrée pour le bacille dans certains cas de méningite tuberculeuse, mais nous ne nous attarderons pas sur ce point, car c'est là une affirmation plus facile à avancer qu'à prouver, puisque la lésion locale fait défaut et que c'est une règle constante, qu'à la phase de généralisation préexiste une première phase de localisation. Il faudrait au moins pour appuyer cette opinion, retrouver quelques altérations dans des régions voisines, au niveau de la lame criblée de l'ethmoïde, par exemple.

Quel que soit l'obstacle que les fosses nasales opposent à la pénétration des fines poussières dans les voies aériennes, il est indiscutable qu'un certain nombre d'entre elles pénètrent au moins par la bouche jusque sur le pharynx et dans le larynx. De même que les sécrétions noirâtres du nez, l'expectoration provenant des parties supérieures de l'arbre respiratoire se charge des poussières absorbées. Autrefois de longues discussions s'élevèrent pour savoir si des eaux médicamenteuses pulvérisées pouvaient pénétrer jusque dans les parties profondes. A cette époque la chose ne fut pas admise en général. Et cependant nous trouvons la preuve de la pénétration des matières pulvérulentes jusqu'au niveau du poumon dans les faits bien connus d'anthracosis, de sidérosis, etc. Cette affection consiste, vous le savez, dans la présence dans les alvéoles pulmonaires de particules de charbon ou de fer, observées chez des individus d'une profession spéciale, mineurs, charbonniers, mouleurs en cuivre, aiguiseurs de couteaux, fabricants d'armes blanches, ouvriers en nacre, etc. On avait longtemps cru que ces poussières ne s'introduisaient que grâce à leurs aspérités, mais nous savons depuis Robin, que des particules arrondies et lisses peuvent également pénétrer dans les cellules dont les mouvements spéciaux les englobent en quelque sorte.

A côté des données que nous fournit l'observation clinique, voyons ce que nous a appris l'expérimentation. Ce fut encore Villemin qui, le premier, eut l'idée de la contagion tuberculeuse par les voies respiratoires, bien qu'un certain nombre d'auteurs n'aient pas su lui reconnaître cette priorité. Il eut suffi cependant pour l'établir d'ouvrir son ouvrage de 1868. Dès cette époque, en effet, il relate deux expériences faites sur des lapins auxquels il avait injecté dans la trachée, au moyen d'une seringue à dard, des matières tuberculeuses diluées dans l'eau. De ces deux animaux sacrifiés au bout de deux mois et demi, l'un présentait dans les poumons des granulations grises et au niveau du cou des ganglions tuberculeux résultant peut-être de la plaie opératoire faite à la trachée.

Villemin reconnut lui-même que cette expérience n'était pas absolument démonstrative. L'autre lapin était indemne de toute lésion tuberculeuse. En 1877 et 1878, Tappeiner publia dans les *Archives de Virchow*, t. LXXIV, le résultat de recherches faites avec un manuel opératoire différent. Onze chiens, animaux difficiles à tuberculiser, vous le savez, furent enfermés dans un milieu incomplètement clos de douze mètres cubes, dans lequel on pulvérisait une ou deux fois par jour un mélange de crachats de phtisiques et d'eau. Or, ces animaux succombèrent dans un délai variant de vingt-quatre à quarante-cinq jours, avec des lésions exclusivement pulmonaires quand la mort était survenue peu de temps après le début de l'expérience, avec des lésions généralisées mais prédominant au niveau des organes respiratoires, lorsque la survie avait été plus longue.

Dans un seul cas, on trouva à l'autopsie une tuberculose miliaire généralisée ; dans trois autres faits le foie et les reins étaient seuls atteints.

En juillet 1883, Veraguth publia dans le *Journal des médecins suisses* un certain nombre d'expériences entreprises sur des lapins et des chèvres. Ces animaux inhalaient des crachats dilués dans l'eau ; au bout de quinze jours seulement, ils commencèrent à présenter de la dyspnée, et leur autopsie révéla des lésions pulmonaires avec de nombreux bacilles dans les alvéoles.

Küssner reprit le mode expérimental employé par Villemin et infecta par une plaie trachéale trois chiens et vingt et un lapins. Trois semaines plus tard, ces animaux présentèrent des lésions d'abord gélatineuses avec quantité de bacilles, puis des lésions caséeuses, et au bout de soixante-huit jours l'un des lapins était porteur de cavernules de la grosseur d'un pois. Dans quelques cas, des granulations tuberculeuses s'étaient développées sur la plaie trachéale.

Koch reprit le système des inhalations, non plus directement avec des matières tuberculeuses pulvérisées, mais avec des cultures. C'était mettre à néant les observations de Schattelius et de Warguenin qui, reproduisant les reproches déjà faits à Villemin à propos des injections, prétendaient que les crachats virulents n'agissaient qu'en tant que corps étrangers et n'avaient pas d'action plus spéciale que les poussières. Si les poussières déterminent en effet des accidents, ce sont non pas des granulations tuberculeuses, mais des noyaux de broncho-pneumonie. Pour se mettre à l'abri de toute contestation et pour prouver que l'action virulente était bien due aux bacilles, Koch employa une vingt-troisième culture obtenue au bout de quinze mois et dont la graine avait été prise dans un poumon tuberculeux. Cette culture fut diluée dans l'eau et Koch, après avoir laissé reposer le mélange, eut soin de n'employer que la couche supérieure absolument limpide. Il fit inhaler cinquante centimètres cubes de ce liquide à dix cobayes, huit lapins, quatre rats et quatre souris qui furent ensuite isolés et séparés en séries. Jusqu'au dixième jour ces animaux ne manifestèrent aucun malaise. Mais au bout de ce temps, leur respiration devint difficile et quelques-uns moururent du quatorzième au vingt-cinquième jour ; les animaux restant furent sacrifiés. Les altérations constatées à l'ouverture des corps étaient d'autant plus profondes et d'autant plus marquées que la survie avait été plus longue. Chez quelques-uns même on observa des lésions généralisées au foie et à la rate. Ces faits intéressants furent confirmés par Baumgarten et Samuelson et les lésions observées furent identiques.

Beaucoup plus récemment, en 1885, Thaon, mort peu de temps après de tuberculose, contractée sans aucun doute au cours de ses expériences, fit connaître dans un mémoire adressé à la Société de Biologie, de nombreux faits de pulvérisations pratiquées sur des cobayes, des lapins et différents animaux. Ici encore, c'est le cobaye qui s'est montré l'animal le plus sensible à l'infection. Ces pulvérisations furent faites pendant une semaine, et la mort arriva entre douze et quatorze jours après leur début, avec une forte dyspnée. Les lésions trouvées furent des plus intéressantes ; ce qu'on constata surtout, ce furent des altérations massives : les poumons étaient densifiés sous différentes formes, pneumonie acineuse, péribronchite et périvascularite tuberculeuse ; les granulations isolées étaient exceptionnelles ; ce qui prédominait était l'envahissement d'un lobule et même d'un lobe tout entier, toutes lésions identiques à celles de la tuberculose chronique chez l'homme. Partout, et surtout dans la pneumonie acineuse, le microscope révélait des bacilles en amas, démontrant nettement ainsi la nature tuberculeuse de cette forme de pneumonie. On pourrait en dire autant de la pneumonie catarrhale. Chez le lapin la tuberculisation se fait plus lentement, mais y entraîne également tous les caractères du tubercule, y compris des cellules géantes dont l'apparition est cependant tardive. Tous ces faits sont donc bien démonstratifs.

On a été plus loin et Gibout a prétendu que l'air expiré par les phtisiques possédait également des propriétés nocives. Pour prouver cette assertion, il recueillait dans un sac de caoutchouc l'air exhalé par des tuberculeux; puis, par un dispositif spécial, cet air était conduit dans des caisses où étaient renfermés les animaux en expérience qui d'après lui devinrent toujours tuberculeux. Mais ces faits ne furent pas confirmés et M. le Pr Grancher n'a obtenu que des résultats négatifs.

En définitive, quel que soit le moyen employé, le but a toujours été deporter directement dans le poumon le bacille quelle qu'en soit la provenance. Dans tous les cas la lésion reste locale au moins au début, et varie directement suivant l'abondance des bacilles. Lorsqu'ils sont très nombreux, les poumons se montrent densifiés, avec des lésions massives, comme dans l'expérience de Thaon; s'ils sont au contraire en petite quantité, ils déterminent seulement l'apparition de granulations isolées, cohérentes et même plus ou moins confluentes. L'étendue de l'altération varie également avec la durée de l'expérience. Au début se rencontre l'infiltration ou la granulation grise demi-transparente, remplacée plus tard par la granulation jaune, plus tard encore par l'état caséeux, le ramollissement, enfin dans les cas anciens par la formation de cavernes plus ou moins grandes. Ainsi se trouvent détruits complètement les arguments opposés à Villemin, auquel on reprochait de ne provoquer par ses injections que des granulations et des lésions du début sans pouvoir reproduire de cavernes. Et cependant, il suffisait pour réfuter ces assertions de lire un peu attentivement son ouvrage, où se trouvaient relatées des observations de lésions avancées et de connaître les faits rapportés par Roustan. D'autre part la localisation obtenue dans le poumon par ce procédé d'inhalation, ou, comme la chose a été également faite, par l'injection dans le poumon à travers la paroi thoracique, suffit à combattre victorieusement l'objection avancée par les contradicteurs, qui prétendent que les bacilles ont été déglutis et que l'infection se fait par les voies digestives. D'ailleurs il suffirait de leur opposer l'absence de lésions intestinales. On observe des faits analogues, lorsqu'on procède par l'injection dans le système veineux, par exemple dans la veine de l'oreille du lapin. On détermine ainsi de grosses lésions quelquefois massives, mais qui n'ont pas toujours le temps d'évoluer.

Peut-on déduire de toutes ces données expérimentales des notions applicables à la pathologie humaine, et d'où proviendra accidentellement le bacille dont l'introduction a été déterminée jusqu'ici volontairement chez l'animal?

Il nous faut, pour cela, examiner les différents milieux où l'homme est appelé à vivre et qui peuvent servir de véhicules aux microbes. Peut-être pourrait-on accuser l'air expiré par les malades? S'il en était ainsi l'humanité tout entière ne tarderait pas à être atteinte. Les expériences de Straus ont démontré que le poumon agissait à la manière d'un filtre et que s'il arrêtait les poussières et les micro-organismes, il ne permet pas leur expulsion avec le courant d'air expiré. Aussi nous refusons-nous à admettre les faits de Gibout comme démonstratifs. L'air extérieur est souillé non pas par les secousses de la toux, mais bien par les crachats qui se dessèchent et dans lesquels le bacille conserve sa virulence, pendant un temps fort long, pendant six mois, comme l'a montré Sormani. Or, les crachats se retrouvent partout, sur les linges, les tapis, les planchers, et aussi dans les crachoirs remplis de sable dits hygiéniques que l'on rencontre encore dans certains de nos hôpitaux.

On a même été plus loin et l'on a pensé que, dans certaines localités surtout, des chambres habitées ordinairement par des phtisiques pouvaient être un centre d'inoculation. Enfin Spillmann et Haushalter ont signalé à l'Académie des Sciences, en 1887, un nouveau mode de dissémination des bacilles. Ces auteurs ont remarqué que les mouches se posaient volontiers sur les crachats des tuberculeux, absorbant des bacilles qui conservent encore leur vitalité, même après l'expulsion du corps de ces animaux. Les bacilles ainsi répandus pénétreraient dans les voies respiratoires et malgré la barrière épithéliale se fixeraient dans les éléments anatomiques, y pulluleraient et gagneraient même les vaisseaux.

Mais nous ne devons pas accueillir toutes ces affirmations sans contrôle et il nous faut rechercher s'il existe en clinique des observations démonstratives. Reech, médecin à Nauemburg, cite comme tel, un fait qui nous semble mériter la discussion. En quatorze mois, dans cette ville, dix enfants accouchés par une même sage-femme moururent de méningite tuberculeuse, tandis qu'aucun enfant mis au monde par d'autres sages-femmes n'avait succombé à cette affection. Cette sage-femme avait, paraît-il, l'habitude d'aspirer les mucosités et d'insuffler de bouche à bouche, indistinctement, tous les enfants, au moment de leur naissance. Or cette femme était une tuberculeuse avérée. Tout disposé que je sois à accepter la notion de l'infection tuberculeuse, j'ai quelque répugnance à admettre le fait sans conteste. Rien d'étonnant d'abord à ce que dans une ville importante, vu la fréquence de la méningite tuberculeuse chez l'enfant, bien mise d'ailleurs en lumière dans la thèse du Dr Bosselut, mon élève, dix enfants soient morts de cette maladie en l'espace de quatorze mois. De plus, l'auteur ne s'explique aucunement sur la porte d'entrée. Vous savez combien rare est l'envahissement par les fosses nasales, peut-être la lésion primitive existait-elle au niveau du poumon et la manifestation méningée n'était-elle survenue qu'à la suite d'une lésion chronique des organes respiratoires ?

Ces lésions sont d'ailleurs moins rares qu'on ne le croit, chez les enfants même à la mamelle; j'ai vu nombre de fois de grandes cavernes chez des enfants de cet âge, et tout récemment encore j'ai trouvé à l'autopsie d'un enfant de quinze mois un pyopneumothorax consécutif à la rupture d'une caverne. En somme, quoique vraisemblables, ces observations ne sont pas suffisamment complètes pour être absolument démonstratives. J'en dirai autant de celle d'un jeune étudiant, envoyé dans une station généralement recommandée aux phtisiques, pour se remettre des fatigues d'un examen. Ce jeune homme habita une chambre où deux phtisiques étaient venus mourir successivement; or, lui-même, revenu dans sa famille fut atteint d'une tuberculose aiguë et ne tarda pas à succomber. Là encore l'infection est possible, mais je ne puis m'empêcher de considérer comme suspect, l'état de ce jeune homme envoyé par son médecin pour se reposer dans une station ainsi choisie. Peut-être ici le terrain n'était-il que trop bien préparé et, s'il n'était déjà tuberculeux, c'était sans doute un candidat à la phtisie.

ONZIÈME LEÇON

SOMMAIRE. — Tentatives d'inoculations par la conjonctive, la muqueuse buccale, etc. — Idée de la contagion de la tuberculose chez les anciens et au siècle dernier. — Opinions actuelles. — Dangers de la cohabitation avec un phtisique, de la présence d'un phtisique dans les agglomérations humaines. — Contagion restreinte. — Contagion par les différentes sécrétions, par les meubles, les vêtements.

Encore quelques mots sur l'inoculation par les organes en communication avec les voies respiratoires. La conjonctive par exemple a été le sujet d'études intéressantes entreprises par Valude et publiées dans le deuxième fascicule des travaux du Congrès. Toutes les fois que l'épithélium était sain, l'échec fut la règle absolue. Les mêmes tentatives renouvelées sur le sac lacrymal ne furent pas davantage suivies de succès. Ici, il existe une double cause d'échec : d'une part, les bacilles peuvent être balayés et entraînés par les larmes qui ne permettent pas un contact suffisant avec l'œil sain ; d'autre part, il est fort possible que les bacilles soient détruits par d'autres microorganismes contenus dans les larmes.

Cette hypothèse me paraît d'autant plus probable, que les tentatives d'inoculation sur la muqueuse buccale n'aboutirent pas davantage, toutes les fois qu'il n'y avait pas de lésion du revêtement épithélial. J'ai tort de dire inoculation, car en réalité, dans ce cas, il ne s'agit que d'une simple mise en contact analogue aux expériences de Kortum par frictions sur l'épiderme. Ce qui met complètement hors de cause l'action de la salive, par sa composition chimique et prouve l'antagonisme microbien dans ces cas, c'est le succès obtenu par Valude en pratiquant des injections dans le tissu glandulaire. Sur quatre-vingt-dix cas où il avait porté le liquide inoculé avec l'aiguille d'une seringue jusqu'au centre du parenchyme des glandes salivaires, soixante-huit furent positifs. Et ce chiffre considérable de quatre-vingt-dix inoculations fut obtenu en opérant à la fois sur les quatre glandes salivaires de chaque animal. En présence de ces résultats, différents suivant le manuel opératoire, l'auteur admet que la présence d'autres microbes annihile l'action des bacilles.

Maintenant que nous connaissons, d'après l'expérimentation sur les animaux et l'étude clinique de nombreux faits, le mode d'introduction du bacille, étudions les conditions étiologiques, qui permettent cette introduction dans l'organisme humain. Ce n'est pas d'aujourd'hui qu'est née l'idée de la contagiosité de la phtisie. Nous trouvons des traces de cette croyance dans les écrits d'Aristote, de Galien, et à une époque moins reculée, dans les travaux de Schenek, partisan de la contagion à outrance, qui prétendait que les crachats étaient virulents et que la transmission pouvait se faire simplement par l'odorat. Morgagni, bien qu'ayant fait un nombre considérable d'autopsies, ne voulait ni faire lui-même, ni permettre à ses élèves de pratiquer l'ouverture des corps des phtisiques, tant il craignait l'infection! *Sectiones phtisicorum fugi de industria, adolescens, et fugio vel senex cautius fortasse quam opus sit at tutius.* Ces croyances d'origine médicale ont pénétré dans les masses, où elles ont été longtemps enracinées, surtout dans les contrées méridionales. Portal, dans son traité de 1792, fait remarquer que, dans le Midi et particulièrement dans le Languedoc, on brûlait soigneusement les vêtements ayant appartenu à des tuberculeux. L'Espagne et le Portugal se montraient encore plus sévères, et c'était par ordre de la loi, qu'on pratiquait cette même coutume et les médecins étaient tenus de déclarer aux autorités la mort de tout phtisique. En Italie, les mêmes précautions étaient usitées et non seulement les vêtements mais même les meubles étaient jetés au feu. A Naples, Cotugno fut même appelé en 1782 à publier une instruction adressée au public sur la contagiosité de la tuberculose. Nous trouvons dans Joseph Frank une citation de Creuzé de Lesser au sujet d'un voyage fait par lui en Sicile et en Italie au commencement de ce siècle (1801 et 1802). Ayant désiré visiter à Portici un palais où venait de succomber une princesse morte de phtisie, il dut renoncer à ce projet, car tout, meubles précieux, boiseries, tentures et même cheminées, avait été brûlé.

Il n'y a pas plus de quarante ans, tel était encore l'usage

dans les villes du Midi, où la famille d'un phtisique décédé était obligée d'acquitter le prix du mobilier dont celui-ci avait fait usage et qui devait être brûlé; il va sans dire qu'en réalité les meubles étaient conservés et qu'il n'y avait de réel que l'argent reçu par le propriétaire. Actuellement, les conditions sont un peu moins dures, mais il est encore d'usage de faire acquitter le prix élevé d'une désinfection soi-disant très complète et en réalité fort sommaire. A l'heure actuelle, dans le monde médical, la contagion est admise ou tout au moins considérée comme possible. Cette modification à l'opinion de Laënnec et de ses contemporains est due surtout à deux causes : d'une part, aux expériences de Villemin, et d'autre part, à la découverte du bacille de Koch. Depuis, l'idée de la contagiosité a été plus facilement acceptée et mise en lumière dans de nombreuses discussions académiques et dans des thèses parmi lesquelles je ne vous citerai que celles de Vialat, de Musgrave Claye (1879) contenant cent onze observations. Cet ensemble de faits a été corroboré par des enquêtes dont la première idée est due à Bowdich, de Boston, qui s'adressant à ses collègues les avait priés de lui donner leur opinion sur la contagiosité de la tuberculose, en les accompagnant de la relation des faits sur lesquels ils l'avaient basée. Ce même procédé fut employé en 1880 par l'Association médicale anglaise, qui obtint un nombre de réponses considérable. Une pareille enquête fut entreprise aussi par la Société médicale des hôpitaux de Paris. Les Allemands firent de même une statistique peu nombreuse, et Coradi communiqua à la Société d'hygiène de Paris les résultats qu'il avait obtenus en Italie.

De toutes les recherches, résulte un ensemble d'observations probantes; mais il ne faudrait pas cependant aller trop loin et ne voir que la contagion, sans réserver l'importante question du terrain, sur laquelle nous reviendrons plus loin.

Toutes ces observations se résument ainsi : un individu sain et sans antécédents personnels ni héréditaires, à la suite de contact intime dû à la vie en commun avec un tuberculeux, et surtout dans les ménages, est atteint à son tour de cette maladie. Mais tout réels qu'ils soient, ces faits ne sont pas constants. La contagion existe, mais elle est restreinte et différentes conditions concourent à la limiter. C'est en première ligne la présence de l'épiderme qui lorsqu'il est intact, oppose une barrière infranchissable à la pénétration des germes. Les expériences déjà connues de Kortum nous l'ont prouvé; l'épithélium de revêtement des muqueuses joue le même rôle, quoique d'une façon peut-être moins efficace, en raison de leur humidité constante. Mais si la bouche est suffisamment protégée par son épithélium stratifié, il n'en est peut-être pas de même de l'intestin, dont la structure spéciale semblerait expliquer cette différence. C'est surtout le poumon, si fragile avec son endothélium si mince, qui représente le point le plus accessible à la pénétration du bacille. En somme, c'est la vie en commun qui est le facteur le plus important, et sur quatre-vingt-dix-huit faits positifs rapportés dans la thèse de Compain, quatre-vingt-trois se sont développés dans ces conditions. C'est surtout entre époux, que la contagion se manifeste et l'enquête anglaise sur deux cent soixante et un cas en signale cent quatre-vingt-onze dus à la contagion conjugale, c'est-à-dire à peu près les quatre cinquièmes.

Et cela indépendamment des rapports sexuels dont l'action mérite cependant d'être prise en sérieuse considération, et j'ajouterai même en dehors de toute lésion tuberculeuse locale. Le sperme d'un individu tuberculeux, même lorsqu'il ne contient pas de bacilles, exerçerait, selon quelques auteurs, une action nocive. Dans cet ordre d'idées nous trouvons les faits de Landouzy et d'Hippolyte Martin, de Cirena et de Pernill. Nous trouvons dans la grossesse une seconde condition dont il faut tenir compte et sur laquelle Gubler a longuement insisté. Sur neuf femmes contagionnées par leurs maris, huit avaient eu des enfants et l'on a pensé que la contamination se faisait dans ces cas, comme dans la syphilis, où, sans avoir présenté de chancre, la femme est infectée par l'enfant qu'elle porte, grâce au mélange du sang du fœtus avec celui de la mère. D'ailleurs la transmission se fait plus souvent du mari à la femme qu'inversement et la statistique de Compain donne trente-quatre cas dans un sens et vingt-quatre seulement dans l'autre, et la statistique anglaise cent dix-neuf d'une part pour soixante-neuf de l'autre. On peut trouver à cette proportion des explications multiples. C'est d'abord l'infection par le coït, puis tandis que l'homme est appelé à vivre souvent au dehors, la femme reste confinée davantage dans le domicile commun, enfin pendant la maladie du mari les soins plus nombreux qu'elle lui donne facilitent la contagion. Toutes les statistiques sont d'accord sur ce point et l'on a vu un mari rendre successivement tuberculeuses deux et trois femmes. Le Dr Weber, cité par Landouzy, rapporte un fait où quatre femmes succombèrent infectées par le même mari dont les poumons montrèrent à l'autopsie des lésions tuberculeuses cicatrisées.

Baumès cite le fait d'un individu qui, rendu tuberculeux par sa femme, se remaria et contagionna à son tour sa seconde femme.

Pour que les faits de cet ordre soient réellement démonstratifs, il ne faut accepter que ceux qui concernent les individus dont l'immunité antérieure est parfaitement établie, tant au point de vue personnel qu'héréditaire.

Il faut encore tenir grand compte de ce que, vivant ensemble, ces mêmes individus ont les mêmes habitudes, se servent souvent des mêmes objets de toilette intime, des mêmes ustensiles de table, verres, cuillères, etc.

Il est à remarquer cependant que c'est la phtisie pulmonaire qui se développe le plus souvent dans ces cas et que, pour expliquer cette localisation, il faut chercher une autre voie, et c'est probablement aux crachats desséchés sur les planchers ou sur le linge, dont les poussières sont respirées, qu'il faut attribuer la part la plus active.

Indépendamment de l'intimité qu'apporte la vie conjugale, la promiscuité résultant d'une vie en commun suffit à déterminer l'infection, comme le prouve l'observation suivante du Dr Sprigge empruntée à la statistique anglaise.

Une couturière tuberculeuse avait trois apprenties nées dans des villages différents et d'ailleurs indemnes de tout antécédent ; chacune des apprenties partageait son lit pendant une semaine, à tour de rôle. Cette femme mourut de tuberculose et, dans un espace de deux ans, les trois jeunes filles succombèrent à la même maladie.

On a rapporté des faits analogues concernant des domestiques, qui avaient contracté la tuberculose en donnant à leurs maîtres des soins très complets. Des garde-malades et des infirmiers aussi ont été atteints, mais ici la question est un peu controversée.

En effet, la statistique devrait dans ce cas nous donner une mortalité considérable pour cette catégorie d'individus.

Si M. Debove, dans des leçons faites peu de temps après la découverte de Koch, se montrait effrayé du grand nombre d'infirmiers tuberculeux qu'il avait constaté à Bicêtre, d'autres médecins, observant dans de grands centres de phtisiques, tels que l'hôpital général des tuberculeux à Londres et l'hôpital Dorotia à Naples, ne partageaient pas cette opinion ; d'autre part, la mortalité des étudiants et des médecins par la tuberculose ne semble pas considérable.

C'est là que les partisans de la non-contagion ont puisé leur principal argument. Il est juste d'ajouter, que si les médecins sont en rapport fréquent avec des tuberculeux, ce n'est pas d'une façon intime et prolongée, et d'ailleurs beaucoup de ceux qui se sont le plus occupés de la tuberculose, je ne veux citer que Bayle et Laënnec, n'ont-ils pas succombé à ses atteintes ?

On retrouve encore un haut degré de contagiosité dans les agglomérations humaines, telles que pensionnats, couvents, harems, et surtout dans les casernes.

Dès 1859, Tholozan avait attiré l'attention sur la fréquence considérable, dans l'armée, de la tuberculose dont il soupçonnait déjà la nature spécifique et infectieuse.

Les statistiques depuis cette époque sont un peu contradictoires ; tandis que Laveran donnait un chiffre un peu plus élevé pour la mortalité des infirmiers militaires, Marvaud, rectifiant la statistique en tenant compte de certains emplois spéciaux, n'a pas constaté de différence sensible.

Mais ce qui néanmoins est indéniable, c'est le chiffre considérable des décès par tuberculose dans l'armée qui s'élève à quatre cents sur mille. La proportion est la même pour les pénitenciers.

On peut rapprocher de la fréquence de la tuberculose dans ces agglomérations, les épidémies des petites localités. Bergeret d'Arbois en donne l'exemple suivant : dans un petit village où la phtisie était inconnue, revient un habitant jadis parti pour chercher fortune dans une grande ville, où il est devenu tuberculeux. Ses parents, ses amis, ses domestiques, tous gens vigoureux, tombent malades après sa mort et deviennent phtisiques à leur tour. Je n'insiste pas davantage sur ces faits qui ne sont d'ailleurs pas rares.

Tel est encore le développement de la tuberculose chez certaines peuplades sauvages, indemnes jusqu'à l'arrivée des étrangers. Budd raconte qu'il en fut ainsi dans les îles du Sud, et Ruph de Philadelphie prétend que la phtisie était inconnue des Américains avant la découverte de l'Amérique par les Européens.

Livingstone a remarqué aussi qu'au centre de l'Afrique la tuberculose était exceptionnelle, et vous savez les ravages qu'elle fait parmi les noirs de la côte, mais il ne faut pas oublier qu'une hygiène déplorable et l'abus de l'alcool ne sont peut-être pas ici sans influence.

Enfin le docteur Hiades, médecin de la marine, a remarqué dans un voyage à la terre de Feu que les indigènes fuyaient le contact des Blancs. Et lorsqu'il voulut avoir l'explication de cette particularité, ces gens lui répondirent qu'ils redoutaient la phtisie qui avait été importée dans leurs îles par les missionnaires.

Tels sont les faits les plus probants ; je n'insisterai pas sur les petites épidémies de famille qui n'ont peut-être pour cause que des questions d'hérédité, quelquefois transgressives. Nous reviendrons d'ailleurs sur cette question. Mais ce qui est indiscutable c'est le développement de cette maladie dans les hôpitaux et dans les hospices. Sans insister sur la statistique de Leudet, je ne m'appuierai que sur mon expérience personnelle, sur ce que j'ai pu observer dans mon service. Dans les salles de chroniques contenant, en même temps que des tuberculeux, des cardiaques, des ataxiques, des hémiplégiques et toute une classe de malades que nous comprendrons, si vous le voulez, sous le nom de nerveux, ces derniers succombent d'une façon presque constante soit à des escharres et à leurs conséquences, soit à la tuberculose. Or, ils sont arrivés à l'hôpital, indemnes de toutes lésions de cet ordre et c'est dans nos salles, au contact des autres malades, qu'au bout de deux, trois ou quatre ans, ils ont contracté l'affection dont ils meurent et dont la marche est d'ailleurs assez rapide dans ces conditions.

Il est difficile d'apprécier dans quelles proportions se fait cette contagion. On a cherché à l'évaluer par des statistiques. Les mille soixante-seize rapports provoqués par l'enquête anglaise se décomposent ainsi : six cent soixante-treize répondent par la négation de la contagion ; deux cent soixante et un par l'affirmation ; trente-neuf restent dans le doute, et cent cinq n'ont rien constaté qui puisse venir à l'appui. On n'a pas cru devoir tenir compte, je ne sais pourquoi, des six cent soixante-treize réponses négatives. Il résulte en tout cas de ce désaccord que la contagion est exceptionnelle. Enfin les proportions données par Coradi sont encore moins considérables, puisque sur les six cent quatre-vingt médecins qui donnèrent leur avis, cinquante-neuf seulement furent pour l'affirmative, soit une proportion de 8,6 pour cent, et cent vingt-quatre pour la négative, soit 18 pour cent.

Fait d'autant plus étonnant, que vous vous rappelez avec quelle rigueur les Italiens, autrefois, appliquaient les mesures les plus sévères de désinfection!

La contagion existe donc; mais si elle est incontestable, elle est restreinte. Il faut pour son développement des conditions spéciales, il faut que le terrain soit favorable, surtout quand il n'y a pas inoculation directe.

Il importe maintenant de savoir quelle est la forme qu'affecte surtout la tuberculose due à la contagion. C'est un point sur lequel nous savons encore peu de choses. Cependant deux faits paraissent acquis : d'abord, l'inoculation est généralement longue et dépasse une durée de six mois. Pidoux la regardait comme pouvant durer de vingt mois à douze ans. C'est là, je crois, une exagération et je me rapprocherai plus volontiers de l'opinion de Compain, appuyée d'ailleurs sur la statistique anglaise, qui la regarde comme renfermée entre quelques mois et deux ans. — Ensuite, l'évolution est souvent rapide et c'est là un point important pour le pronostic. Elle se développe généralement dans une durée de six à dix mois au bout desquels le malade succombe. Parfois elle affecte la forme aigue : tel est le fait rapporté par le Dr Rabray dans la statistique anglaise. Un jeune homme meurt de phtisie chronique ; sa sœur qui l'avait soigné, succombe en six semaines et un autre frère atteint à son tour meurt de phtisie galopante. Parfois le sujet contagionné est emporté le premier. Tel est un fait que j'ai pu observer. Un homme jeune est atteint de bronchite chronique suspecte dès le début et compliquée d'emphysème. L'examen des crachats y révèle quelques bacilles. Cet homme épouse une femme d'une très bonne santé et sans aucun antécédent héréditaire. Elle devient enceinte, et au bout d'un an de mariage accouche d'un enfant, bien portant encore actuellement. Quelques mois plus tard, la jeune femme tousse, des cavernes se creusent au sommet du poumon, et en un an elle est enlevée par une tuberculose à marche rapide. Quant au mari, il vit encore. On peut rapprocher cette observation de la phtisie pulmonaire développée chez les animaux par inhalation et chez lesquels on trouve de grosses lésions. Mais il n'en est pas toujours ainsi, et un laps de temps assez long peut s'écouler entre la mort du mari et l'apparition de la tuberculose chez la femme. Je pourrai citer un autre fait, observé dans ma clientèle, où les premiers signes de l'affection tuberculeuse ne se manifestèrent que deux ans après la mort du mari, arrivée au bout de huit à dix ans de mariage. Il laissait un enfant bien portant à cette époque. Deux ans plus tard, la femme jeune et très robuste eut une hémoptysie subite, et les signes légers d'une lésion limitée au sommet qui bientôt disparurent. Mais ici il faut se demander si c'était bien le mari qui avait été l'agent de la contagion, car depuis sa mort l'enfant avait été atteint à son tour de lésions tuberculeuses des os et du poumon, et peut-être était-ce lui qui avait infecté sa mère.

D'ailleurs, la marche varie considérablement avec la voie de la contagion. La tuberculose génitale, par exemple, chez l'homme, longtemps localisée aux testicules ou aux vésicules séminales, évolue avec la plus grande lenteur et reste parfois toujours locale. Il en est de même de la peau qui constitue un mauvais terrain de culture ; telles par exemple les altérations strumeuses qu'on a considérées comme des inoculations.

Quant à l'agent de contagion, le bacille que vous connaissez bien, il sera contenu dans les sécrétions et dans les matières tuberculeuses. Mais c'est surtout par les crachats, soit humides, soit desséchés, qu'il se répandra, d'où la nécessité de détruire leur virulence, chose relativement facile. Quant à l'haleine et aux secousses de toux, vous savez ce qu'il faut en penser.

Les sueurs ont été également incriminées et probablement à tort, car on a vu des gens tordre sans inconvénient les linges trempés par la transpiration des phtisiques. D'ailleurs, il existe une bonne raison pour affirmer, *a priori*, cette innocuité, c'est que jamais le bacille n'a été trouvé dans les glandes sudoripares.

Les urines, enfin, peuvent être un mode de propagation du contage, mais rarement; car si dans l'urine des tuberculeux il existe des bacilles, ils sont toujours en petit nombre et pour les constater il faut filtrer l'urine et les chercher dans le dépôt.

J'ai suffisamment insisté plus haut sur le sperme.

Ce n'est pas seulement sur le sol que les crachats peuvent se dessécher, mais ils peuvent aussi devenir une source d'infection par l'intermédiaire des vêtements, surtout des vêtements de laine dont l'épuration est plus difficile, et par l'intermédiaire des tapis et des tentures.

Baumès l'ancien rapporte à ce sujet le fait suivant : une dame achète un riche mobilier provenant d'un appartement où était mort un tuberculeux. Peu de temps après, elle subit les premières atteintes de la tuberculose ; puis son petit-fils tombe malade à son tour et transmet sa maladie à sa mère. Et, seul de la famille, un second enfant qu'on avait eu soin d'éloigner resta parfaitement indemne.

Ce qu'il faut noter, c'est que ce sont les voies respiratoires et le poumon qui sont surtout intéressés et que l'affection revêt une marche lente avec des lésions comparables à celles que l'inhalation des matières tuberculeuses détermine chez les animaux.

DOUZIÈME LEÇON

Sommaire. — Contagion accidentelle chez les animaux. — Hérédité. — Sa réalité et sa gravité. — Tuberculose congénitale. — Deux hypothèses. — L'hérédité considérée : 1° comme cause directe ; 2° comme cause prédisposante.

Avant d'étudier quelle peut être la part de l'hérédité dans le développement de la tuberculose, je veux compléter ces données par quelques faits observés chez les animaux, faits produits spontanément ou involontairement dans le cours d'expériences instituées pour un autre but. Vous les verrez concorder avec les résultats que je viens de vous exposer. Je vous citerai d'abord le cas rapporté au Congrès de la tuberculose de l'année dernière par Trasbot qui, voulant étudier la tuberculose du cheval, avait inoculé deux cobayes. Ces deux cobayes furent placés dans une cage, malheureusement trop rapprochée de celle qui contenait des animaux encore sains et destinés à la reproduction. Or ceux-ci, au bout de peu de temps, tombèrent malades. Soixante cobayes et vingt lapins furent contagionnés. Était-ce par inoculation directe ou par les produits excrétés par les animaux malades et ayant souillé les aliments. Trasbot n'a pu le décider. Des faits analogues se sont produits dans nombre de cas ; aussi les expérimentateurs les ont-ils éliminés, les conditions ayant différé de celles qu'ils s'étaient attachées à produire. C'est là sans doute l'explication de certains faits discordants et de résultats trop complets et trop merveilleux pour ne pas être entachés d'erreur. Toutes les fois donc que vous chercherez à déterminer de la tuberculose expérimentale, il faudra vous entourer de toutes les précautions déjà prises autrefois par Roustan, séparer les animaux sains des animaux inoculés, les placer en bon air, dans des cages isolées, suffisamment vastes et soigneusement désinfectées.

Je vous ai déjà dit les soins méticuleux pris par Nocart et qui aboutirent à des résultats moins démonstratifs. En tout et toujours il faut soigneusement se garder des causes d'erreurs.

Vous éloignerez l'une des plus fréquentes et des plus fécondes, en détruisant les fumiers et les cadavres des animaux ayant servi aux expériences. Dans mon laboratoire j'ai pris l'habitude de les faire régulièrement incinérer. Avec ces accidents d'expérimentation on voit concorder des faits de simple observation. Tel est celui de M. Cruzel rapporté par Bouley à l'Académie de Médecine en 1888. De deux bœufs placés dans la même étable et attelés au même joug l'un devint tuberculeux ; il fut éloigné et remplacé par un autre ; mais bientôt celui qui restait de la première paire tomba malade à son tour ; on s'en défit également et un nouvel animal le remplaça. Là ne s'arrêta pas la série et le bœuf qui avait pris la place du premier animal tombé malade le devint à son tour et finit par contagionner le dernier arrivant. Cette observation me paraît aussi démonstrative qu'une expérience directe. La promiscuité suffit à l'expliquer et on peut regarder le jetage comme jouant un rôle analogue à celui des crachats, en contaminant les aliments, les râteliers, etc.

Nous arrivons maintenant à une cause, qui, regardée comme indiscutable jusqu'à ces derniers temps, a rencontré à notre époque quelques incrédules. Je veux parler de l'hérédité, toujours envisagée par les anciens comme la grande cause de la tuberculose ou plutôt de la phtisie pulmonaire qui seule les occupait. Peut-être y attachait-on une importance moindre, lorsqu'il s'agissait d'autres manifestations de cette maladie. Depuis Hippocrate, c'est une monnaie courante que d'un phtisique naît un phtisique. A une époque plus rapprochée de nous, je vous rappellerai seulement l'opinion de Fernel, de Sylvius, de Fracastor, d'Etmüller, de Van Helmont, etc. Boerhaave avait bien vu l'importance de cette donnée en ce qui concerne le développement de cette affection et la gravité du pronostic : *Phtisis hereditaria omnium pessima*. Dans ce siècle Chomel, Laënnec, et surtout Monneret, ont proclamé qu'un phtisique peut procréer un enfant susceptible de présenter les manifestations les plus différentes de la tuberculose, et que d'un père atteint de tuberculose osseuse ou viscérale peut naître un phtisique. Ce n'est que plus récemment que cette théorie s'est vue attaquer. Walshe dit que l'hérédité ne peut être admise que dans des limites extrêmement restreintes, basant son opinion sur des calculs de probabilité compliqués et d'exactitude fort contestable. Niemeyer de son côté conteste que la démonstration soit faite et Sangalli la met en doute après des recherches personnelles. Mais toutes ces opinions s'appuyaient sur des considérations que je qualifierai de sentimentales plutôt que sur des faits. Ce n'est que dans les expériences de Villemin qu'elles ont trouvé une base, aussi cet auteur voulait-il borner l'action de l'hérédité à une sorte d'aptitude à contracter la tuberculose. Mais ces affirmations trouvent un démenti dans les faits observés journellement, peut-être moins à l'hôpital que dans la clientèle privée. Ceux qui ont le plus combattu l'influence de l'hérédité étaient justement les médecins qui avaient limité leur observation aux malades des hôpitaux. C'est que là en effet, les renseignements sont souvent des plus insuffisants surtout au point de vue des antécédents de famille. Tout autres hors de l'hôpital, sont les conditions dans lesquelles on peut suivre les relations de parenté morbide, bien que dans nombre de cas, il faille vous attendre à voir les familles vous dissimuler soigneusement les antécédents tuberculeux ; même dans ces cas, vous pourrez recueillir des renseignements utiles, quelquefois par l'indiscrétion d'un allié ou d'un ami. Vous apprendrez ainsi que le père, par exemple, qu'on vous affirmait d'ailleurs n'avoir jamais été tuberculeux, est mort d'une maladie de poitrine après avoir longtemps toussé, ou encore qu'une sœur a succombé en bas âge à une méningite tuberculeuse, décorée pour la circonstance du nom de fièvre cérébrale. C'est précisément en observant sa clientèle de ville, que Portal avait affirmé l'importance de l'hérédité en rapportant à cette cause les deux tiers des cas. Leudet, dans une statistique dressée dans les mêmes conditions, établit, que sur deux cent quatorze familles de phtisiques, cent huit présentaient des antécédents indiscutables ainsi répartis :

Mère, cinquante-sept fois ;
Père, vingt et une fois ;
Père et mère, quatre ;
Grand'mère, un ;
Grand-père, un ;
Tantes, quatorze ;
Oncles, sept.

Voilà des résultats auxquels on ne saurait apporter aucune objection, quelque considérable que puisse paraître la proportion. D'autres fois dans une même famille, vous verrez les enfants succomber les uns après les autres aux suites de la rougeole, de la coqueluche, d'une affection de poitrine de longue durée, d'une méningite. Bien que je ne veuille pas nier la possibilité de la broncho-pneumonie simple et mortelle à la suite de ces affections, lorsqu'elles prennent une allure lente et que la mort survient à longue échéance, je ne puis m'empêcher d'en suspecter la nature. Interrogez en effet, et vous verrez que dans ces familles le père ou la mère sont atteints de phtisie, ou que l'un d'eux a été affecté autrefois d'une coxalgie, maladie éminemment tuberculeuse, nous le savons : or tous ces cas ne sont pas de simples hypothèses, ce sont des faits observés dans la clientèle que je vous rapporte. Je sais bien que l'on a prétendu que des faits de cet ordre étaient dûs à la contagion, mais comment l'invoquer et d'où faire provenir le bacille chez ce père qui montre bien à la vérité des signes indéniables de coxo-tuberculose, mais qui ne tousse pas et ne présente aucune altération pulmonaire. Je vous citerai encore d'autres faits. Dans une famille, dont le père était tuberculeux, naît un premier enfant qui bientôt tombe malade et meurt de méningite tuberculeuse. Un second enfant venu au monde dix-huit mois plus tard, est envoyé en nourrice dès sa naissance ; cinq mois après, il tombe également malade et succombe à une tuberculose miliaire, preuve indiscutable. Et après enquête faite, il fut bien prouvé que la nourrice était absolument saine, que l'enfant avait été nourri au sein et qu'aucun des individus qui l'approchaient ne présentaient de tare tuberculeuse.

L'affection ne se montre pas toujours avec des caractères aussi nets, c'est parfois l'athrepsie qui emporte des enfants qui toussaient depuis longtemps. Mais comme Landouzy l'a montré et comme je le crois moi-même, l'athrepsie doit être tenue comme suspecte de tuberculose et c'est même là un sujet de thèse que j'avais indiqué à l'un de mes élèves.

Voici encore un cas analogue rapporté par Landouzy. D'un père phtisique, naissent quatre enfants qui meurent tous plus ou moins vite, dont deux au moins de tuberculose.

Or, le quatrième avait été placé en nourrice dans d'excellentes conditions, à la campagne; mais au bout de quelque temps il fut atteint d'une otite tuberculeuse, liée à l'existence d'une carie du rocher, comme le prouva la paralysie faciale survenue peu avant la mort.

J'ai vu moi-même mourir tuberculeuse la mère de deux enfants : les enfants furent envoyés chez des tantes du côté paternel, habitant des régions éloignées l'une de l'autre et jouissant toutes deux d'une excellente santé. Il n'existait d'ailleurs aucun antécédent du côté du père. Et cependant les deux enfants succombèrent non pas en bas âge, mais tous deux vers quinze ou seize ans, emportés par la phtisie des adolescents. On ne peut vraiment pas invoquer ici la contagion.

Je retrouve dans Portal que cinq frères et sœurs avaient succombé, entre trente et trente-deux ans, à des affections thoraciques de longue durée, un intervalle de dix ans séparant la mort du premier de celle du dernier. Tissot nous rapporte que quatorze enfants de la même famille succombèrent entre quatorze et dix-huit ans à des affections tuberculeuses. Voici encore un fait emprunté à ma clientèle : un enfant meurt à huit ans de méningite tuberculeuse, sa sœur plus âgée de sept à huit ans se marie, devient mère et succombe à la tuberculose à vingt et un ans. Son enfant fut pris vers quatorze ou quinze ans d'accidents bacillaires du poumon qui s'assoupirent mais non sans laisser persister une lésion. Le Dr Robinson communiquait également plusieurs observations au Congrès de la tuberculose : entre autres, celle que fit un vieux médecin du village de Guernier, qui d'une part vit mourir presque tous les membres d'une famille, dispersée depuis de nombreuses années, d'autre part, sur neuf cents familles en vit disparaître soixante par phtisie héréditaire.

Je ne saurais donc faire autrement, quant à moi, que de considérer la notion de l'hérédité comme bien établie. Il est en outre un point sur lequel Monneret avait déjà attiré l'attention à propos de la tuberculose héréditaire : il avait bien vu que lorsque la phtisie s'est implantée dans une famille, elle gagne en gravité de génération en génération et que le pronostic devient de plus en plus sombre.

Puisque l'existence de l'hérédité nous est bien prouvée maintenant, recherchons dans quelles conditions son action se fait sentir. Nous voyons les manifestations héréditaires se produire à tous les âges. Pour rare que soit la tuberculose congénitale chez les hommes aussi bien que chez les animaux, son existence cependant paraît bien avérée. Lors même que les accidents n'éclatent qu'à l'âge de deux ou trois mois, il faut tenir compte de la période d'incubation, période réellement latente et dont le début remonte vraisemblablement à la naissance. Je vous ai déjà dit qu'elle n'était pas rare chez les enfants à la mamelle ; j'ai vu, dans ma crèche, la mère et deux enfants présentant tous trois à la fois des accidents bacillaires. Tandis que la mère était phtisique, un des enfants présentait un mal de Pott et une adénite tuberculeuse, et l'autre ne tardait pas à succomber d'une méningite de même nature.

Pendant les premières années de la vie, pendant l'adolescence, à l'âge adulte, vous verrez éclater également la phtisie héréditaire. Enfin la maladie pourrait rester longtemps silencieuse et pour quelques auteurs même se manifester au déclin de la vie.

Il n'est pas moins intéressant de rechercher par quel mécanisme l'hérédité prend une part aussi active au développement de la tuberculose : faut-il admettre la transmission directe du germe morbide, du bacille passant du générateur à l'être procréé, ou considérer le nouvel être comme recevant de ses parents une aptitude spéciale, favorable à l'infection tuberculeuse, une adaptation du terrain, ce qu'on appelait autrefois la *diathèse?* Quelque difficile que puisse être la solution de cette question, nous n'en devons pas moins rechercher et mettre en parallèle les arguments qui plaident en faveur de chacune de ces hypothèses.

Quatre ordres de faits viennent à l'appui de la transmission directe du bacille : c'est d'abord l'existence de la tuberculose congénitale, fort rare, il est vrai, car c'est à peine si la littérature médicale en fournit dix exemples bien constatés : l'un de ces faits surtout, dû à M. le professeur

Peter, est au-dessus de toute contestation ; si restreint que soit leur nombre, la réalité de ces faits n'en persiste pas moins : on les retrouve également chez les animaux, et au moment où j'écrivais ma thèse d'agrégation, M. le professeur Chauveau m'a communiqué quelques exemples, observés chez des veaux et d'ailleurs, je le crois, restés inédits : des tubercules avaient été retrouvés dans les poumons, chez un veau issu d'une vache phtisique et mort aussitôt, et chez quelques très jeunes animaux de la même espèce.

La constatation et l'interprétation de ces faits sont d'autant plus difficiles, que la durée de l'évolution apporte une nouvelle cause d'erreur, erreur rendue déjà si possible par la rareté des observations. Il faut, en effet, tenir compte du temps nécessaire à l'évolution du tubercule, dont la marche trop lente peut faire méconnaître l'origine, une période d'incubation étant nécessaire dans la tuberculose comme dans la syphilis, où vous voyez, dans certains cas, les premières manifestations n'apparaître que six semaines ou même trois mois après la naissance.

Peut-être aussi, existe-t-il des bacilles dans des organes sains en apparence ? On pourrait expliquer ainsi deux faits de Landouzy et d'Hippolyte Martin concernant l'un un enfant mort-né et l'autre un fœtus expulsé au bout de cinq mois de grossesse, nés tous les deux de mères tuberculeuses. Bien que l'autopsie n'eût révélé aucune altération macroscopique, des inoculations en séries, pratiquées avec les organes de ces cadavres, déterminèrent la mort par tuberculose des cobayes mis en expérience. Là cependant il y a lieu de se demander si l'infection ne s'est pas produite accidentellement, d'autant plus que des tentatives analogues faites expérimentalement n'ont abouti à aucun résultat. Cherchant à élucider cette question si obscure et si intéressante, Sanchez Toledo pratiqua des injections de culture soit dans les jugulaires, soit dans les plèvres, sur cinquante cobayes femelles en état de gestation. Leurs petits, mort-nés ou sacrifiés quelques jours après leur naissance, ne présentèrent ni lésions, ni bacilles et l'inoculation, faite avec des éléments provenant de leurs viscères, ne fut suivie d'aucun résultat confirmatif. Il est regrettable qu'on n'ait pas laissé survivre quelques-uns de ces animaux. Si les organes ne renferment aucun microorganisme, on peut se demander s'il n'en existe pas néanmoins au niveau du placenta. Bien que l'examen direct n'en ait point révélé jusqu'à présent, quelques faits semblent indiquer leur existence. MM. Landouzy et Hippolyte Martin ont en effet obtenu une fois un résultat positif à la suite d'inoculations directes. Charrin et Karth arrivèrent également à cette conclusion ; mais, de leur aveu même, leurs expériences n'avaient pas été entourées de toutes les précautions nécessaires. Vous savez le rôle qu'on a fait jouer à l'infection par le sperme et j'ajouterai seulement que Landouzy et Hippolyte Martin purent, en inoculant le liquide séminal d'un cobaye tuberculeux à un autre cobaye, déterminer la tuberculisation de ce dernier. Quant aux ovules, ils ont été mis également en cause et dans un cas seulement on a pu constater la présence des bacilles dans l'un d'eux. Il reste à se demander si un tel ovule était apte à se développer.

Quant à la seconde hypothèse, celle qui consiste à n'attribuer à l'hérédité qu'un rôle plus limité, celui d'une prédisposition à l'infection, nous la voyons adoptée par un certain nombre d'auteurs anciens. C'est à cette opinion également que Villemin s'est rattaché. De même que les enfants présentent avec leurs parents une ressemblance de visage souvent frappante, n'est-il pas admissible qu'ils reçoivent d'eux également des tissus de constitution analogue, et une conformation thoracique spéciale? J'ai vu, tout dernièrement encore, la mère et la fille présenter un aplatissement thoracique identique. En un mot certains habitus extérieurs portant sur le faciès, les téguments, les organes génitaux, caractérisés par Lorain du nom d'infantilisme, ou de féminisme quand le bassin est large et les mamelles développées, ne sont-ils pas une conséquence de l'hérédité, et les individus ainsi conformés ne sont-ils pas des sujets prédisposés à la tuberculose?

Indépendamment de cette transmission directe, peut-être les parents, non par suite de maladies bacillaires, mais en raison d'autres affections susceptibles d'affaiblir l'organisme et d'amener sa déchéance, transmettent-ils à leurs descendants un état de faiblesse congénitale? L'âge avancé d'un ou des deux procréateurs est évidemment une cause d'infériorité du produit. Sur mille phtisiques, d'après la statistique de Schmidt, les sept dixièmes présentaient des accidents qui se décomposent ainsi : 18 pour cent avaient des parents valétudinaires ; 34 pour cent, des parents continuellement malades et 21 pour cent étaient issus de phtisiques avérés.

Il est évident que certaines conditions de terrain, soit congénitales, soit acquises, facilitent non seulement la réception des germes mais encore permettent leur pullulation. C'est un point très important et qui nous permettra d'expliquer comment nombre d'individus cependant contagionnés ne sont pas pour cela atteints de tuberculose. Vous comprendrez ainsi facilement, comment un certain nombre de sujets lutteront victorieusement contre le bacille, en raison de leur résistance individuelle, ou parce que, comme le dirait Metschnikoff, ils possèdent de nombreux phagocytes. Bien que nous n'ayons à ce sujet que des connaissances obscures, la réceptivité plus ou moins grande de certaines espèces animales, qu'il s'agisse d'une tuberculisation spontanée ou expérimentale, est nettement démontrée. C'est là une conclusion que nous pouvons tirer des expériences d'Arloing, qui inoculant à des cobayes et à des lapins les mêmes bacilles provenant d'une adénopathie strumeuse, a vu le cobaye devenir tuberculeux, tandis que le lapin restait indemne et se montrait même réfractaire aux inoculations faites avec les produits provenant du cobaye tuberculisé. Dans le même ordre d'idées et comme faits directs, je puis encore vous rappeler la remarque de Cochez et Tissier au sujet des bœufs algériens que vous savez atteints de la pommelière beaucoup plus rarement que leurs congénères d'Europe. De même, les poules mises en expériences par MM. Straus et Würtz n'ont éprouvé aucun inconvénient de l'ingestion de quarante-cinq kilogrammes de crachats, et cependant les animaux succombent aux inoculations intra-péritonéales, à condition que les bacilles injectés soient en nombre suffisant. Vous voyez donc qu'il existe de véritables idiosyncrasies et toute une série de conditions qui mettent en jeu, vis-à-vis de l'infection bacillaire, certaines propriétés parculières inhérentes à chaque individu.

TREIZIÈME LEÇON

Sommaire. — L'innéité (Lucas). — Le terrain. — Candidats à la tuberculose (Landouzy). — Micropolyadénie (Legroux). — Age. — Fréquence de la tuberculose infantile. — Fréquence relative des formes rapides chez le vieillard. — Sexe. — Grossesse. — Lactation. — Genre de vie. — Alimentation et aération.

De même que les espèces animales présentent de grandes différences au point de vue de leur aptitude à contracter la tuberculose, de même que quelques-unes constituent un terrain de prédilection, un vrai bouillon de culture, comme on disait autrefois alors que les milieux liquides étaient seuls connus, et que d'autres présentent une résistance considérable au moins à certains procédés expérimentaux, de même dans les espèces humaines se retrouvent des conditions analogues. Certains individus, le fait est incontestable, sont en quelque sorte marqués d'avance pour l'affection tuberculeuse, et c'est surtout dans le développement de la tuberculose acquise que se manifestent ces différences. En général des individus affaiblis, soit dès leurs premiers jours par une lactation mauvaise ou insuffisante, soit plus tard épuisés par les mauvaises conditions dans lesquelles ils vivent, par le surmenage, seront plus exposés à en subir les atteintes. Il est cependant des exceptions, et vous pourrez voir des individus robustes, bien conformés, avec une musculature développée, devenir la proie du bacille malgré toutes les apparences d'une santé florissante. Mais soyez convaincus que dans ces cas il s'agit de phtisie acquise, très probablement par contagion. En tout cas, malgré les atteintes du mal qu'ils subissent, les phtisiques de cette catégorie seront dans des conditions encore supérieures et pourront lutter plus avantageusement et quelquefois victorieusement contre la maladie. Mais en réalité ce sont là des exceptions, et il est important de connaître les conditions inverses. Elles peuvent être dues, soit à l'hérédité et résulter de la tuberculose antérieure, ou simplement de la faiblesse générale des parents, soit à des dispositions spéciales apportées par l'individu en naissant, sans que la cause puisse en être déterminée, ce que Lucas avait appelé l'*innéité*.

En première ligne des conditions de terrain connues, il faut noter la conformation thoracique, sur laquelle je me réserve d'insister quand nous traiterons de la tuberculose pulmonaire, pour laquelle d'ailleurs cette déformation a seule quelque valeur. Il n'en est pas de même des tissus, dont le mauvais état peut jouer un rôle dans toutes les localisations de la tuberculose. C'est ainsi que chez les individus prédisposés, ils présentent une dénutrition marquée, pâleur des téguments, teinte anémique, amaigrissement, et vous connaissez cette absence du tissu adipeux, cette transparence de la peau que l'on a pu dire collée sur les os, cette apparence spéciale, cette expression du regard sur laquelle les poètes ont tant insisté. Les muscles n'échappent pas à cette dénutrition et leurs saillies sont très peu marquées, surtout aux membres supérieurs et à la poitrine. Les os aussi subissent des troubles dans leur évolution ; ils se développent en longueur, sans augmentation de leurs autres diamètres, et si parfois les articulations sont un peu grosses, le plus souvent les épiphyses participent à la faiblesse générale et à la gracilité de la diaphyse. En un mot, vous retrouvez tous ces caractères chez les hommes de haute taille, mais maigres et efflanqués, que nous appellerons des tuberculisables, ou des candidats à la tuberculose, suivant l'expression de Landouzy. Je n'insisterai pas davantage, car il ne me semble pas démontré qu'il faille ici complètement écarter le rôle de l'hérédité. Il est aussi vraisemblable de considérer ces troubles de nutrition comme les premières atteintes d'une maladie commençante et les premières manifestations de l'évolution des bacilles qu'aucun signe appréciable n'est encore venu révéler, réalisant ainsi les conditions du microbisme latent. On a également insisté sur le nombre, la longueur des poils et surtout des cils, mais ce sont là vraiment des détails d'une minutie exagérée.

Depuis plusieurs années, Landouzy a particulièrement mis en relief un autre caractère du système pileux auquel il attache une certaine importance. Il a remarqué qu'au moins à Paris, les gens dont les poils présentent cette coloration que les artistes qualifient de blond vénitien, étaient particulièrement prédisposés à la tuberculose. Cependant il ne faudrait pas exagérer la valeur de ce caractère, et tandis que bien des gens de cette couleur restent indemnes, nombre de tuberculeux sont blonds ou même très bruns. Je dois encore noter un caractère signalé au Congrès de la tuberculose par M. Legroux. Il a remarqué à l'hôpital Trousseau qu'un grand nombre d'enfants présentaient des pléiades de ganglions, petits, durs et indolents, et que tous ces petits malades lorsqu'ils n'étaient pas atteints de tuberculose commençante, étaient en imminence d'une localisation tuberculeuse quelconque. M. Legroux a donné à ce symptôme le nom de micropolyadénie. Donc chez l'enfant, ce fait doit être pris en considération, qu'il soit un caractère du terrain ou qu'il soit une manifestation de la tuberculose au début.

Quant à la pigmentation de la peau, elle joue un rôle important, et à côté du blond vénitien nous pouvons citer les nègres, qui, de quelque contrée qu'ils soient originaires, des Antilles ou de l'Afrique, contractent fréquemment la tuberculose, surtout lorsqu'ils sont expatriés. Il est vrai qu'on peut faire intervenir dans ce cas le changement de climat et les modifications apportées dans leur manière de vivre, les exposant souvent à des affections thoraciques sur lesquelles viennent se greffer les bacilles.

Parmi les conditions inhérentes au terrain, une des plus importantes est celle de l'âge, non pas qu'une époque quelconque de la vie en soit exempte ; mais il existe cependant des différences notables et des caractères variables, quant à sa fréquence aux diverses phases de la vie. C'est là une vérité connue de toute antiquité et signalée déjà par Hippocrate et ses successeurs, sans qu'il se soit jamais élevé de contestation à ce sujet. Ici nous nous heurtons à une difficulté que nous retrouverons désormais dans toute cette étiologie, chaque fois qu'il s'agira de distinguer ce qui a rapport au développement de la tuberculose en général, de ce qui concerne la phtisie pulmonaire en particulier.

Les opinions des divers auteurs sont à peu près concordantes en ce qui concerne la période de prédilection de la tuberculose. Pour Hippocrate, elle s'étend de dix-huit à trente-cinq ans, pour Laënnec de dix-huit à trente ans; pour Lebert, c'est de seize à quarante ans qu'on la rencontre le plus souvent. Marc d'Espine la fixe de quinze à quarante ans ; c'est l'opinion que professait aussi Bricheteau, s'appuyant sur une statistique de mille sept cent quatre-vingt-un faits observés à Necker. Tels sont les chiffres pris dans leur brutalité. Mais il vaut mieux les interpréter en tenant compte du nombre des vivants, comme l'a fait Würtzburg qui calcula le nombre des décès par rapport à des groupes de dix mille individus. Remarquez bien qu'ici, il s'agit de mortalité et non pas du nombre de cas en évolution. C'est dans la vieillesse que la léthalité atteint le chiffre le plus élevé, soit d'après le tableau de Würtzburg :

de 60 à 70 ans = 93,18 pour 10 000
de 50 à 60 ans = 67,94 — —
de 70 à 80 ans = 61,72 — —

et les chiffres s'abaissent ensuite notablement dans la première moitié de la vie puisque nous trouvons :

de 30 à 40 ans = 41,12 pour 10 000
de 25 à 30 ans = 36,73 — —

soit presque le tiers.

C'est là un fait parfaitement exact et si vous rappelez vos souvenirs, vous vous apercevrez qu'un grand nombre d'individus âgés meurent tuberculeux.

La statistique de Sommerbrodt concernant les invalides de Berlin, donne une mortalité de 44 pour cent due aux manifestations tuberculeuses.

Ici ne pouvons-nous pas nous demander s'il n'y a pas lieu d'incriminer une installation vicieuse et la vie en commun facilitant la dissémination du bacille chez des individus affaiblis par l'âge et par les maladies? Il faut tenir compte des différences notables s'élevant jusqu'à plusieurs années, qui résultent de l'origine de la tuberculose héréditaire ou acquise.

La tuberculose héréditaire sévit sur les individus moins âgés, sauf les cas où il s'agit du réveil de lésions anciennes, tandis que la phtisie acquise et due à la contagion se manifeste généralement à un âge plus avancé.

Mais la question vaut la peine que nous entrions dans quelques détails.

D'abord, dans la première enfance nous retrouvons la

tuberculose et non seulement sous forme de lésions pulmonaires mais encore sous d'autres aspects et particulièrement la méningite tuberculeuse, comme vous pouvez le voir dans la thèse de Bosselut qui rapporte cent vingt-quatre cas de méningite tuberculeuse au-dessous de deux ans. Trousseau, du service duquel dépendait la crèche de Necker, avait été également frappé de la fréquence de la phtisie à cet âge.

Gerhardt, dans des leçons publiées par Fränkel, cite le chiffre donné par Neureuter qui, ayant observé deux cent dix cas de tuberculose infantile, en a rencontré dix-huit chez des sujets âgés de moins d'un an.

Landouzy et Queyrat et moi-même arrivons à des conclusions identiques. Non contents des faits de tuberculose avérée, granulie, phtisie chronique, méningite, etc., Landouzy et Queyrat, se sont attachés à démontrer la nature tuberculeuse des broncho-pneumonies succédant à la coqueluche ou à la rougeole. Indépendamment des cas où ils ont pu constater le bacille dans les affections de cet ordre, ils ont supposé, qu'en l'absence même de ce microbe, on pouvait admettre la nature tuberculeuse de ces lésions. C'est aller certainement trop loin. Il est vrai que le bacille peut se développer plus tard, concurremment avec un autre microorganisme, réalisant ainsi un fait de microbisme mixte.

Dans la seconde enfance, toutes les formes se rencontrent également sans différences notables avec ce que nous venons de voir. Il n'existe de particularités que pour les tuberculoses ganglionnaires, osseuses, ou frappant les articulations, surtout celle de la hanche, comme l'ont bien démontré les travaux du professeur Lannelongue. De plus, ici encore, nous retrouvons la granulie, la méningite, la phtisie chronique ou à forme broncho-pneumonique.

Sa fréquence augmente dans l'adolescence avec quelques modifications dans les formes. La forme chronique est encore rare. Ce que vous rencontrerez surtout, c'est la broncho-pneumonie rapide, la phtisie galopante. Le travail de développement qui se produit à cet âge diminue la résistance de l'individu et favorise l'évolution des maladies consomptives. Aussi, en pratique, lorsque vous verrez les premières atteintes de la tuberculose apparaître chez un adolescent vous aurez à redouter une marche rapide.

A l'âge adulte, toutes les formes se retrouvent, s'attaquant soit aux poumons, soit aux organes génito-urinaires soit au système osseux, soit aux séreuses. Ce qui prédomine cependant, c'est la phtisie pulmonaire chronique dont la lenteur est en rapport avec l'origine acquise de l'affection.

Quant à la vieillesse, elle est sujette aux mêmes formes, avec une fréquence un peu plus grande des manifestations à marche rapide. Il semble en effet que bon nombre de ces cas soient dus au réveil d'un foyer bacillaire ancien, d'une lésion peu importante du poumon ou des os n'ayant fait que peu ou pas de progrès et qui éclate tout à coup. Ce sont là des faits bien décrits en 1862 dans la thèse de Moureton.

Mais au point de vue étiologique, il n'est pas moins important de tenir compte du siège que de la forme de la lésion. On a pu noter que la localisation affectait certains rapports avec l'intensité du travail accompli par l'organe ou avec son développement. Telle est, par exemple, la fréquence des accidents osseux chez les enfants où ce système est en pleine évolution, et ceux qu'on observe du côté des organes génitaux au moment de la puberté. C'est là un point qu'il ne faudrait cependant pas exagérer; j'ai fait remarquer moi-même, dans ma thèse d'agrégation, la fréquence relative des lésions pulmonaires au moment de l'établissement de la menstruation, bien qu'alors en réalité le travail d'échange pulmonaire soit moins considérable. Il faut donc apporter une certaine réserve dans les conclusions à tirer du fonctionnement des organes ; cette explication physiologique mérite quelques réserves.

L'influence du sexe a été diversement interprétée par les auteurs. Tandis qu'autrefois on admettait généralement la plus grande fréquence de la tuberculose chez la femme, que seul Clark avait cru devoir nier, plus récemment les statistiques ont conduit à des conclusions contraires.

Bricheteau, dans la statistique de Necker, notait mille quatre-vingt-onze femmes contre sept cent cinq hommes, soit le tiers environ.

La statistique de la ville de Paris pour 1833 donne mille quatre cent quarante-huit femmes contre mille cent cinquante-huit hommes. Les chiffres de Lombard présentent un écart encore plus considérable, soit cinq mille cinq cent quatre-vingt-neuf femmes contre trois mille cent soixante hommes.

Je vous citerai encore la statistique considérable de Füller, dans son livre sur les maladies du poumon, publié en 1867, et où nous trouvons vingt-huit mille deux cent trente-quatre femmes pour vingt-cinq mille deux cent quatre-vingt-trois hommes. Des statistiques américaines récentes concordent avec celles que nous venons de reproduire.

L'âge lui-même ne semble pas apporter de modification à cette règle, car Barrier a relevé le chiffre de cinq cent soixante-sept filles pour trois cent soixante-deux garçons, et Füller dans sa statistique précédemment citée, celui de trois mille trois cent trente-cinq filles contre trois mille quatre cent vingt-deux garçons. Enfin Archambault a observé deux cent douze tuberculoses méningées chez les filles et deux cent deux seulement chez les garçons. Il semble donc d'après ces résultats qu'il existe une différence en faveur des filles.

Mais aux chiffres énoncés par les auteurs précédents nous avons maintenant à opposer la statistique contraire de Würztburg calculant toujours proportionnellement que, sur dix mille individus vivants, il mourait de tuberculose vingt-huit femmes et trente-cinq hommes. — Grancher et Hutinel ont repris les statistiques de la ville de Paris de 1872 à 1885 et ont trouvé cinquante-quatre mille quatre décès pour les femmes et soixante-dix mille quatre cent quatre-vingt-cinq pour les hommes.

Comment comprendre ce renversement des proportions, et comment expliquer la prédominance actuelle de la mortalité chez l'homme? Nous trouverons très facilement cette explication dans les conditions de développement de l'industrie devenues tout autres dans la capitale depuis 1833. En effet tandis qu'à cette époque les fabriques et les ateliers occupaient un nombre moins considérable d'ouvriers, la population masculine des travailleurs a augmenté dans les mêmes mesures, et seule une statistique fondée sur le tant pour cent donnerait des résultats exacts.

Je vous ai dit plus haut un mot seulement de la part nocive attribuée aux fonctions génitales chez la femme. Sous ce titre, c'est surtout la grossesse que l'on a toujours eue en vue. Füller dans la partie de sa statistique concernant des individus de quinze à vingt ans, âge où les fonctions menstruelles sont établies et où commencent à se faire sentir les fonctions génésiques, trouve trois mille deux cent quatre-vingt-douze cas de tuberculose chez la femme contre deux mille deux cent quatre-vingt-quatorze chez l'homme, soit une différence de près d'un tiers. Ici encore, bien qu'en attribuant une influence à la grossesse, les opinions n'ont pas toujours été d'accord sur le sens dans lequel se produisait son action.

C'était en effet un préjugé des plus répandus que la grossesse modifiait avantageusement l'évolution de la tuberculose. Mais là comme ailleurs la croyance vulgaire avait pris sa source dans une opinion médicale. Cullen, Bordeu, Dugés, Baumès avaient défendu cette théorie dont firent justice des observations plus nombreuses et plus suivies, dues à Louis, à Végla, à Grisolle, à Gueneau de Mussy, à Stoltz et confirmées par les thèses d'Hervieux, de Bahuaud (1863), de Carème (1866), de Souniez (1868). C'est une règle qui souffre quelques exceptions, et quelques femmes, chez lesquelles la grossesse active la nutrition, ont une santé meilleure pendant la gestation et voient leur appétit augmenter et leurs forces se relever. Mais en réalité, la grossesse est évidemment une cause de dépense de forces, très souvent de troubles digestifs et toujours d'une consommation plus grande de principes nutritifs et de sels, les phosphates en première ligne, toutes causes propres à créer un terrain de moindre résistance. C'est en effet souvent dans ces conditions, que vous verrez apparaître les premiers symptômes révélateurs d'une infection tuberculeuse, soit une première hémoptysie, soit le début d'accidents bronchitiques tenaces. Et lors même que la période de gestation aura provoqué un mieux relatif, il est à craindre que l'accouchement ne soit suivi d'une recrudescence des accidents. J'en ai moi-même observé plusieurs faits; c'est un cap dangereux à franchir et c'est le moment de rappeler l'opinion de Gubler au sujet de la contagion de la mère par un fœtus engendré par un père tuberculeux.

Je serai d'autant plus bref sur la lactation qu'elle n'est, au point de vue de ses influences nocives, que la continuation de la grossesse, une cause analogue de déperdition et d'affaiblissement et que si parfois les nourrices en éprouvent quelque bénéfice, ce n'est encore qu'une exception, et en pathologie plus qu'ailleurs l'exception confirme la règle. Mais cette influence favorable dans quelques cas ne s'exerce que si la lactation ne dure pas trop longtemps. C'est le cas des vaches laitières dont on prolonge artificiellement la sécrétion lactée.

Nous arrivons maintenant aux conditions acquises et dépendantes du genre de vie et d'alimentation.

Tout ce qui peut diminuer la nutrition, tout ce qui peut amoindrir les échanges organiques, est une cause phtisiogène au premier chef. C'est ainsi que l'inactivité absolue semble entraîner une prédisposition marquée à contracter la tuberculose. Je sais bien que la plupart des faits de cet ordre ont trait à des couvents ou à des harems et que la vie en commun et la contagion peuvent être invoquées. Cependant, même vivant isolés, les individus ordinairement sédentaires, présentent le plus souvent un état général mauvais, et un ralentissement de la nutrition. Les fatigues exagérées, une alimentation insuffisante amenant une véritable déchéance organique, ne constituent pas des conditions meilleures. Quelles qu'elles soient, toutes ces causes conduisent l'individu à un état d'amoindrissement, d'affaiblissement constitutionnel bien caractérisé par l'expression de misère physiologique. L'exiguité des habitations mal aérées, avec un cubage d'air insuffisant et vicié, enfin certaines professions n'exercent pas une action moins nuisible. Aussi la fréquence de la tuberculose dans les villes ne nous étonnera pas et nous voyons cette opinion confirmée par la statistique prussienne accusant une proportion de 36,8 cas de tuberculose pour dix mille habitants des villes et seulement de 29 à la campagne.

QUATORZIÈME LEÇON

Sommaire. — Influence des professions. — Misère physiologique. — Conditions climatologiques. — Maladies antérieures ou concomitantes. — *Phtisis ab hemoptoe* (Morton). — Fièvres éruptives. — Dothiénenterie. — Chlorose. — Arthritisme. — Scrofule. — Intoxications chroniques. — Saturnisme, alcoolisme, impaludisme. — Le rôle bienfaisant qu'on leur a attribué.

L'étude de l'étiologie de la tuberculose acquise nous a montré l'influence considérable du genre de vie et nous fait voir que l'inactivité, de-même que les fatigues musculaires excessives, aboutissait au même résultat, en déterminant la déchéance de l'organisme. Nous avons constaté également l'action néfaste des grandes agglomérations humaines et surtout de certaines habitations où circule insuffisamment un air vicié par l'encombrement. Il ne saurait en être autrement, quand dans une même pièce de grandeur insuffisante, n'ayant qu'une porte pour toute ouverture par exemple, couchent côte à côte, dix ou douze individus. Il est évident que, dans de semblables conditions, non seulement l'air est confiné, mais encore que tout concourt à faciliter la transmission des bacilles. Diverses professions méritent également notre attention au point de vue de l'étiologie de la tuberculose ; mais leur action prête à des considérations complexes. Il en est qui n'agissent qu'en favorisant la contagion ; ce sont toutes celles qui s'exercent dans des locaux trop encombrés, dans des ateliers mal aérés. D'autres ont une action plus directe par les fatigues qu'elles entraînent, les efforts qu'elles exigent et la dépense exagérée de forces musculaires qui en résulte. Ajoutez à cela que ces ouvriers sont souvent soumis en même temps à une température élevée ou saturée d'humidité ou à l'action de substances délétères.

Lorsque nous étudierons la phtisie pulmonaire chronique, j'insisterai sur les professions qui déterminent plus spécialement une fatigue de l'appareil respiratoire et sur celles qui produisent une irritation locale, un appel inflammatoire, par l'introduction de substances étrangères dans les alvéoles pulmonaires, en un mot les professions à poussières. Nous verrons qu'elles agissent par un mécanisme différent.

Ce sont là toutes causes aboutissant par des voies diverses à l'état que Bouchardat avait si heureusement appelé la misère physiologique. Par suite de cet amoindrissement de l'organisme, de cette déchéance constitutionnelle, la résistance de l'individu est diminuée et le microbe trouve toutes facilités pour y pénétrer et se développer. Les fatigues, les excès de toutes sortes, vénériens ou autres, le surmenage, les déceptions et les chagrins moraux, sont autant de motifs qui par les troubles digestifs, par la dépression de l'organisme tout entier, atteignent le même résultat. Il en est de même de l'alimentation vicieuse, et nous devons comprendre sous ce titre non seulement la privation de nourriture due à la misère, mais encore l'inanition plus ou moins complète résultant d'un obstacle mécanique s'opposant à l'introduction des matières alimentaires. Le professeur Peter a fait bien ressortir la coïncidence fréquente de la tuberculose et du rétrécissement de l'œsophage. Peut-être s'y joint-il aussi, au niveau de la sténose, une altération de la muqueuse, constituant une porte d'entrée pour les microbes.

Ce qui montre bien l'influence de ces diverses causes, c'est le nombre de décès si disproportionné entre les différentes classes de la société. Ainsi, sur mille décès, Marc d'Espine en trouve soixante-trois par phtisie pour la classe aisée et deux cent trente-deux pour les pauvres.

J'ai peu de chose à dire de l'influence des climats. On a recherché quelle était l'action de la température, de l'état hygrométrique et de l'altitude. Moi-même en écrivant ma thèse d'agrégation, j'ai recueilli le plus grand nombre de documents possible, espérant en déduire un résultat pratique, et je suis arrivé à conclure que tous les climats, glacés, torrides ou tempérés, étaient égaux devant la phtisie. C'est surtout à l'altitude, qu'on a voulu donner une importance considérable, prétendant que le séjour sur les montagnes pouvait empêcher l'éclosion de la tuberculose ou en arrêter le développement. Les résultats des observations recueillies sur les hauts plateaux du Mexique, de l'Himalaya, de la

Suisse, repris et résumés par le Pr Jaccoud, ne sont pas de nature à entraîner une conviction absolue sur l'action bienfaisante du séjour à de grandes altitudes. Il en est de cela, comme des climats. Et d'ailleurs nous reviendrons sur ce sujet en indiquant le traitement de la phtisie pulmonaire.

Laënnec avait attribué aux émanations de l'atmosphère marine une vertu toute particulière. Il la considérait comme capable d'entraver le développement de la tuberculose. S'il est vrai que l'air de la mer semble apporter une amélioration dans l'état des phtisiques, c'est sans doute en raison des propriétés excitantes qu'il possède et de la stimulation des fonctions nutritives. D'ailleurs, nous ne possédons aucune statistique exacte sur ce sujet.

Nous arrivons maintenant à une série de causes des plus importantes, je veux parler des causes pathologiques et de l'influence nocive que peuvent entraîner certaines maladies, qu'elles précèdent ou qu'elles accompagnent le développement de la phtisie. Elles peuvent intervenir de deux manières, soit que par l'affaiblissement et la déchéance organique qui en résulte elles préparent le terrain, soit que du fait de leur évolution résulte la destruction de la barrière qui s'opposait à l'invasion des bacilles et protégeait l'organisme contre leurs atteintes. Cette dernière influence appartient surtout aux maladies inflammatoires localisées à l'arbre respiratoire : bronchite, broncho-pneumonie simple, ainsi que l'a montré mon maître Roger, pneumonie enfin dont nous réserverons l'interprétation, toutes maladies auxquelles peut succéder la tuberculose, à un intervalle plus ou moins éloigné. Différentes explications ont été proposées au sujet du mode d'action de ces diverses affections.

Pour Broussais rien de plus simple, le tubercule n'étant que le reliquat d'un état phlegmasique. Mais on s'est demandé si ces bronchites, ces broncho-pneumonies étaient simplement inflammatoires et ouvraient la porte à l'infection, ou si au contraire, elles n'étaient pas la première manifestation de ce que les anciens appelaient la diathèse tuberculeuse. Des recherches ont été faites dans ce sens, surtout au sujet de la pleurésie: par Poulet et Vaillard, Landouzy et Hippolyte Martin, cherchant à déterminer si l'affection pleurale était la cause déterminante ou le premier symptôme de la bacillose qui allait évoluer. C'est dans ce but que pratiquant la thoracentèse, ils recherchèrent soit par l'examen direct, soit par la méthode des inoculations, si le liquide extrait par l'aspirateur contenait des bacilles. Les résultats furent d'accord avec les données de la clinique, et les auteurs conclurent à la nature tuberculeuse des épanchements pleuraux. Il faut en effet vous défier d'un certain nombre de ces pleurésies, surtout lorsqu'elles se développent lentement et revêtent une allure insidieuse, sans cependant généraliser autant, et nier la possibilité de pleurésies non spécifiques.

La même observation peut s'appliquer à certaines bronchites, caractérisées par une petite toux sèche et persistante, à certaines orchites, à quelques arthrites, qui, suivies de tuberculose, n'en sont probablement que les premières manifestations.

Il me faut insister davantage sur un symptôme, qui pour quelques auteurs peut contribuer puissamment à l'éclosion de la tuberculose; c'est l'hémoptysie et cette forme de tuberculose a été désignée par Morton sous le nom de *phtisis ab hemoptoë*. Un homme, sain en apparence, est pris tout à coup et sans causes connues d'un crachement de sang plus ou moins abondant; puis il semble se rétablir au bout de quelque temps et c'est plus tard que les symptômes de la phtisie pulmonaire apparaîtront.

Cette variété de tuberculose a été tour à tour admise et rejetée. Tombée dans l'oubli, cette opinion a eu dernièrement un regain de faveur avec Niemeyer, Waldenburg et quelques auteurs. Ils admettaient qu'une partie du sang s'accumulait dans les alvéoles, constituant une cause locale d'irritation, une épine qui devenait le point de départ d'accidents bacillaires. Mais cette assertion fut vigoureusement battue en brèche. En effet, on peut lui opposer un certain nombre d'arguments décisifs : d'abord, il est inexact que le sang reste en permanence dans les alvéoles; en réalité il y est résorbé, lorsqu'il n'a pas été évacué par l'expectoration. De plus, dans des cas d'hémorragies pulmonaires, même plus abondantes, s'accompagnant d'infarctus consécutifs à une embolie de cause cardiaque, lors même que le sang n'a pas été complètement expulsé avec les crachats, jamais personne n'a constaté le développement de granulations à ce niveau. Enfin, depuis la découverte du bacille, le professeur Sée a achevé de ruiner cette théorie en démontrant la présence de ce microorganisme dans le sang de la première hémoptysie d'un individu qui jusqu'alors n'avait présenté aucun phénomène suspect. Si donc toutes les hémoptysies ne sont pas tuberculeuses, ce n'en est pas moins un argument péremptoire contre la phtisie *ab hemoptoë*.

L'infarctus hémoptoïque m'a déjà amené à vous parler des affections cardiaques qu'on ne peut pas considérer davantage comme une cause déterminante de phtisie. Il faut faire cependant une restriction pour le rétrécissement de l'artère pulmonaire, qui, ainsi que l'a montré Constantin Paul, donne souvent lieu à l'apparition de la tuberculose à forme infiltrée et rapidement caséeuse. On a fait la même remarque à propos d'une autre affection du système vasculaire : l'anévrisme de la crosse de l'aorte, mais ici le mécanisme est discutable et je n'y insisterai pas maintenant.

Il me reste à vous faire connaître le rôle d'un certain nombre de maladies aiguës, pyrétiques, infectieuses, dont l'influence est indiscutable.

Quand elles s'accompagnent de déterminations sur les bronches ou l'appareil pulmonaire proprement dit, l'étiologie présente dans ces cas un point tout particulier, la maladie n'agit pas seulement sur la nutrition, sur la crase sanguine, la constitution des humeurs ; elle se fait sentir spécialement encore sur l'épithélium pulmonaire, barrière faible il est vrai, mais douée d'une résistance suffisante à l'état normal. Et ce fait est si vrai que, parmi ces pyrexies, celles qui s'accompagnent de déterminations bronchiques sont seules susceptibles d'être suivies de tuberculose, telle la bronchite épidémique ou grippe, la coqueluche que Willis avait eu raison de qualifier de *vestibulum tabis*. Et cette prédisposition est d'autant plus marquée, que la coqueluche aura été plus prolongée et les manifestations pulmonaires plus nombreuses et plus intenses. Non pas que toutes les broncho-pneumonies consécutives à la coqueluche soient bacillaires ; vous pourrez voir en effet dans certaines coqueluches un élément catarrhal très développé sans inflammation pulmonaire, et d'autres, au contraire, où l'inflammation s'étendra aux petites bronches et gagnera les alvéoles, déterminant une broncho-pneumonie, simple par ses symptômes, ses lésions anatomiques et l'absence de bacilles.

De même pour la rougeole. Mais une remarque se place ici, aussi bien pour l'une que pour l'autre de ces affections : ce n'est pas dans la clientèle de la ville que vous verrez apparaître la tuberculose dans ces conditions, sauf exceptionnellement chez des enfants prédisposés par l'hérédité, ou si vous le voulez contagionnés, mais bien chez les enfants que vous rencontrez dans les hôpitaux. Grisolle avait fait déjà remarquer la rareté de la tuberculose consécutive à la rougeole dans les collèges, où la population enfantine appartient à une classe jouissant de meilleures conditions hygiéniques et, par conséquent, moins exposée à la contagion.

A la suite de ces pyrexies à manifestations pulmonaires dont le rôle est indiscutable, je placerai la scarlatine qui est si rarement suivie de tuberculose qu'on a voulu voir un antagonisme entre ces deux affections. C'est une erreur, et cette immunité n'est due qu'à l'absence de manifestations pulmonaires. J'en dirai volontiers autant de la variole. Cependant M. Landouzy, dans ces dernières années, a prétendu que les varioleux devenaient facilement phtisiques, mais à longue échéance : manière de voir que je ne partage pas ; j'ai actuellement encore dans mon service une femme couverte de cicatrices varioliques et dont les poumons sont absolument indemnes.

On a voulu voir également une exclusion réciproque de la tuberculose et de la fièvre typhoïde. Il est vrai de dire que cette dernière affection se développe rarement chez les phtisiques, et que généralement l'autopsie d'individus ayant succombé à la dothiénenterie ne révèle aucune altération tuberculeuse. Mais il y a loin de là à dire que la tuberculose ne se développe jamais plus tard chez d'anciens typhiques. Moi-même j'ai eu occasion de faire l'autopsie d'un individu qui, douze mois après une fièvre continue, succomba à une tuberculose rapide et présentait, en même temps que des lésions pulmonaires, des cicatrices indiscutables au niveau des plaques de Peyer, sans aucune altération tuberculeuse de l'intestin.

Quant à la chlorose, et je vous parle des vrais chlorotiques et non des anémiques, les opinions sont partagées. Ici encore on a voulu démontrer un antagonisme que je repousse hautement. Nombre de fois j'ai vu des jeunes filles chlorotiques, que j'avais pu suivre pendant des années, dont l'affection s'amendait sous l'influence du traitement pour réapparaître ensuite, finir par présenter les lésions tuberculeuses d'un appareil quelconque. Or aucune n'avait été soumise au régime du lait cru ; l'on ne saurait donc m'opposer l'hypothèse d'une inoculation par les voies digestives.

Pour l'arthritisme encore, goutte ou rhumatisme, on a invoqué l'antagonisme. Je veux bien admettre la rareté des déterminations tuberculeuses chez cette catégorie de malades, mais il n'en est pas moins vrai qu'on les voit parfois affectés de lésions tuberculeuses à tendance fibreuse.

J'en dirai autant de l'asthme, envisagé comme une manifestation goutteuse, et de l'emphysème, fréquent chez les arthritiques, auquel on voit s'allier assez souvent des accidents bacillaires dont la marche seule est modifiée.

Une question encore plus controversée est celle des rapports qui relient la scrofule et la tuberculose, rapports étroits signalés dès longtemps par Morton, par Baillie qui avait insisté sur les grosses masses tuberculeuses consécutives à la scrofule. — Lebert, Bazin et Ferrand surtout, se sont préoccupés de cette question et ont appuyé sur la coïncidence fréquente des caractères particuliers des lésions, remarquables par une évolution lente des ulcérations, des suppurations prolongées et de nombreuses altérations amyloïdes des viscères. Mais j'abrège pour en arriver aux recherches plus récentes basées sur la connaissance des bacilles. Leur présence dans les lésions scrofuleuses est manifeste, ainsi que l'ont démontré les recherches microscopiques et les inoculations de Schuchardt et de Fedor Krause en 1883, de Bouilly et de Debove, confirmant ainsi les travaux de Lannelongue qui, dès 1881, avait émis cette manière de voir; on peut cependant élever quelques objections; si dans les lésions dites scrofuleuses autrefois et maintenant considérées comme tuberculeuses, telles que le lupus, les adénopathies, il existe des bacilles, ceux-ci sont en petit nombre et de dimensions plus exiguës, parfois même il n'en existe qu'un seul dans les cellules géantes comme l'ont vu Koch, Cornil, etc. De plus, les inoculations sont moins faciles et vous vous souvenez que celles d'Arloing ne réussirent que sur le cobaye et échouèrent sur le lapin. En réalité, la clinique démontre l'étroite parenté de tous ces accidents morbides et c'est ainsi qu'un père tuberculeux donne naissance à un fils scrofuleux qui devient lui-même phtisique. Autrefois, avant la découverte du bacille et alors qu'on ne s'occupait pas du terrain, j'expliquai cette relation par une question d'état général pour lequel j'avais même ressuscité le mot de cacochymie. Kanzler conteste la nature tuberculeuse de la scrofule et poussant plus loin n'y veut voir qu'une affaire de terrain, car pour lui il n'existe pas de bacilles dans les gros ganglions avant leur caséification, ni dans les sécrétions catarrhales de la conjonctive, des fosses nasales, de la muqueuse vaginale. Il nie même leur présence dans l'otite purulente, mais ici il faut se tenir sur ses gardes, car la carie du rocher est toujours de nature tuberculeuse.

Il nous reste à dire quelques mots des intoxications que l'on avait considérées jadis comme antagonistes. En première ligne l'intoxication saturnine. C'était une opinion avancée par Beau, esprit très paradoxal, qui, en tirant des conséquences thérapeutiques, avait soumis à un traitement par le plomb un certain nombre de phtisiques, lesquels d'ailleurs furent loin d'en retirer un bénéfice. Monneret protesta avec raison et démontra d'une manière péremptoire que la tuberculose était fréquente chez les vieux saturnins.

Magnus Hüss attribuait la même influence avantageuse à l'alcoolisme et pensait qu'il pouvait guérir, ou tout au moins arrêter la dyscrasie tuberculeuse. Cette opinion était admise par Pidoux qui prétendait que chez des gens vigoureux et à tempérament sanguin, l'alcoolisme amenait des accidents goutteux, la couperose, qui mettaient le malade à l'abri de la tuberculose. Cette erreur cessa avec Hérard, Cornil, Jaccoud et Lancereaux surtout qui démontra l'influence fâcheuse de l'alcoolisme amenant la déchéance de l'organisme, et provoquant parfois la forme aiguë de la tuberculose. J'ai même vu, alors que j'étais interne de Tardieu à Lariboisière, un cas de ce genre qui m'est resté gravé dans la mémoire. Un malade fortement alcoolique était entré dans le service avec un ventre extrêmement développé qui nous fit croire d'abord à une cirrhose. Mais un examen approfondi nous démontra qu'il s'agissait d'une péritonite tuberculeuse aiguë, d'une véritable granulie, et à l'autopsie nous trouvâmes des lésions tuberculeuses indiscutables, et un épiploon formant une masse énorme appendue au-devant des intestins.

L'impaludisme aussi fut considéré longtemps comme une sauvegarde contre la tuberculose. Cette question paraissait toutefois définitivement élucidée, quand quelques faits nouveaux apportés au Congrès ont tout remis en question. Boudin le premier dans son traité, dans des lettres à l'Académie des sciences, avait cru démontrer la vérité de cette opinion qui parut bientôt confirmée par Nepple, Pacoud, Hudelot père, enfin par Olivier d'Angers. Elle fut bientôt combattue par Michel Lévy, Farget de Strasbourg, Gintrac, etc. et définitivement mise à néant par les statistiques des médecins des plaines de la haute Italie, Corradi à Venise, Sangalli et Tommasi à Pavie, Beri et Gambari à Ferrare et Dubini à Milan, puis par celle de Sneevogt, qui sur trois cent quatre-vingt-un phtisiques compta quatre-vingt-dix-neuf paludiques.

Ces faits paraissaient donc bien établis lorsque de Brun, professeur à Beyrouth, publia l'année dernière une statistique d'où résultait la rareté de la tuberculose là où l'impaludisme fait des ravages considérables. En 1887, sur quatre mille deux cent seize malades soignés au dispensaire, il ne trouva que vingt-quatre phtisiques, soit 1 pour cent soixante-quinze, tandis qu'il observait huit cent vingt-sept paludiques, soit 1 pour cinq.

Dans sa clientèle au contraire composée de gens aisés, sur mille deux cent soixante-huit individus il rencontrait cent vingt-un tuberculeux et trente-neuf paludiques seulement, soit un dixième. Les observations de l'année suivante lui fournirent des résultats identiques. Et ceci nous donne d'autant plus à réfléchir, que ces faits sont complètement d'accord avec ceux constatés au Caire par le docteur Piot. Mais peut-être ici faut-il faire intervenir des conditions spéciales, car le professeur Boussakis d'Athènes observant dans des pays où l'impaludisme est aussi très fréquent n'a rien vu qui pût confirmer cette opinion. Enfin moi-même j'ai constaté chez des phtisiques les atteintes antérieures de l'impaludisme.

De toute cette discussion il résulte qu'au point de vue de l'antagonisme, seul le rôle de l'impaludisme mérite d'être réservé.

QUINZIÈME LEÇON

SOMMAIRE. — Formes aiguës de la tuberculose. — Synonymie de la tuberculose miliaire aiguë. — Distribution des lésions dans la granulie. — Différentes formes de la tuberculose miliaire aiguë. — Prédominance aux âges extrêmes. — Anatomie pathologique. — Foyers primitifs. — Carreau, tuberculoses osseuses anciennes, etc. etc.

Après toutes les considérations précédentes qui peuvent s'appliquer à la tuberculose en général, quelle que soit sa forme, nous allons nous attacher maintenant à décrire les divers aspects que peut revêtir cette affection. Une des plus intéressantes, tant par sa gravité, que par les difficultés qu'elle apporte parfois au diagnostic, est la tuberculose miliaire aiguë. Phtisie granuleuse de Bayle, granulie d'Empis, tuberculose miliaire aiguë, ce sont autant de termes s'appliquant à la même maladie. Ce qui la caractérise surtout, c'est l'extension des lésions à tout l'organisme, une véritable éruption de granulations tuberculeuses s'étendant à tous les organes, parenchymes, séreuses, os, articulations, système nerveux cérébro-spinal, etc., en un mot, ne reconnaissant aucune limite. La rapidité de son évolution ne doit pas la faire confondre avec la tuberculose pulmonaire à marche rapide, ou phtisie galopante, caractérisée par une broncho-pneumonie tuberculeuse, et déterminant à bref délai des lésions profondes. Ce sont deux affections distinctes : l'une s'accompagne d'une multitude de granulations grises, qui dans des cas rares peuvent tout au plus aboutir aux granulations jaunes, sans jamais arriver à produire des ulcérations ; elle se montre infectieuse et microbienne au premier chef, rappelant par sa marche l'évolution des tuberculoses expérimentales déterminées par l'injection des bacilles. L'autre, au contraire, intéresse profondément les tissus, s'accompagne de lésions destructives et détermine rapidement, en quelques semaines, la production de cavernes, parfois même la destruction d'un lobe tout entier.

Cette distinction faite, nous allons nous attacher à l'étude de ces granulations et nous commencerons par en déterminer le siège. Bien qu'elles se rencontrent dans tous les organes, elles peuvent dans certains cas montrer dans l'un d'eux une prédominance marquée, particularité importante à connaître et dont on trouve la réalisation surtout dans le jeune âge. Chez un enfant mort de méningite tuberculeuse, bien qu'on rencontre partout des granulations, elles semblent affecter pour les méninges une prédilection spéciale, et y déterminent des phénomènes inflammatoires, l'exsudat pouvant aller jusqu'à la purulence.

D'autres fois, les granulations demi-transparentes sont plus confluentes dans le poumon. Chez un individu par exemple, porteur depuis longtemps d'une lésion bacillaire limitée et assoupie, se fait une poussée offensive à laquelle il succombe. Chez celui-là aussi des granulations se rencontreront dans les méninges, mais elles seront en quelque sorte accessoires, s'accompagnant d'une réaction nulle ou restreinte ne dépassant jamais la phase congestive. Dans ces cas, tout en ayant sous les yeux une tuberculose miliaire aiguë, vous lui verrez revêtir une forme méningitique, une forme pulmonaire. A côté de ces formes, il en est d'autres où les granulations s'étendent également à tous les organes et sans prédominer en aucun point, ce qui nous permet de distinguer deux grandes classes de tuberculose miliaire généralisée : l'une généralisée d'emblée, l'autre généralisée mais avec prédominance des lésions en un point de l'organisme.

Comment expliquer cette seconde forme ? Peut-être les granulations se sont-elles développées en plus grande abondance au point qui a servi de porte d'entrée au bacille.

Peut-être aussi, bien qu'ayant pénétré par une autre voie, le bacille s'est-il développé d'abord dans un lieu de moindre résistance, devenu le point de départ de la généralisation.

J'ai suffisamment insisté sur l'historique de la tuberculose en général, pour ne pas m'attacher à vous rapporter en détail les différentes phases par lesquelles a passé l'histoire de la granulie. Je vous rappellerai cependant que, méconnue avant Bayle, elle fut décrite par lui pour la première fois sous le nom de phtisie granuleuse ; il reconnaissait ainsi une des formes cliniques les plus importantes de la tuberculose aiguë. Sans insister sur les différentes vicissitudes de cette affection, rattachée par Laënnec à la tuberculose, puis séparée plus tard par Virchow, Reinhardt et Robin, je tiens cependant à vous dire quelques mots à propos d'Empis, qui vit et décrivit merveilleusement toutes ses formes. Il montra qu'elle peut évoluer en plusieurs étapes, méconnaissable dans certains cas, et décrite alors sous le nom de fièvre muqueuse ou de congestion pulmonaire à répétition. Mais Empis, basant son opinion sur des conceptions théoriques, eut le tort de vouloir la rattacher à une inflammation dont la granulation grise n'était pour lui que le résultat. Enfin la découverte de Villemin fit justice de toutes ces hésitations et montra d'une manière décisive, la nature tuberculeuse de la granulie que personne ne conteste aujourd'hui.

Je ne reviendrai sur l'étiologie que pour vous indiquer l'influence de l'âge. Bien que cette affection se rencontre à toutes les périodes de la vie, elle affecte une prédilection pour le jeune âge, pour l'enfance et l'adolescence, ainsi que pour la vieillesse et se montre plus rare chez l'adulte.

En commençant l'étude de l'anatomie pathologique de cette forme de la tuberculose, je veux attirer votre attention sur cette particularité, c'est qu'il existe deux points distincts à considérer : en premier lieu, un foyer primitif servant de point de départ à l'extension des lésions, porte d'entrée du microbe d'où partira la généralisation ; en second lieu, cette généralisation elle-même. Mais ce foyer primitif existe-t-il toujours, et chez un sujet où tous les tissus sont farcis de tubercules, se trouve-t-il un organe où les lésions soient plus avancées, où il y ait, par exemple, des granulations jaunes ramollies? Pour ma part, je n'ai jamais vu manquer cette localisation première, même chez les très jeunes enfants chez lesquels l'hérédité n'était pas douteuse, et chez lesquels on pouvait croire à une généralisation d'emblée.

J'ai une tendance à croire qu'il en est toujours ainsi, qu'il existe toujours un point primitivement atteint, et j'ajoute que ce que je trouve dans les auteurs n'est pas de nature à infirmer mon opinion. Dans les observations contraires, les récits sont un peu brefs et ne donnent pas pour chaque organe des détails assez précis. J'ai donc toujours retrouvé cette lésion initiale soit chez les enfants, soit chez les adultes ou les vieillards et souvent même les commémoratifs avaient suffi pour me révéler le point de départ. D'ailleurs Buhl avait déjà bien mis en lumière l'existence de ce foyer primitif, qu'il qualifiait de foyer caséeux, et dans leur article du *Dictionnaire encyclopédique*, MM. Grancher et Hutinel ont insisté sur sa fréquence, je dirai même sur sa constance. Depuis, tous les auteurs ont confirmé cette donnée.

Si nous recherchons quel est le siège de ce point de départ, nous voyons que la lésion se comporte comme celle que l'inoculation détermine chez les animaux. En effet, si c'est au niveau de la plèvre ou du péritoine qu'a porté l'inoculation, c'est dans ces mêmes organes que se verra le foyer primitif. Si l'expérience a été instituée, de telle sorte que le poumon soit le premier organe atteint, comme on l'observe à la suite de l'inoculation dans l'œil ou dans les veines, c'est au niveau du poumon également que s'observent les lésions les plus avancées, sous forme de pneumonie caséeuse, tandis que tous les autres organes sont envahis par les granulations grises. Tel est le fait de ce cobaye que je vous présente, inoculé par M. Straus dans le péritoine, au moyen de crachats, et qui vient de succomber à une perforation de l'intestin au niveau d'un foyer tuberculeux. Dans tous ces cas il existe d'abord une affection locale, qui, franchissant les ganglions, finit par se généraliser.

Il n'en est pas autrement chez l'homme. En effet si vous ouvrez le cadavre d'un sujet mort de granulie, lors même qu'au premier coup d'œil les lésions sembleraient égales dans les poumons, l'intestin, la plèvre, le péritoine, etc., que tous les organes seraient farcis de tubercules et qu'il semble ne pas exister de point primitif, un examen plus approfondi vous permettra de le découvrir. En sectionnant le poumon par exemple au niveau du hile, vous verrez les ganglions de cette région augmentés de volume et passés à l'état caséeux, accusant des lésions d'un âge plus avancé que les granulations vues au premier abord. Multipliez alors les coupes du poumon et vous finirez par découvrir en un point donné, la trace d'une altération contemporaine de celle des ganglions. Ce sera tantôt un petit foyer caséeux au sommet, tantôt une perte de substance, une cavernule cicatrisée, accusée à l'extérieur par une petite dépression ou une induration du parenchyme déjà signalée par Laënnec.

Dans d'autres cas, la lésion a suivi une marche différente, les tubercules du sommet se sont densifiés, infiltrés de matières calcaires, ils ont pris l'apparence de petits calculs qu'il est facile d'énucléer avec l'ongle et autour desquels s'est fait un dépôt de matière noirâtre. Telles sont les lésions constatées chez l'adulte, mais chez l'enfant ce n'est pas toujours au sommet qu'on rencontre ces stigmates et vous les verrez occuper, soit le lobe moyen, soit même le lobe inférieur. C'est qu'à cet âge la tuberculose se manifeste par une forme spéciale de broncho-pneumonie spécifique, décrite autrefois sous le nom de pneumonie caséeuse non tuberculeuse et dont nous connaissons bien maintenant la nature bacillaire.

J'ai attiré votre attention sur l'importance qu'il y avait à étudier les ganglions bronchiques, c'est qu'il se peut qu'à une inspection sommaire, la lésion primitive du poumon vous échappe, tandis que l'adénopathie sera facile à reconnaître, grâce au volume ou même au ramollissement des ganglions. Et lorsque vous l'aurez constaté, ce premier point vous mettra sur la voie et vous facilitera la recherche de la lésion primitive du poumon.

C'est ce qu'affirmait Parrot en énonçant la loi que je vous ai déjà rapportée.

Mais la lésion initiale ne siège pas forcément dans le poumon et l'on voit d'autres organes recéler les traces d'une lésion tuberculeuse ancienne. Je vous citerai par ordre d'importance, l'appareil osseux, les abcès froids, profonds ou superficiels, ossifluents ou sous-cutanés, véritables tumeurs tuberculeuses dont Lannelongue, avant la découverte du bacille, avait déjà prouvé la nature.

Je vous citerai aussi, chez l'enfant, le *spina ventosa*, cette lésion des phalanges transformant le doigt en une tumeur fusiforme, et qui n'est que de la tuberculose osseuse, cause assez commune de généralisation. Non moins grande est l'importance du mal de Pott, des tumeurs blanches et spécialement de la coxalgie, parfois méconnues pendant longtemps.

Tous ces cas ne sont pas seulement des faits de curiosité scientifique, mais la connaissance d'une semblable affection ayant antérieurement atteint le malade, pourra vous être d'une grande utilité pour établir votre diagnostic.

On pourrait croire que les traumatismes ou les interventions opératoires, survenues ou pratiquées chez des tuberculeux, constituaient une cause des plus actives de généralisation, en ouvrant une voie à la pénétration et à la diffusion des bacilles. Après avoir compulsé les faits cités à l'appui de cette hypothèse, j'ai pu voir que la plupart ne reposaient que sur de simples coïncidences. Il existe d'ailleurs une objection capitale à cette manière de voir, c'est que, dans la plupart des observations, le laps de temps écoulé entre l'accident et l'éclosion des phénomènes de généralisation est beaucoup trop court, et qu'il a manqué le temps nécessaire au développement des granulations.

Sans nier la possibilité de ces faits je ne puis me résoudre à l'admettre dans la majorité des cas.

Il faut noter au même titre les altérations ganglionnaires, soit les adénites cervicales, dont l'action comme point de départ de la généralisation ne se fait sentir que rarement, soit surtout les altérations des ganglions des viscères et surtout des ganglions mésentériques. Cette lésion, désignée sous le nom de *carreau*, n'est en réalité que la conséquence de la tuberculose de l'intestin. J'attire votre attention sur ce que le carreau se rencontre surtout dans la première enfance, à l'âge de l'allaitement et que les auteurs partisans de l'infection par ingestion trouvent là un point d'appui des plus sérieux.

Je passerai rapidement sur la tuberculose des organes génito-urinaires, sur la tuberculose du rein, de la vessie, qui peuvent jouer un rôle actif dans la généralisation; mais ces organes sont pourtant rarement affectés primitivement. Je ne vous parlerai de la laryngite que pour vous dire combien la généralisation de ses lésions est exceptionnelle et qu'elle ne se fait d'ordinaire que par l'intermédiaire du poumon.

Les lésions cutanées, en dehors du cas d'inoculation, en raison de leur rareté, ne méritent guère de nous arrêter davantage. Enfin dans certains cas vous trouverez le point de départ dans les centres nerveux, soit que le cerveau ou le cervelet contiennent de grosses masses caséeuses, soit que plus rarement, les méninges présentent des lésions localisées. J'ajouterai d'ailleurs qu'il est exceptionnel de voir les lésions limitées exclusivement à l'encéphale.

Quels que soient le siège et la forme des lésions premières, il est de la plus haute importance d'examiner complètement les organes.

Vous trouverez là en effet souvent la clef du mécanisme de la généralisation. C'est surtout dans le poumon qu'il sera facile à suivre. Autour du foyer primitif, vous verrez un amas de granulations confluentes, formant une sorte de couronne, marquant l'intermédiaire entre le foyer caséeux initial et les lésions de généralisation, représentées par des granulations plus ou moins isolées de volume variable et d'âge différent. Il vous sera donc impossible de méconnaître le rajeunissement de la lésion ancienne, produit sous l'influence d'une germination nouvelle des bacilles. Dans le poumon, et quelquefois dans le cerveau, cette évolution peut être lente, constituant une période latente, mais si la lésion primitive siège sur les méninges, la situation se complique rapidement de phénomènes inflammatoires graves, la mort survient rapidement et les lésions de tuberculose miliaire aiguë généralisée sont caractérisées par la présence de granulations grises de très petit volume. Parfois, ces lésions évoluent par étapes successives, point d'autant plus important à connaître qu'il a une application clinique.

Il existe en effet des formes assoupies, qui semblent même éteintes pendant de longues années, quelquefois après avoir donné lieu à des accidents menaçants. Malgré cette guérison apparente, vous devrez toujours vous tenir en éveil, car sous l'influence de fatigues, d'imprudences ou d'excès, la maladie peut subir une nouvelle poussée et prendre alors la forme de granulie ou de pneumonie tuberculeuse aiguë. C'est ainsi que vous pourrez voir la tuberculose miliaire aiguë éclater chez un homme qui dans son adolescence avait vu s'amender des lésions évidentes, et cela après un laps de temps considérable. J'ai vu, pour ma part, une granulie évoluer chez un vieillard de soixante-dix ans, qui, quarante ans auparavant, avait été déclaré phtisique par Andral, et qui ne présentait au sommet qu'un souffle révélant une induration du parenchyme pulmonaire. Enfin je vous rappellerai cette femme morte dans mon service et dont je vous ai raconté l'histoire tout au long.

SEIZIÈME LEÇON

SOMMAIRE. — Granulation grise et granulation jaune. — Gros tubercules, tuberculose en grappe. — Prédominance des tubercules autour des vaisseaux. — Leur distribution dans le poumon, la plèvre, le foie, etc.

Voyons maintenant sous quelle apparence se présentent les lésions de la tuberculose généralisée, granulations grises et granulations jaunes. — Les premières, au niveau du poumon, sont peu développées, atteignent la dimension d'un grain de mil, rarement d'un grain de chènevis et seulement lorsqu'elles arrivent à ce volume deviennent opaques vers leur centre, comme Bayle l'a vu le premier. Elles sont demi-transparentes, comparables à du cartilage, denses, résistantes, faciles à énucléer. Leur petit volume fera peut-être qu'à première vue elles vous échapperont, mais avec un tact un peu délicat, il vous suffira de passer la main sur le poumon pour reconnaître leur existence, ou d'examiner cet organe avec une loupe à la lumière oblique. Vous les trouverez surtout avec ces caractères lorsque la lésion prédominante n'existera pas à ce niveau, et vous aurez grande chance de les trouver ainsi chez les enfants quand la tuberculose aura pris ailleurs son point de départ. Elles se développent sans lésions circonvoisines, sans déterminer de réaction. Le tissu ambiant est pâle, les capillaires sont vides, il n'existe aucune trace de congestion, constatation d'autant plus importante qu'on admettait autrefois une hyperémie nécessaire pour le développement du tubercule et qu'il en résulte une application clinique.

Jamais, en effet, les granulations tant qu'elles resteront grises et demi-transparentes, ne donneront lieu au moindre signe stéthoscopique. Aussi l'absence de tout bruit anormal ne devra-t-elle pas vous suffire pour affirmer l'intégrité du poumon. Il n'en sera plus de même quand le ramollissement commencera à s'emparer des granulations, mais alors la congestion sera un phénomène secondaire et non pas initial.

S'il est vrai qu'en général, les granulations grises présentent un volume des plus exigus, il vous arrivera cependant d'en rencontrer, qui bien que demi-transparentes, ont des dimensions plus considérables et atteignent la grosseur d'un grain de chènevis. Arrivées à ce point de développement elles sont néanmoins, dans la majorité des cas, à l'état de granulations jaunes. Elles se montrent comme de petits grains arrondis ou irréguliers à leur périphérie, mais tendant toujours à se rapprocher de la forme sphérique ou ovalaire ; tantôt elles existent dans les deux poumons et au même degré de développement. C'est le cas surtout quand la localisation primitive s'est faite dans les intestins ou dans quelque autre point de l'économie avant d'envahir les poumons. Lorsqu'au contraire la tuberculose miliaire aiguë succède au réveil d'une lésion pulmonaire ancienne, bien qu'elle se généralise, l'un des lobes pulmonaires, siège de la lésion primitive, montre une prédominance marquée des altérations.

La coloration des granulations tuberculeuses proprement dites est jaunâtre ou jaune verdâtre. C'est au centre d'abord et surtout qu'on rencontre cette coloration, point important bien décrit par Bayle, puis par Laënnec, contesté par les auteurs suivants et démontré avec évidence par les autopsies des animaux inoculés. Arrivée à ce point de son évolution, la granulation jaune acquiert normalement le volume d'un grain de chènevis, parfois même davantage et constitue de petites masses irrégulières de dimensions supérieures. Mais ici, nous nous rapprochons de la description des lésions de tuberculose à forme broncho-pneumonique, et nous touchons à la tuberculose pulmonaire rapide.

Vous voyez ainsi que les cadres tracés par les auteurs ne sont pas toujours aussi nettement tranchés dans la réalité et il est de la plus haute importance de connaître ces formes intermédiaires.

C'est ainsi qu'assez souvent sur une phtisie chronique vient se greffer une poussée aiguë de granulations miliaires, changeant tout à coup la symptomatologie et le pronostic de l'affection ; c'est ainsi que certains malades, dont la lésion pulmonaire remontait à de longues années et marchait lentement et insidieusement, sont emportés en quelques semaines par une généralisation à tous les organes.

Parfois, l'aspect des granulations est modifié par leur confluence, et, quoique distinctes au premier abord, le volume considérable de certaines d'entre elles pouvant aller jusqu'à la formation de gros tubercules, comme dans certains cas de tubercules cérébraux, s'explique par la réunion d'un certain nombre de granulations plus petites. Quelquefois, de ces agglomérations, résulte une disposition spéciale, rappelant la forme d'une grappe d'où le nom de tuberculose miliaire en grappe qui lui a été donné ; ce n'est pas là la règle dans la granulie vraie, et ces granulations agminées sont plutôt le propre des cas de généralisation secondaire. A la coupe, on constate une diminution de la consistance de leur centre, une cohésion moindre et presque une désagrégation résultant du début de la caséification.

Nous avons vu que le poumon, quand il n'existait que des granulations grises, secondaires par exemple à une méningite tuberculeuse, présentait un état d'anémie très prononcé. Il n'en est plus de même ici, où les granulations tuberculeuses déterminent des troubles assez marqués dans le parenchyme pulmonaire. En effet, les capillaires sont volumineux et distendus, gorgés d'hématies et donnent au poumon une coloration rougeâtre et même violacée sur laquelle tranchent nettement les tubercules. Un fragment de ce parenchyme pris en un point dépourvu de tubercules et plongé dans l'eau surnage à peine ou quelquefois même tombe au fond du vase. C'est qu'il y a eu là une congestion intense, d'autant plus importante à connaître qu'elle peut entraîner une évolution différente dans la marche de la tuberculose. Quelquefois il existe de l'œdème et à la coupe s'échappe en ruisselant un liquide non pas franchement sanglant mais séro-sanguinolent et spumeux. D'autres fois le parenchyme pulmonaire est affaissé, et revenu à l'état fœtal en vertu de cette atélectasie du poumon que vous connaissez bien.

Quant aux bronches, dans cette forme de tuberculose miliaire aiguë, elles sont parfois indemnes, offrant au plus une coloration rougeâtre due à l'injection de leur réseau vasculaire. D'autres fois les sécrétions sont augmentées, et l'on trouve dans leur lumière un liquide séro-muqueux, et purulent dans le cas où la tuberculose aiguë est secondaire à une phtisie chronique.

Les vaisseaux lymphatiques dont nous verrons le rôle important dans la phtisie chronique présentent dans la granulie des lésions de moindre importance. Mais il en est tout autrement des ganglions, surtout lorsqu'on se trouve en présence d'une forme généralisée secondairement. Lorsqu'il existe une lésion ancienne du poumon, on trouve au niveau du hile des ganglions augmentés de volume, ramollis et infiltrés de matière tuberculeuse, dont l'altération remonte à l'apparition des premières lésions. Si au contraire ce n'est pas au niveau du poumon que siège l'altération première, les ganglions ne sont pas caséeux, mais portent quand même la trace de l'infection sous forme de granulations grises disséminées et tranchant sur la teinte noire du parenchyme.

En décrivant la structure des granulations tuberculeuses, j'insisterai sur leur siège, mais dès maintenant je dois vous indiquer les points où elles se développent de préférence. C'est spécialement autour des vaisseaux artériels pulmonaires et des bronches que vous les rencontrerez, sous forme de granulations grises ou jaunes, parfois aussi dans les alvéoles, surtout à la périphérie des lobules ou plus rarement dans les scissures interlobulaires. Mais ce qui ne fait jamais défaut, ce que vous pourrez constater dans toute autopsie de granulie, c'est la présence de granulations tuberculeuses soit immédiatement sous la plèvre, soit dans l'épaisseur de cette séreuse. Dans nombre de cas cependant, un examen consciencieux sera nécessaire et vous ne les découvrirez quelquefois qu'au moyen de la loupe et d'un éclairage oblique, surtout quand il s'agira de granulations grises. Dans certains cas, au niveau d'une scissure interlobaire, vous verrez des granulations se répandant exactement sur chacun des lobes, traces évidentes d'une inoculation à travers le feuillet pleural.

D'autres fois, les mêmes phénomènes se seront produits entre la plèvre viscérale et la plèvre pariétale, point sur lequel a insisté Lépine. Il découle de là une conséquence clinique de la plus haute importance. En effet tout en se propageant ainsi du feuillet viscéral au feuillet pariétal, la lésion provoque des réactions inflammatoires aboutissant à de la pleurésie et déterminant l'adhérence des deux feuillets. Ces adhérences sont molles et, quand elles sont celluleuses, elles sont néanmoins faciles à déchirer. Quelquefois même du côté de la surface viscérale on rencontre un exsudat fibrineux; le doigt décolle des fausses membranes en général peu abondantes; plus rarement il se produit une véritable pleurésie avec épanchement séreux que vous pourrez voir parfois assez considérable, et la purulence n'apparaîtra que si la granulie est secondaire à une lésion tuberculeuse du poumon.

Jusqu'ici nous ne nous sommes occupés de rechercher les altérations tuberculeuses que sur l'appareil respiratoire et ses annexes. Or, ce n'est pas là seulement que nous avons à étudier les manifestations de la granulie. On rencontre de petits tubercules au niveau du cœur, mais c'est surtout son enveloppe extérieure, le péricarde, qui en est le siège. Le professeur Jaccoud a insisté sur la péricardite des individus atteints de granulie, péricardite généralement sourde mais pouvant dans quelques cas se révéler par des symptômes perceptibles et modifier l'allure de la maladie. Depuis Jaccoud, nombre d'auteurs ont vérifié son existence et j'ai pu moi-même en observer quelques cas. — Exceptionnellement leur présence a été signalée en plein myocarde; on en a même vu faisant saillie dans les cavités du cœur et soulevant l'endocarde; véritable trouvaille anatomique dont M. Letulle a pu cependant, en 1874, montrer un exemple provenant de mon service.

C'est surtout dans les viscères abdominaux que nous trouverons des traces nombreuses de tuberculose miliaire aiguë, et, parmi les organes atteints constamment, la rate se place en première ligne. C'est là un point dont la connaissance est importante pour éviter la confusion entre la granulie et la dothiénentérie. N'oubliez pas d'ailleurs que nous nous trouvons en présence d'une affection essentiellement microbienne et infectieuse et que dans toutes les maladies microbiennes retentissant sur tout l'organisme la rate est atteinte. Aussi, de même que vous l'avez vu chez les animaux mis en expérience, chez les individus morts de tuberculose miliaire aiguë, la rate est grosse, turgescente, violacée, parfois brunâtre, souvent ramollie et fréquemment fixée par des adhérences aux viscères voisins.

On rencontre, parfois, un nombre considérable de tubercules soit à la surface, soit dans la profondeur de l'organe.

Le foie participe également au processus et des lésions tuberculeuses existent à sa superficie ou dans son épaisseur. Vous ne les trouverez, la plupart du temps, que par un examen attentif à la loupe, à la lumière oblique. C'est surtout en dépouillant la glande hépatique du péritoine qui la recouvre et de la capsule de Glisson que vous verrez ces granulations adhérer à la séreuse. Parfois dans l'intérieur du foie vous en trouverez également, les unes petites, d'autres plus volumineuses et jaunâtres au centre, quelques-unes verdâtres, développées qu'elles sont autour d'un canalicule biliaire. Ces lésions du foie s'observent surtout chez des individus ayant subi des poussées successives, et ici comme dans le poumon, vous observerez des lésions d'âges différents correspondant aux différentes étapes de l'affection tuberculeuse. Pour être moins souvent atteints que le foie, les reins n'échappent pas cependant à la généralisation tuberculeuse et on rencontre les granulations à la surface de l'organe ; ou lorsqu'elles siègent profondément, la coupe les montre presque toujours dans la zone intermédiaire aux deux substances.

Quant à l'intestin, il peut présenter deux sortes de lésions. Quand il est le siège de l'altération primitive, on trouve sur la surface muqueuse des ulcérations plus ou moins prononcées, ce sont là des lésions anciennes qui ne présentent actuellement pour vous aucun intérêt. Mais quel que soit le point de départ de la généralisation, la surface péritonéale est couverte de petites granulations développées dans la séreuse à la surface du mésentère, sur le péritoine pariétal, à la face inférieure du diaphragme, déterminant ainsi de nombreuses adhérences qui peuvent, par l'intermédiaire de la plèvre et du péritoine, réunir en une seule masse le foie, le diaphragme et le poumon.

Le grand épiploon, enfin, présente parfois une altération spéciale. Il s'infiltre de granulations, prend souvent un volume considérable et se transforme en une masse située au-devant de l'intestin et qui parfois peut induire en erreur dans l'examen clinique et faire croire à l'existence d'un cancer.

Je signalerai simplement la tuberculose du pancréas, des organes génitaux chez la femme, et chez l'homme la présence de granulations dans le testicule et l'épididyme qui peuvent se retrouver même chez de jeunes enfants.

DIX-SEPTIÈME LEÇON

SOMMAIRE. — Localisation des granulations dans les méninges cérébrales et spinales. — Histologie de la granulation tuberculeuse. — Granulation grise, granulation jaune. — Cellule géante, ses caractères, sa nature. — Transformation caséeuse, transformation fibreuse et calcaire. — Persistance du bacille. — Pauvreté vasculaire du tubercule.

Je dois vous dire encore quelques mots sur la localisation des granulations et en particulier sur leur disposition au niveau des méninges, arachnoïde et pie-mère. Il s'en trouve dans les espaces sous-arachnoïdiens antérieurs et postérieurs, mais avec quelques particularités sur lesquelles nous reviendrons, et c'est surtout dans la pie-mère et autour des vaisseaux qu'on peut les rencontrer. Il en existe également plus profondément, dans la substance grise et dans la substance blanche, et là encore c'est autour des vaisseaux, principalement des artérioles que nous les retrouvons. Il est facile de constater leur existence en arrachant et en isolant un département du système vasculaire, que l'on porte ensuite sous le microscope ; dans certains cas ces tubercules sont plus volumineux, et ne se révèlent qu'à la coupe du cerveau. Les granulations tuberculeuses dans le cervelet présentent une disposition identique.

Mais il est encore un siège peu connu et où cependant des

granulations tuberculeuses se rencontrent avec une grande fréquence, je veux parler des méninges spinales. Toutes les fois qu'il y a granulie et localisation des tubercules sur les méninges cérébrales, même sans réaction inflammatoire, on retrouve les mêmes lésions au niveau de l'arachnoïde et de la pie-mère rachidiennes, particulièrement à la face postérieure, au niveau du réseau vasculaire médian, et spécialement autour des racines postérieures. — Vous en trouverez également dans tous les autres points, autour des racines antérieures des nerfs émanant du bulbe et de la protubérance, mais avec une fréquence moins grande. Ces faits ont été mis d'abord en lumière par Raynaud à la Société anatomique (1862), puis par Magnan et ensuite par Hayem. D'ailleurs, en règle absolue, la méningite cérébro-spinale est beaucoup moins rare qu'on ne le croyait autrefois.

Une dernière localisation importante, il est vrai, mais inconstante, est celle qu'on observe dans certaines granulies à la surface de la choroïde et que l'ophtalmoscope révèle sur le vivant.

Après avoir ainsi suivi les granulations dans tous les points de l'économie où elles peuvent se développer, il est temps maintenant de nous occuper de savoir ce que sont au juste ces granulations elles-mêmes et de décrire leur structure histologique variable, d'ailleurs, suivant leur siège et leur âge, c'est-à-dire leur développement plus ou moins complet.

Pour s'en rendre facilement compte, il convient de les observer d'abord au niveau des séreuses où leur structure est moins complexe sur les méninges par exemple, ainsi que l'a fait Virchow. Il suffit de les étendre sur une lame de verre, par demi-dessication, de les traiter par l'alcool absolu pour fixer les éléments et de les colorer au picro-carmin. Dans ces conditions on peut reconnaître des granulations grises de deux ordres, les unes groupées autour des vaisseaux, les autres beaucoup plus rares et moins nettes, disséminées au hasard. Vous les trouverez surtout sur les pièces provenant de malades qui sans avoir présenté les symptômes d'une méningite tuberculeuse, auront éprouvé quelques-uns de ces troubles cérébraux connus autrefois sous le nom de méningite des tuberculeux et qui ne sont dus en réalité qu'à la présence de petits tubercules microscopiques. Vues à un fort grossissement, ces granulations isolées et indépendantes des vaisseaux se montrent formées par une accumulation de petits éléments cellulaires, quelquefois un peu aplatis qui ne sont que des cellules endothéliales modifiées, les autres arrondis, et qui ne sont en réalité que des leucocytes ou cellules migratrices; le tout disposé autour d'un point central, sous forme de zones concentriques, parfois irradiées, et assez souvent présentant une tendance à la transformation fibreuse du follicule ou plutôt de la granulation tuberculeuse, car le follicule est plus complexe et ne se rencontre que dans des lésions plus avancées. Les expériences entreprises sur les animaux, ont permis d'étudier à volonté le tubercule à ses différentes phases et de constater que les divers éléments que nous venons de signaler proviennent des transformations des cellules endothéliales, des cellules fixes du tissu conjonctif et des cellules migratrices. A cette époque de l'évolution des tubercules, les cellules géantes sont exceptionnelles, mais la néoformation tuberculeuse n'en possède pas moins un élément caractéristique, le bacille pathogène.

Dans la majorité des cas, on voit les granulations grises ou légèrement jaunâtres se développer le long de la gaine lymphatique qui enveloppe les artères cérébrales et méningées, décrites par His et Robin, et aussi dans l'épaisseur de la paroi des vaisseaux. Elles nous apparaissent également soit comme les grains d'un chapelet, traversées par le vaisseau, soit sous forme de petites masses accolées à ses côtés, visibles à l'œil nu ou à la loupe. Elles rappellent ainsi exactement les granulations développées autour des vaisseaux mésentériques du lapin inoculé dans le péritoine. Leur structure d'ailleurs est identique à celle des précédentes, et elles sont constituées par des cellules rondes ou migratrices, et des cellules fixes modifiées. Le vaisseau est en même temps le siège d'altérations déjà indiquées par Cornil en 1868; il existe une thrombose vasculaire, de l'endartérite, ce que H. Martin avait appelé de l'endo-vascularite.

J'ai hâte d'arriver à la grosse granulation grise ou au

tubercule dont le centre devient jaunâtre et qui aboutit à la caséification. C'est ici que vous rencontrerez l'élément le plus intéressant dans le follicule tuberculeux, la cellule géante. Cette cellule est plus ou moins arrondie, ordinairement ovoïde, volumineuse comme son nom l'indique et presque visible à l'œil nu ou tout au moins à la loupe sur certaines préparations colorées. Vous savez quelle est l'importance des méthodes colorantes en histologie, véritables réactifs chimiques différenciant les éléments les uns des autres. Le picro-carmin, par exemple, donne à la cellule géante une coloration jaunâtre, tandis que la périphérie se colore en rouge foncé et que le fond de la préparation prend une teinte rosée. Cette coloration intense de la zone périphérique est due à la fixation du carmin par les éléments nucléaires qui la constituent. Ces noyaux parfois fort nombreux, de vingt à quarante, sont ou agglomérés ou isolés et prennent alors, dans ce dernier cas, une forme allongée.

De nombreuses discussions se sont élevées pour savoir comment et aux dépens de quels éléments se sont formées les cellules géantes. On a d'abord prétendu qu'elles se développaient aux dépens des vaisseaux, dont le contenu se coagulait et dont l'endothélium proliférait et se confondait. Puis d'autres auteurs les ont regardées comme nées aux dépens des éléments tubulés des organes, par exemple des canaux biliaires ou des canaux excréteurs du rein. Ces opinions sont actuellement délaissées et l'on incline à admettre que les cellules géantes proviennent de cellules modifiées.

Cette opinion s'appuie d'ailleurs sur les expériences, qui, pratiquées chez les animaux, ont permis de suivre pas à pas la lésion et de constater que les cellules géantes étaient formées par des cellules agglutinées et confondues, dont les noyaux restaient visibles à la périphérie. On peut dans une certaine mesure rapprocher ce travail de ce qui se passe dans la karyokinèse. Il est d'autant plus important d'être fixé à ce sujet que pendant quelque temps on avait considéré, avec Schüppel, la cellule géante comme caractéristique de la granulation tuberculeuse. Mais on ne peut admettre la spécificité de cette cellule qui peut se rencontrer également autour de corps étrangers, autour des grains de lycopode, par exemple, que H. Martin avait injectés dans le péritoine des lapins et qui déterminaient des pseudo-tubercules. Elles existent également dans les états inflammatoires simples et Ziegler a provoqué leur apparition en insérant sous la peau d'un animal des fragments de moelle de sureau, des lamelles de verre microscopiques entre lesquelles les globules blancs pénétraient et s'agglutinaient. Elles peuvent accompagner également les différentes manifestations syphilitiques, et Malassez et Monod ont signalé leur présence dans certaines tumeurs en rapport avec des phénomènes de vaso-formation.

Mais ce qui constitue un caractère important, c'est le mode de disposition de ces cellules. Dans un tubercule de petit volume, elles occupent le centre, et sont entourées de cellules dites épithélioïdes (en raison de la ressemblance qu'elles affectent avec les cellules épithéliales), cellules épithélioïdes disposées en zones concentriques ou quelquefois un peu irradiées, enfin d'une couronne de noyaux. C'est à la réunion de ces trois éléments que l'on donne le nom de follicule tuberculeux auquel Koster et Charcot ont fait jouer un rôle important. Dans les grosses granulations, les cellules géantes n'occupent plus le centre, mais sont rejetées à la périphérie. Elles jouent donc un rôle réel, mais on discuterait encore sur leur spécificité si on ne tenait compte de la disposition des cellules, de l'état caséeux de la partie centrale et surtout des bacilles dont l'examen bactériologique décèle la présence et met fin à toute discussion.

Puisque telle est l'importance de cet état caséeux, il mérite de nous arrêter un instant. Il consiste en une modification de la vitalité, un processus en vertu duquel le centre du tubercule s'altère d'abord, les éléments se dissocient, sont difficiles à reconnaître, s'agglutinent. Les noyaux s'altèrent, deviennent anguleux et cessent de fixer les matières colorantes. Arrivés à cet état ils constituent le corpuscule tuberculeux de Lebert. Au bout d'un certain temps, la désagrégation va plus loin et il ne reste plus qu'une fine émulsion de matière granuleuse. Limitée d'abord au centre de la granulation grise cette transformation se propage peu à peu à la périphérie et aboutit à la formation du tubercule jaune proprement dit.

Par contre le tubercule est susceptible d'une autre modification importante, car elle peut être considérée comme un mode de guérison relative : c'est la transformation fibreuse.

Dans ce cas, les noyaux dont nous avons vu le grand nombre, s'allongent et se transforment en ce que Robin appelait des corps fibro-plastiques et finissent par former un tissu franchement fibroïde ; aussi peut-on dire avec Grancher que le tubercule est un nodule à tendance fibro-caséeuse; mais nous pouvons ajouter à cette définition la présence constante des bacilles. En effet, dans le tubercule embryonnaire microscopique, dans la granulation grise, dans la granulation tuberculeuse jaune, dans le tubercule fibreux et même dans le tubercule calcaire de guérison, vous retrouverez toujours ces micro-organismes, moins nombreux que vous ne les avez vus chez les animaux inoculés, surtout lorsque l'injection avait été pratiquée avec un liquide riche en bacilles. En revanche, leurs dimensions sont quelquefois plus considérables, ils sont plus longs et plus gros, tantôt peu sporulés, tantôt riches en spores, en tout cas faciles à colorer, surtout si vous employez la formule de Ziehl. Quant à leur siège il n'a rien de particulier, et vous les trouverez dans tous les tissus tuberculeux, surtout dans les cellules géantes dont ils peuvent occuper le centre ou les bords autour desquels ils se disposent en une sorte de couronne, en groupes plus ou moins irréguliers. Vous les trouverez encore dans les gaines lymphatiques, dans les endothéliums, dans les vaisseaux et à leur périphérie.

Ajoutons quelques mots sur les points occupés par les granulations dans les divers organes dont les tissus semblent écartés et sont en réalité englobés dans la masse et participent au processus. Vous avez vu que, dans le poumon par exemple, on rencontre les granulations grises surtout autour des artères et des bronches, constituant la plupart des nodules péribronchiques décrits par Charcot dans les broncho-pneumonies ; toutefois on les rencontre aussi à la périphérie des lobules dans les espaces interlobulaires et dans les alvéoles. Elles peuvent apparaître dans les cloisons alvéolaires, mais rarement, plus rarement surtout que ne l'avait admis Virchow, qui considérait le tubercule comme développé aux dépens du tissu conjonctif ; en réalité dans le poumon, il n'est pas rare de les voir se développer au niveau même des alvéoles, quelle que discutée qu'ait pu être cette opinion. On a nié en effet la nature tuberculeuse de certaines pneumonies où les alvéoles ont été trouvés remplis de masses formées aux dépens de l'épithélium et parfois même d'exsudat d'apparence fibrineuse ou catarrhale. Là cependant on retrouve les mêmes éléments, même des cellules géantes, dont Cornil et Baumgarten ont vu quelques-unes naître au centre de l'alvéole.

Le foie peut également présenter un nombre variable de tubercules visibles à l'œil nu, à la loupe ou au microscope ; dans quelques cas même il en peut être farci.

Ils sont alors distribués soit à la surface de la glande, soit dans les espaces portes, soit dans l'intérieur des lobules. Il en est de même du rein, dont tous les éléments mais surtout les tubes de la périphérie peuvent être englobés par des granulations qui se développent aux dépens de leurs cellules épithéliales, par karyokinèse; de même encore pour le corps thyroïde, le thymus, le cœur, etc.

Nous avons vu le tubercule se montrer partout avec les mêmes caractères, qu'on l'étudie au niveau des séreuses ou du tissu osseux, des parenchymes des divers organes et j'ajouterai de la peau et des muqueuses. Les pièces fraîches, soit provenant d'animaux mis en expériences, soit enlevées sur l'homme par l'intervention chirurgicale, ont permis d'observer la granulation à chaque instant de son évolution et de saisir les processus karyokinétiques, en vertu desquels se forme chacun de ses éléments ; nous avons vu ainsi le tubercule dériver des éléments du tissu conjonctif, de l'endothélium vasculaire, de l'épithélium et des cellules propres au parenchyme de chaque organe, des cellules hépatiques par exemple lors du tubercule du foie; enfin, le rôle des cellules migratrices, des leucocytes, mis souvent en question, a été bien établi par le même procédé. Il nous reste à étudier les rapports réciproques du tubercule et du système vasculaire, comment la granulation se comporte vis-à-vis du vaisseau, et quelles sont les modifications qui résultent pour celui-ci d'un semblable voisinage. Je vous ai dit déjà comment la granulation pouvait se développer dans les parois vasculaires et je n'insisterai maintenant que sur les lésions dont ces parois elles-mêmes sont le siège. Comme le professeur Cornil l'a montré un des premiers, les thromboses surtout artérielles sont fréquentes : à la coupe, les vaisseaux sanguins se montrent rétrécis et cette diminution de calibre est le résultat des altérations qui ont frappé l'endartère, du travail inflammatoire développé à ce niveau, de l'endartérite, que Hippolyte Martin appelait l'endovascularite, provoquée par la présence des bacilles qu'on retrouve d'ailleurs nombreux sur le point malade. Le travail hyperplasique va même plus loin et peut aboutir non plus à un amoindrissement de la lumière du vaisseau mais à son obturation complète : les injections les plus fines et les mieux faites ne peuvent pénétrer à l'intérieur du tubercule et n'emplissent que les capillaires circonvoisins qui lui forment une sorte de couronne, comme vous le pouvez voir sur les coupes de foie ou de poumon tuberculeux injecté ; c'est là une notion de la plus haute importance et d'où découle immédiatement une application clinique : il est évident en effet que le tubercule est un néoplasme peu vasculaire, par là même peu vivace et voué, à moins qu'il ne subisse la transformation fibreuse, à une destruction précoce, à la désagrégation caséeuse rapide ; vous savez cependant que dans la tuberculose miliaire aiguë le processus n'a pas le temps d'aboutir et qu'à l'autopsie les granulations se retrouvent encore non ramollies.

DIX-HUITIÈME LEÇON

Sommaire. — Formes cliniques de la tuberculose miliaire aiguë. — Symptômes généraux. — Fièvre. — Sa constance, son importance. — Pouls. — Fièvre continue et rémittente. — Type renversé. — État du sang. — Troubles nerveux. — État adynamique. — Troubles de la sensibilité. — Troubles respiratoires. — Toux. — Hémoptysie. — Signes stéthoscopiques. — Troubles des fonctions digestives. — Taches rosées lenticulaires. — Raie méningitique. — Congestion hépatique et splénique. — Albuminurie légère.

Forme typhoïde. — Exagération des symptômes généraux. — Troubles oculo-moteurs et oculaires. — Type respiratoire de Cheyne-Stokes. — Mort subite. — Paralysies. — Délire.

On comprend qu'à une telle multiplicité et à une telle diversité des lésions répondent des tableaux symptomatiques nombreux et inconstants : bien que répandues partout, les granulations peuvent prédominer en un point donné et imprimer à la maladie un aspect spécial d'accord avec la réaction inflammatoire qu'elles provoquent en certains cas. C'est ainsi que la tuberculose miliaire aiguë affectera plus particulièrement la marche d'une méningite tuberculeuse, d'une broncho-pneumonie, d'une péritonite également tuberculeuse en rapport avec les accidents locaux développés sous l'influence des tubercules. Lors même que cette réaction inflammatoire fait défaut, la confluence des granulations grises dans certains organes, poumons, plèvres, intestins, plus marquée que dans le reste de l'économie, suffit pour faire revêtir à l'affection une forme différente. Il se peut aussi que les granulations se montrent partout réparties avec la même abondance, donnant un type infectieux bien caractérisé à la maladie qui prendra alors la forme typhoïde avec des symptômes disséminés et vagues, portant sur la plupart des fonctions, et où l'état adynamique tiendra la première place.

Mais la forme typhoïde ou inflammatoire, méningitique ou péritonéale de la tuberculose miliaire aiguë, s'accompagnera toujours d'un même symptôme constant et commun à toutes les variétés : la fièvre, bien qu'avec des différences dans sa marche et son intensité. Elle imprime à l'affection son cachet qui ne fait jamais défaut, même dans les cas atténués d'un diagnostic difficile, dont elle affirme la nature infectieuse et bacillaire. Aussi est-ce par elle que nous commencerons notre étude symptomatique. Est-elle due à l'introduction ou au développement dans le torrent circulatoire d'un nombre considérable de bacilles qui en déterminent l'éclosion par leur seule présence? Nous savons que la présence des bacilles dans le sang est inconstante et nous ignorons d'ailleurs s'il n'existe pas en même temps d'autres microbes comme il s'en rencontre dans la phtisie chronique. Est-elle due au contraire au développement de produits solubles sécrétés par les bacilles et analogues aux ptomaïnes et aux leucomaïnes? C'est là l'hypothèse la plus probable, mais en réalité nous ignorons par lequel de ces deux mécanismes l'état fébrile apparaît. En tous cas, il constitue un point de la plus haute importance dont Fournet avait reconnu la constance dans la tuberculose miliaire et dont il avait bien signalé la valeur en lui donnant le nom de fièvre hectique aiguë. Nous verrons que c'est là souvent le premier symptôme, quelquefois sous la forme d'accès fugaces.

L'un des principaux caractères de la fièvre, dans l'affection qui nous occupe, est d'être excessivement variable dans son intensité : s'il est vrai qu'elle est constante, elle est également parfois très faible et la température ne s'élève que de 1 degré et demi, 1 degré, et même un demi-degré au-dessus de la normale. C'est ainsi que d'après Lebert elle oscillerait entre 38 degrés et 38°,5 le matin et 39 et 39,5 le soir, et que pour Fränkel elle resterait au-dessous de 38 degrés, surtout quand la maladie s'accompagne d'accidents d'origine méningée ; fréquemment elle se montre beaucoup plus élevée et atteint, surtout le soir, 40 degrés, et même plus.

En même temps que la température s'élève, le pouls augmente de fréquence et bat de quatre-vingt-seize à cent fois par minute le matin ou même davantage et donne le soir huit ou dix pulsations de plus, atteignant cent vingt à cent trente-deux d'après Lebert. Mais il n'en est pas toujours ainsi et parfois le pouls se ralentit lorsque par exemple la granulie prend la forme méningitique.

Les pulsations, au moins au début, se font sentir avec

force et diminuent d'énergie à mesure que la maladie fait des progrès. Les variations du pouls concordent assez souvent, plus souvent même que dans la fièvre typhoïde, avec l'évolution de la température, et c'est là un point utile à connaître qui pourra parfois aider à distinguer ces deux affections, d'un diagnostic différentiel souvent si difficile. La peau est généralement sèche, du moins dans une certaine période, et plus tard cette sécheresse fait place à une sudation abondante, qu'il est facile de constater surtout si on examine le malade vers la fin de la nuit ou le matin; malgré une température élevée, la teinte des téguments est souvent livide, quelquefois au contraire très rouge; mais ce sont là des règles générales qui souffrent des exceptions fréquentes surtout dans certaines formes.

La fièvre n'est pas variable seulement dans son intensité, mais cette inconstance se retrouve encore dans les différents types qu'elle affecte ; deux surtout méritent de nous arrêter et sont indispensables à connaître : tantôt la fièvre est continue, et se retrouve constante dans toute la durée de l'affection, non pas que la chaleur persiste au même degré matin et soir, ce qui est rare, mais elle est plutôt subcontinue, présentant régulièrement chaque matin un abaissement plus ou moins marqué; tantôt au contraire elle s'accompagne de rémissions irrégulières d'une durée de plusieurs jours, auxquelles succèdent des exacerbations également irrégulières. On peut enfin observer le type renversé indiqué par Brünnich qui se distingue, vous le savez, en ce que la rémission quotidienne qui généralement répond au matin se trouve reportée à la dernière partie de la journée, c'est là un caractère inconstant mais dont il faut cependant savoir tenir compte et qui lorsqu'il existe, fournit l'un des éléments les plus précieux du diagnostic.

L'état du sang, que nous avons actuellement peu l'occasion d'observer, a été bien étudié au moment où la saignée entrait en première ligne dans les moyens thérapeutiques : Empis, qui décrivit la granulie à une époque où cette opération était encore en honneur, remarqua que le sang était ordinairement couenneux à la surface, que le caillot était plutôt mou et petit et que le sang extrait de la veine était recouvert d'une pellicule grisâtre irisée, d'une mince couche de fibrine.

Il est un autre ordre de faits qui prend place par son importance immédiatement après la fièvre, sauf cependant lorsqu'il existe une prédominance des lésions au niveau des organes thoraciques ; dans ces cas ils font rarement entièrement défaut, lors même que l'autopsie ne révèle l'existence d'aucune granulation méningée, je veux parler des troubles nerveux ou nervoso-musculaires. Ce qui domine surtout c'est l'abattement profond, l'état de prostration dans lequel est plongé le malade : placé dans le décubitus dorsal, il sort difficilement de sa somnolence, pour faire à regret aux questions qu'on lui pose quelques réponses brèves, souvent plus ou moins exactes, avec un air ennuyé et maussade d'accord avec la fatigue musculaire extrême et la céphalalgie intense dont il se plaint. Cet abattement va quelquefois jusqu'à la stupeur et l'hébétude : le malade présente un faciès spécial, les yeux sont injectés, les narines pulvérulentes, il existe de la sécheresse des muqueuses, principalement de la bouche et de la langue qui peut être légèrement douloureuse. C'est là, vous le voyez, la réalisation complète de l'état adynamique, si fréquent dans la fièvre typhoïde : plus rarement cette dépression fait place à un certain degré d'agitation, le malade est inquiet, se remue sans cesse, présente un peu de délire, est en proie à l'insomnie, accuse de la céphalalgie et de la photophobie avec dilatation de la pupille, particularité importante sur laquelle Empis avait dès le début attiré l'attention. Il peut exister également des troubles de la vision dus à des lésions du fond de l'œil, à la présence de granulations miliaires dans la choroïde ; mais ici nous touchons à des manifestations d'ordre méningitique sur lesquelles nous aurons à revenir. La sensibilité est presque toujours troublée : ce n'est qu'exceptionnellement qu'on la voit s'atténuer ou disparaître.

L'anesthésie ne se rencontre que rarement et c'est au contraire l'hyperesthésie qui est de règle, même en l'absence de toute trace de méningite ; la sensibilité s'exagère d'une façon notable sur toute la surface cutanée, mais particulièrement sur les membres, la poitrine et l'abdomen ; l'exploration par la palpation ou la percussion devient pénible au malade et le moindre contact provoque de la douleur : parfois c'est au niveau de la fosse iliaque droite que celle-ci prédomine, venant apporter une nouvelle difficulté au diagnostic ; toutefois c'est autour de l'ombilic qu'est son siège de prédilection et qu'elle atteint son maximum d'intensité. Je passe sur certaines douleurs irradiées et vagues et je ne ferai que vous signaler des raideurs légères affectant les muscles, rarement dans les membres, mais occupant plutôt la nuque, le dos et les lombes. Il en est de même des phénomènes parétiques assez souvent passagers qu'on observe au cours de la tuberculose miliaire aiguë, tous signes répondant aux lésions spinales que vous connaissez et accusant les lésions des centres médullaires et des racines nerveuses.

Les troubles respiratoires sont parfois à peine marqués et passent facilement inaperçus à moins d'un examen attentif. D'autres fois au contraire, le nombre des respirations dépasse fortement le chiffre normal ; on les voit s'élever jusqu'à cinquante, soixante et quatre-vingts, elles peuvent même devenir très difficiles à compter, et je me souviens d'avoir vu un malade chez lequel on notait quatre-vingt-quinze respirations et cent soixante pulsations par minute. Cette dyspnée, souvent faible à l'état de repos, ne s'exagère que par les efforts, par les quintes de toux. Cette toux peut être légère et fugace, ou revêtir un caractère quinteux, devenir fréquente, fatigante, coqueluchoïde et plus souvent sèche qu'humide. L'expectoration, lorsqu'elle existe, n'est plus, comme dans la tuberculose pulmonaire chronique, muco-purulente, mais séreuse, couverte d'écume, et parfois un peu visqueuse. Elle peut aussi contenir du sang, soit intimement mélangé au liquide expectoré et formant une masse rougeâtre, soit suffisamment abondant pour donner des stries, parfois même constituant une véritable hémoptysie.

Les signes physiques ne donnent pas des renseignements aussi nets qu'on serait en droit de l'attendre, et l'auscultation n'est pas d'un secours aussi grand qu'on pourrait le croire, pour fixer le siège exact des granulations tuberculeuses. Elle ne révèle généralement que des signes inconstants de bronchite, des râles disséminés sous-crépitants ou crépitants fins, et elle ne donne des résultats précis qu'en cas d'épanchement liquide symptomatique d'une lésion de la plèvre. Or, ce qu'il faut bien connaître, c'est la mobilité remarquable de toutes ces manifestations pleuro-pulmonaires, les râles ou l'épanchement disparaissant et se reproduisant d'un jour à l'autre. Cette variabilité dépend du nombre et du siège des granulations.

Quant aux troubles des fonctions digestives, ils sont assez constants dans les différentes formes et occupent parfois la première place dans les formes typhoïdes et abdominales, à localisation péritonéale ou intestinale.

La bouche est généralement sèche, rouge; la langue est desséchée, tantôt indemne de tout enduit et comme dépouillée, tantôt au contraire saburrale, couverte de fuliginosités, quelquefois rôtie, surtout lorsqu'il y a prédominance de l'état adynamique. La soif est vive, l'appétit disparaît dans certains cas, persiste souvent dans les formes pleurétiques ou atténuées, comme Empis l'avait déjà remarqué.

Les vomissements sont rares, mais on les voit cependant avec les caractères du vomissement cérébral, lorsque les méninges portent des granulations avec ou sans réaction inflammatoire. Ils peuvent être également sous la dépendance de lésions péritonéales, mais c'est là un cas plus rare, et ils se font en général sans retentissement.

Cependant les fonctions de l'intestin sont altérées d'une façon plus constante, soit qu'il existe de la constipation, soit qu'on observe de la diarrhée, fréquente surtout dans les phases avancées et qui peut se manifester non seulement par des évacuations liquides, mais aussi par des selles sanglantes. Charcot, Laveran et moi-même avons vu des entérorrhagies et MM. Hérard et Cornil rapportent un fait où l'hémorragie intestinale fut mortelle. Il y a donc là une difficulté de plus apportée au diagnostic.

Le ballonnement du ventre constitue un signe fréquent et atteint parfois des limites extrêmes. La rétraction est plus rare et n'apparaît qu'à la période terminale, lorsque se produisent des complications inflammatoires du côté du péritoine, et elle tient, comme l'a fait remarquer Empis, à l'hyperesthésie.

Il est rare également de constater de la sensibilité spontanée du ventre, mais elle se réveille facilement par la pression et se montre plus intense que dans la fièvre typhoïde ;

j'ajouterai qu'elle est surtout marquée au pourtour de l'ombilic.

Il est un symptôme inattendu, exceptionnel d'ailleurs, mais qu'il vous faut connaître : c'est l'existence de taches rosées lenticulaires, signalées par Waller pour la première fois. Hérard et Cornil contestèrent l'exactitude de ces observations que quelques points faibles rendaient d'ailleurs discutables, mais il n'en est pas de même des faits cités par Jaccoud et L. Colin, et qui sont absolument incontestables. J'ai constaté moi-même la réalité de ce symptôme et je suis loin de partager l'avis de Lebert lorsqu'il dit : « J'ai vu plusieurs fois des taches rosées, mais je crois le fait exceptionnel et sans portée. » Il oubliait sans doute leur importance dans la fièvre typhoïde.

La raie méningitique a été également signalée, même en l'absence de toute lésion des enveloppes du cerveau ; c'est pourquoi Empis, qui l'avait observée dans ces conditions, avait proposé de substituer à son nom celui de raie hyperémique : en somme elle existe dans la tuberculose miliaire aiguë comme dans tous les états adynamiques, et on peut expliquer facilement son apparition par la paralysie des vaso-moteurs.

Quant au foie, il est fréquemment sensible, augmenté de volume, en raison de la congestion dont il est le siège, congestion moins marquée cependant qu'au niveau de la rate, que vous trouvez toujours grosse et douloureuse à la pression. Rappelez-vous en effet que nous sommes en présence d'une maladie infectieuse et que, comme telle, elle réagit constamment sur cet organe. La rate est cependant moins volumineuse que chez les animaux ayant succombé à la tuberculose expérimentale, car vous vous souvenez que dans ces cas les dimensions peuvent en être quintuplées.

Nous reviendrons plus tard sur les urines bien étudiées par Robin. Mais je vous dirai cependant en passant que même avec peu de tubercules du rein, elles contiennent fréquemment de légères quantités d'albumine. La granulie se montre ici encore fidèle à son caractère de maladie infectieuse.

De l'association de ces symptômes, combinés de diverses façons, résultent des cadres cliniques divers, et des formes dont on a peut-être même exagéré le nombre. Je vous proposerai de les réduire à quatre que nous étudierons successivement : la forme typhoïde ; la forme thoracique subdivisée elle-même en variétés : catarrhale, asphyxique ou suffocante, et pleurétique ; la forme abdominale avec ou sans péritonite, et enfin la forme cérébrale ou méningite tuberculeuse. Les complications inflammatoires qui caractérisent les deux dernières formes, leur font revêtir un aspect spécial qui mérite une description séparée. En résumé, nous allons nous attacher surtout maintenant à l'étude de la forme typhoïde et des formes thoraciques, ainsi que de quelques formes atténuées, qui ne sont le plus souvent que des phases de la maladie en rapport avec la pénétration des bacilles dans le torrent circulatoire ou avec de petites éruptions granuliques.

Si vous voulez avoir le tableau de la forme *typhoïde,* portez à leur maximum les troubles nerveux que nous venons d'étudier, et surtout tout le cortège de l'adynamie qui est prédominante. Parfois cependant la situation se complique de quelques symptômes ataxiques, la forme devient ataxo-adynamique ou adynamo-ataxique. Ce qui domine surtout c'est la prostration, l'abattement extrême. Le malade est dans un état soporeux, parfois subcomateux, dans le décubitus dorsal, complètement immobile, les membres en résolution reposent le long du corps, il répond difficilement et péniblement aux questions qu'on lui pose. Les troubles digestifs sont également importants dans cette forme. La langue est rôtie, les lèvres et les gencives fuligineuses, l'abdomen ordinairement ballonné contient parfois du liquide, mais en petite quantité et s'accumulant dans les parties déclives. Il est sensible à la pression et l'examen en est douloureux. Rarement on peut entendre quelques frottements péritonéaux. C'est surtout dans cette forme qu'on observe des selles diarrhéiques, muqueuses, mais ne présentant ni la fétidité, ni la teinte jaune d'ocre des diarrhées typhiques ; elles peuvent également devenir sanglantes. Tous ces symptômes s'ajoutent aux troubles nerveux qu'on peut dire réellement adynamo-ataxiques, car les phénomènes ataxiques n'apparaissent que tardivement. Il existe du tremblement des mains, des soubresauts des tendons, de la carphologie, du myoïdème, phénomènes essentiellement ataxiques. Le malade, dans une insomnie continuelle, pousse des cris ou des gémissements, et la scène se termine souvent par la méningite tuberculeuse ou tout au moins par des troubles méningitiques.

C'est alors qu'apparaissent les accidents oculaires, paralysies des muscles oculo-moteurs, strabisme, dilatation de la pupille, en même temps que l'injection et la turgescence du visage rappellent de plus en plus le tableau de la méningite. Le pouls à cette période est souvent ralenti, ou parfois présente une accélération exagérée, et la respiration, lors même qu'il n'existe point d'albumine dans les urines ni d'accidents urémiques, peut prendre le type de Cheyne-Stokes. Dans ces conditions, la mort subite peut arriver soit dans l'état comateux, soit accompagnée de quelques convulsions s'étendant à tout le corps, le plus souvent localisées aux extrémités ou à une moitié du corps, ou siégeant dans un seul membre. Parfois apparaissent des paralysies partielles, transitoires ou permanentes, indiquant des troubles profonds au niveau des circonvolutions cérébrales. La mort peut également survenir dans le délire et vous pouvez comparer cette terminaison à ce qui se passe dans quelques cas de phtisie pulmonaire chronique où, après quelques jours d'exacerbation des symptômes faisant soupçonner la granulie, le malade présente ce qu'on appelait autrefois le délire des tuberculeux.

DIX-NEUVIÈME LEÇON

SOMMAIRE. — Forme thoracique. — Variété catarrhale ou bronchitique. Particularités stéthoscopiques. — Expectoration. — Rareté des bacilles. Forme asphyxique. — Forme pleurétique. Transformation des formes. Formes cérébrales. — Formes péritonéales. — Formes atténuées. — Courbe de température. — Terminaisons. — Diagnostic.

Tout ce que je viens de vous décrire me dispense d'insister longuement sur les localisations prédominantes de l'appareil respiratoire et s'accompagnant de phénomènes congestifs : il est cependant deux variétés de la forme thoracique ou, pour mieux dire, trois qui méritent de nous arrêter.

La variété dite catarrhale ou bronchitique, se complique de troubles fonctionnels qui vous sont trop connus pour que je revienne sur leur description, mais il n'en est pas de même des phénomènes stéthoscopiques. Si en réalité on peut les ramener aux signes que l'auscultation révèle dans la bronchite vulgaire, ils s'en distinguent par quelques particularités : c'est surtout au niveau des petites bronches qu'ils siègent et ils consistent en râles plus fins mélangés à quelques râles muqueux et sous-crépitants dus à la congestion pulmonaire ; on les entend des deux côtés, dans toute l'étendue de la poitrine, aussi bien au sommet qu'à la base ;

rarement en foyers, ils se font entendre par bouffées sans localisation prédominante et fixe, bien qu'en certains points ils puissent se manifester avec plus de fréquence ou de persistance, mais sans affecter aucune préférence pour le sommet.

S'il se trouve dans le thorax un point suspect, c'est au niveau de la région primitivement atteinte, au niveau d'un petit foyer caséeux de date plus ancienne. Il n'en est donc pas de cette forme comme de la phtisie galopante : les signes les plus marqués se rencontrent dans quelque région que ce soit du poumon, tantôt variables et disparaissant par moments, tantôt au contraire persistants.

L'expectoration est quelquefois très abondante et le malade remplit dans les vingt-quatre heures un ou deux crachoirs d'un liquide séreux ou séro-muqueux, rarement mélangé de crachats muco-puriformes, qui n'existent que si la granulie est secondaire à une lésion pulmonaire plus ancienne et greffée sur un cas de tuberculose chronique dont elle vient hâter et terminer l'évolution.

Vous savez que du sang peut également se rencontrer dans les produits de l'expectoration, soit dilué et mêlé intimement aux crachats, soit sous forme de stries, et qu'il ne constitue que rarement une véritable hémoptysie déterminée par la congestion intense de tout le parenchyme pulmonaire : cette hémoptysie peut apparaître dans le cours de la tuberculose miliaire aiguë à forme bronchitique et éclater brusquement au milieu d'une dyspnée extrême : c'est ainsi que j'ai vu le crachement de sang se produire chez une jeune fille au dix-septième jour de sa maladie et se continuer pendant trente-six heures ; l'autopsie montra, en même temps qu'une foule de granulations grises et jaunes disséminées, une hyperémie considérable de la totalité des deux poumons, état bien différent de ce qu'on constate dans les cas de phtisie chronique, lors même que celle-ci a donné lieu à des hémoptysies.

Le liquide sécrété par les organes respiratoires peut renfermer encore des bacilles, mais leur présence fait souvent défaut, à moins que la granulie ait succédé à la tuberculose chronique ou qu'il existe quelque noyau volumineux de broncho-pneumonie, et c'est probablement en raison de ces dernières conditions, qu'on les rencontre si fréquemment dans la broncho-pneumonie tuberculeuse rapide et à une époque aussi rapprochée du début de la maladie.

Malgré cette inconstance, il ne faut cependant pas négliger de les rechercher, car si leur absence ne permet pas d'écarter le diagnostic de tuberculose, leur constatation permet de l'affirmer. Hutinel et Grancher ont remarqué que lorsque les bacilles existaient, ils présentaient généralement des dimensions plus considérables et siégeaient de préférence dans de grosses cellules épithéliales : j'admettrais volontiers que dans ces cas ils proviennent de petits foyers caséeux préexistants : mais quelle que soit l'explication de leur origine, la présence au moins possible des bacilles dans cette expectoration est chose certaine.

La forme catarrhale de la tuberculose miliaire aiguë entraîne une mort rapide et quinze, vingt, trente jours au plus suffisent à son évolution, emportant le malade au milieu des phénomènes généraux ordinaires d'abattement, d'amaigrissement et de fièvre persistante.

On a confondu souvent avec cette variété la forme asphyxique, anhématosique, qui vient d'ailleurs quelquefois se surajouter dans les derniers jours et terminer la scène. Sauf l'état catarrhal, tous les troubles fonctionnels de la forme bronchitique se retrouvent dans cette seconde variété suffocante. Ce qui domine, c'est la dypsnée, plus profonde encore que précédemment, nécessitant le jeu de tous les muscles respiratoires accessoires, comparable à la gêne respiratoire des accès d'asthme, mais avec ce caractère aggravant qu'elle se prolonge pendant des jours entiers. La teinte asphyxique de la peau, la coloration bleuâtre des extrémités, des muqueuses et surtout des lèvres, accusent la difficulté des échanges respiratoires, l'anhématose est flagrante et doit réellement imposer son nom à ce tableau symptomatique; elle est encore affirmée par le gonflement des membres, de la face, du cou et rappelle si exactement les troubles de l'asystolie que, sans la fièvre et l'absence des troubles cardiaques, on serait exposé à une confusion des plus faciles.

Le seul nom de pleurétique donné à la dernière variété de la forme thoracique suffit à indiquer le travail morbide dont la plèvre est le siège; de toutes, c'est celle qui peut se présenter avec le moins de fracas et revêtir même une marche insidieuse et presque latente, se traduisant par un épanchement souvent peu abondant. La douleur, qui malgré la présence de granulations dans la plèvre fait quelquefois défaut, est cependant la règle : elle est généralement vive et revêt les caractères de la douleur de la pleurésie diaphragmatique, avec le point spécial connu sous le nom de bouton et le maximum de sensibilité au niveau des attaches du diaphragme ; elle est de courte durée et ne persiste que pendant la phase de début. La dyspnée est plus ou moins forte et s'accompagne d'une toux sèche spéciale ; ces symptômes pénibles cèdent lorsque le liquide s'étale, formant non pas de vastes épanchements, comme dans certaines grandes pleurésies, mais une couche mince occupant la partie postérieure et remontant plus ou moins haut mais sans jamais acquérir une grande épaisseur.

La pleurésie, plus souvent double que simple, peut l'être d'emblée ou ne se développer qu'alternativement, apparaissant d'un côté alors que le liquide du côté opposé commence à se résorber, pour réapparaître de nouveau lorsque la seconde pleurésie entrera en résolution. Cette résolution peut s'opérer rapidement, mais tandis qu'on se félicite de cette guérison facile de la pleurésie qu'on considère comme rhumatismale, une évolution si courte et si bénigne est plutôt de nature à éveiller la défiance et à faire redouter l'action silencieuse d'une tuberculose encore latente.

La disproportion entre l'état général et les troubles

locaux est aussi frappante. Ce n'est pas que la température soit très élevée, elle oscille entre 38 et 39, mais la courbe est irrégulière, présente parfois le type inverse et Empis a bien signalé l'affaiblissement, la fatigue, l'amaigrissement, les troubles digestifs, l'hypertrophie de la rate, les douleurs abdominales, la céphalalgie, tous symptômes exagérés pour une lésion pleurale en apparence insignifiante.

D'autres fois la maladie évolue d'une façon toute différente, les phénomènes généraux s'accentuent et la forme pleurétique fait place à une forme catarrhale ou suffocante ou à la forme typhoïde.

Il ne faudrait cependant pas croire que la terminaison fatale soit absolument inévitable et Empis a bien montré que la forme pleurale est, de toutes, relativement la plus curable et que le malade peut entrer en convalescence confirmée. Il rapporte à ce sujet une observation publiée dans la thèse de Négrié, où la mort, survenue accidentellement, a permis le contrôle anatomique de la guérison des lésions pleurales : ce malade atteint de pleurésie, d'abord d'un seul côté, puis, plus tard, de l'autre côté, au moment où les deux épanchements étaient en résolution, succomba à une embolie partie d'une thrombose des veines du membre inférieur ; on put alors se convaincre que malgré la présence de nombreuses granulations grises, le liquide avait complètement disparu de l'une des plèvres où se formaient des adhérences, et que l'autre plèvre n'en contenait plus que fort peu, bien qu'elle fût hérissée de granulations.

La guérison peut être définitive en apparence, mais à un moment donné, l'affection tuberculeuse se réveille brusquement et éclate de nouveau sous forme de broncho-pneumonie ou affectant une autre localisation, attaquant rarement la plèvre une seconde fois ; enfin, après un certain nombre de poussées aiguës on peut voir s'installer la phtisie chronique.

Quelquefois aussi la guérison est réelle et lorsque plus tard une autre cause a déterminé la mort du malade, on trouve, comme le fait m'est arrivé pour un goutteux, et comme vous le pourrez constater dans d'autres autopsies, une transformation fibreuse des tubercules dont presque tous les éléments constitutifs ont disparu.

Sans vouloir aborder ici l'étude de la méningite tuberculeuse dont l'importance comporte un chapitre spécial, je veux vous dire quelques mots de certaines formes cérébrales et vous décrire quelques accidents de cet ordre qui peuvent venir compliquer d'autres formes et imprimer un cachet spécial à leur dernière phase.

Le malade, jusque-là sous le coup d'un état fébrile intense, avec quelques symptômes typhoïdes, surtout d'adynamie, parfois d'ataxo-adynamie, tombe dans un état de prostration de plus en plus marqué, aboutissant bientôt à un coma plus ou moins profond avec perte de connaissance, respiration stertoreuse, insensibilité de la pupille, et succombe rapidement dans ces conditions ou avec quelques convulsions finales.

Ou bien, chez un phthisique chronique, l'affection suit sa marche ordinaire jusqu'aux derniers jours, mais alors la température s'exagère, la courbe est tendue, on apprend que le sommeil du malade est agité, que ses nuits sont moins bonnes et tout à coup le délire éclate, précédant la mort de trente-six à quarante-huit heures. L'examen des centres nerveux montre alors la présence de granulations dans les méninges, surtout le long des vaisseaux, ou plus rarement de tubercules dans la substance cérébrale, mais sans lésions inflammatoires. Vous reconnaissez là ce qu'on appelait autrefois la méningite des tuberculeux.

A ces phénomènes cérébraux, on peut comparer ce qui s'observe dans la cavité abdominale, également sans péritonite proprement dite. Chez un individu malade depuis quelque temps, en proie à l'infection tuberculeuse et à ses accidents fébriles avec prédominance du côté de l'abdomen, on voit apparaître de la tuméfaction du ventre qui devient plus sensible; en examinant de plus près on reconnaît que cette augmentation de volume n'est pas seulement le fait du météorisme et que dans les parties déclives la percussion révèle la présence d'un peu de liquide; le malade meurt et l'autopsie montre, comme nous l'avons constaté déjà pour la plèvre, les granulations sur l'intestin ou sur la séreuse péritonéale avec un léger épanchement séreux ou même parfois fibrino-séreux.

Il me reste à vous décrire les formes atténuées de la tuberculose miliaire aiguë, souvent méconnues et dont on n'apprécie pas suffisamment l'importance, tant au point de vue du diagnostic actuel que du pronostic et aussi du traitement; vous les rencontrerez souvent et surtout dans votre clientèle de ville, là où le pronostic tient une si grande place. On les voit dans les familles de phtisiques, le plus fréquemment chez les enfants déjà porteurs d'une lésion tuberculeuse connue, pulmonaire ou osseuse, mal de Pott, ganglions strumeux, en un mot d'un foyer caséeux quelconque, ou encore chez des tuberculeux pulmonaires avérés. Chez un individu de cet ordre éclate, tout à coup sans raison, sans qu'on puisse arguer d'une imprudence, un état fébrile sans frisson, mais intense, la température monte à 39 ou 40 degrés, il n'existe que quelques troubles gastriques peu importants, de la soif, de l'inappétence, un malaise léger. Souvent on s'inquiète d'autant moins de ces accès qu'ils se renouvellent assez fréquemment et sont parfois qualifiés d'intermittents et rattachés à l'impaludisme; aucune localisation appréciable ne s'accuse. Ces accidents évoluent rapidement et durent deux, quatre, six jours au plus; mais si on suit attentivement le malade on est frappé des traces profondes laissées par une indisposition aussi passagère : il existe un état d'abattement allant parfois jusqu'à la prostration, l'inappétence persiste. La peau conserve une teinte grisâtre, la fatigue et l'essoufflement sont faciles et la convalescence est aussi pénible qu'à la suite d'une maladie importante. Ce sont autant de particularités qui doivent vous mettre en éveil et rappeler à votre esprit la possibilité des formes atténuées de la tuberculose miliaire aiguë.

Au point de vue de la marche de cette affection, quelle que soit la forme qu'elle revête, les antécédents tiennent une place considérable : en effet, si j'en crois mes recherches, il n'existe pas, ou du moins pour ma part, je n'ai jamais vu un seul malade atteint de granulie qui ne fût porteur de quelque lésion tuberculeuse plus ancienne, de siège variable, méconnu peut-être par tous, mais dont l'autopsie est venue prouver l'existence.

Deux symptômes des plus importants à connaître annoncent généralement le début de la maladie : d'une part l'état de déchéance marqué avec amaigrissement, pâleur, mauvaise disposition générale, lassitude facile, sommeil agité, perte d'appétit ; d'autre part les changements qui surviennent dans le caractère des malades, surtout s'ils sont jeunes. Le plus souvent ils deviennent irritables, et tristes : mais quelquefois aussi ils semblent plus gais, déploient une activité plus grande et montrent une sorte d'excitation, à laquelle se trompent rarement les mères qui ont déjà vu succomber l'un de leurs enfants à la tuberculose aiguë et surtout à la méningite tuberculeuse.

Dans ces conditions, tantôt le mal éclate d'une façon soudaine avec frisson, fièvre intense, phénomènes généraux réactionnels, céphalalgie, soif, troubles digestifs et nerveux et tout le cortège ordinaire d'une affection aiguë. C'est là plutôt l'exception mais cependant d'après Gerhardt, Fränkel l'aurait observé quelquefois chez les enfants. Tantôt et c'est la majorité des cas, le début se fait graduel et s'annonce par du malaise, de l'abattement et de la fatigue, la perte progressive des forces, de l'amaigrissement, de la pâleur, qui, comme l'a dit Empis, sont non pas les prodrômes mais les premières atteintes de la maladie, puis la fièvre s'allume et suit son évolution particulière, atteignant rapidement le maximum auquel elle se maintient comme l'a montré Colin. Cette loi souffre cependant des exceptions admises surtout par Jeannel de Montpellier : dans nombre de cas, d'après cet auteur, la température après s'être élevée à 40 degrés dès le premier ou le deuxième jour, s'abaisserait le troisième ou le quatrième jour. Quoi qu'il en soit pendant la période d'état, des oscillations marquées se manifestent, accusant des rémissions qui impriment à la courbe une grande irrégularité : tantôt elles sont quotidiennes et on constate des variations de 1 ou de 2 degrés, à quelques heures d'intervalle ou du matin au soir. Mais dans cette fièvre toute d'infection, il existe un point important, l'apparition des sueurs du matin que vous retrouverez chez les tuberculeux, absolument comme chez les paludiques ainsi que l'a fait remarquer Jeannel.

Tantôt les oscillations ont moins d'amplitude, ou la rémission se fait sentir sur un laps de temps plus long et la température descend pendant quelques jours à 38 degrés ou même s'abaisse jusqu'à la normale, pour bientôt reprendre son ascension avec de nouveaux accès.

Enfin on peut observer dans certaines conditions ce que

Brünnich a appelé le type inverse, la rémission étant reportée à la fin de la journée et non plus matinale.

La durée est généralement assez courte et la granulie met de trois à six semaines pour compléter son évolution, quelquefois moins; alors huit ou quinze jours suffisent à amener la terminaison fatale : c'est que la forme aiguë a succédé à la forme chronique de la tuberculose ou que les symptômes graves n'ont éclaté que tardivement chez des individus déjà affaiblis et dont la déchéance marquait le premier stade latent de la maladie, ou qu'une complication inflammatoire, méningite par exemple, a précipité le dénouement.

La mort est en effet la terminaison la plus habituelle de la tuberculose miliaire aiguë. Elle survient soit avec une élévation considérable de la température, soit au contraire avec un abaissement, fréquent dans le cas de manifestations cérébrales même non inflammatoires, abaissement dû peut-être à l'action exercée par la présence des granulations sur les centres vaso-moteurs. L'affection peut aussi se restreindre à un foyer limité et passer ainsi à l'état chronique. Je vous ai dit enfin que la guérison était possible et le fait de Négrié que je vous rappelais à l'instant en est une preuve, de même que les lésions anciennes trouvées dans nombre d'autopsies de vieillards.

Mais lors même que l'attaque guérit, le pronostic reste toujours sombre, le point primitif d'où est partie la première généralisation persiste et reste une menace constante d'une nouvelle poussée aiguë.

Avant d'entreprendre l'étude du diagnostic différentiel avec la fièvre typhoïde, diagnostic si délicat et si difficile, je veux vous rappeler les caractères principaux sur lesquels vous pourrez asseoir votre opinion et vous signaler sans m'y appesantir quelques affections dont le tableau symptomatique peut se confondre avec certaines formes de granulie.

Vous devrez tenir grand compte des antécédents héréditaires du malade et aussi de ses antécédents personnels, dans lesquels vous pourrez trouver la trace d'une atteinte antérieure de tuberculose sous quelque forme que ce soit. Vous devrez aussi attacher une grande importance au début, à la marche de la courbe de la température et à l'examen des organes. Mais certaines variétés cliniques peuvent être confondues facilement avec la fièvre continue, typhoïde, sur laquelle nous reviendrons, ou gastrique avec embarras gastrique fébrile, avec la grippe qui présente de nombreuses analogies avec la forme catarrhale. D'autres fois les premières manifestations de la tuberculose miliaire aiguë seront prises pour de la toux nerveuse ou de simples convulsions chez les jeunes enfants ; on méconnaîtra la valeur bacillaire d'une pleurésie, d'une congestion pulmonaire et je ne veux pas insister sur certaines spléno-pneumonies bien décrites par Grancher qui en a montré le caractère granulique. La présence d'albumine dans les urines permettra aussi quelquefois de confondre la tuberculose aiguë à son début avec une néphrite aiguë : ce sont là autant de causes d'erreurs que je me contente de vous signaler rapidement.

VINGTIÈME LEÇON

Sommaire. — Diagnostic de la granulie et de la fièvre typhoïde par la température, l'action de l'antipyrine, l'amaigrissement, l'anémie rapide, les caractères de la diarrhée, la polyurie critique, l'abondance des matières colorantes, la présence de l'indican dans les urines, l'hyperesthésie.

Diagnostic de la forme suffocante de la granulie et des affections cardiaques, de la granulie et des affections pulmonaires.

Formes pulmonaires. — Etiologie et anatomie pathologique de ces formes. Professions à poussières, dilatation bronchique, traumatisme chronique, froid. Prédominance au sommet. Conformation thoracique.

C'est toujours chose délicate que de poser le diagnostic de granulie, quelle que soit la forme qu'elle affecte, en raison de l'inconstance des symptômes qui la décèlent, variables par eux-mêmes, par leur agencement et par leur évolution. Ce diagnostic peut se baser cependant sur un certain nombre de caractères, qui sans être décisifs pour la plupart, peuvent par leur réunion constituer une probabilité.

L'étude des antécédents héréditaires du malade, des affections qui l'ont frappé lui-même à une époque antérieure, les traces manifestes, ou qu'il faut parfois rechercher, des lésions dites autrefois strumeuses et reconnues maintenant comme tuberculeuses, feront soupçonner la nature de la maladie actuelle; d'autre part, la manière dont auront débuté les accidents et l'évolution qu'ils auront suivie, l'examen des organes abdominaux, du foie et de la rate en première ligne, par la percussion, et celui des organes thoraciques par l'auscultation fourniront des données utiles. Dans des circonstances, exceptionnelles il est vrai, l'existence de l'expectoration et la présence des bacilles prouvée par le microscope lèvera tous les doutes. Il ne faudra pas non plus négliger les renseignements qui résultent de la courbe de la température.

Ce sont là autant de points que nous utiliserons pour le diagnostic de la tuberculose miliaire aiguë d'avec la fièvre typhoïde; car cette dernière affection et ce qu'on nommait autrefois embarras gastrique fébrile, au début surtout, constituent sans conteste la principale cause d'erreur et sont, de toutes les maladies, celles qui peuvent le plus facilement se confondre avec la granulie. Si, pour établir une comparaison, nous prenons la forme moyenne de chacune de ces affections, nous reconnaissons au début des analogies nombreuses : de part et d'autre se rencontrent la même période traînante, les mêmes manifestations de fatigue et de prostration; puis les troubles gastriques, quelques vomissements, la céphalalgie, apparaissent et la fièvre s'installe mais non cependant sans quelques différences; la tuberculose miliaire aiguë s'accompagne d'une céphalalgie plus vague, l'état saburral si marqué dès le début de la fièvre typhoïde est moins accentué, la fièvre elle-même se montre avec quelques variations et ne reproduit pas dans la granulie l'évolution thermique si particulière de la fièvre typhoïde. Non pas que je veuille nier la possibilité d'irrégularités dans la courbe de température de la dothiénentérie et prétendre qu'elle reproduit toujours les caractères classiques, mais d'une façon générale l'élévation se fait graduelle jusqu'au quatrième ou cinquième jour, où elle atteint son maximum, pour s'y maintenir quelque temps, tandis que dans la tuberculose miliaire aiguë la température atteint, dès le début, 40 degrés ou à peu près, reste stationnaire pendant deux ou trois jours et ne tarde pas à accuser une rémission souvent considérable. Je vous ai d'ailleurs déjà cité à ce sujet le résultat des statistiques dressées par Léon Colin et Jeannel de Montpellier. Ce qui domine ici ce n'est plus la tension de la courbe mais au contraire les rémissions et les intermittences, en un mot l'irrégularité.

Il est inutile de vous rappeler toute l'importance qu'il faut attacher à la constatation du type inverse ; ajoutez à cela des sueurs abondantes et vous aurez des signes qui, sans être pathognomoniques, constituent au moins une probabilité.

Il est un autre point concernant la fièvre, bien étudié par Jeannel dans sa thèse, que j'ai contrôlé par mes recherches personnelles et qui est de nature à apporter une lumière de plus au diagnostic ; je veux parler de l'action de l'antipyrine, peu efficace dans la fièvre typhoïde. A une dose assez élevée, deux ou trois grammes, elle détermine un abaissement considérable de la température chez les malades atteints de tuberculose miliaire aiguë, mais cette sédation est de peu de durée, trois ou quatre jours au plus, l'influence du médicament s'use vite et il pourrait être alors remplacé par la phénacétine.

Le professeur Sée a indiqué également un signe différentiel des plus réels. Chez le tuberculeux en puissance de granulie, l'amaigrissement est rapide portant également sur le pannicule adipeux et sur les muscles, tous les tissus disparaissent, fondent en quelque sorte à vue d'œil et, dès le début, les globules sanguins diminuent et l'anémie est précoce. Chez le typhique au contraire l'amaigrissement est tardif, les muscles diminuent de volume dès le début sans que pour cela dans les premières semaines le tissu graisseux soit résorbé.

Bien que chez les individus atteints de granulie les troubles intestinaux soient loin d'être rares, vous le savez, la diarrhée chez le tuberculeux n'a pas la même importance et ne présente jamais deux caractères constants dans la fièvre typhoïde et d'une grande portée diagnostique : la couleur ocreuse des selles et leur odeur infecte mais toute spéciale et vraiment *sui generis*. Je ne vous ai encore rien dit d'un symptôme que peut seule révéler l'analyse chimique des urines, symptôme important et bien mis en lumière par les travaux d'A. Robin : la tuberculose aiguë s'accompagne d'albuminurie, vous le savez : c'est là un caractère qu'elle partage avec la fièvre typhoïde ; aussi n'est-ce pas sur ce point que je veux attirer votre attention, mais les urines du malade atteint de granulie sont plus claires, moins sédimenteuses, moins abondantes et il n'existe jamais de polyurie lors même que la fièvre vient à tomber, tandis que dans la dothiénentérie vous verrez toujours, soit au moment de la convalescence, soit même dans le cours de la maladie, la courbe des urines croître ou diminuer en raison inverse de la courbe de la température. Par contre elles sont plus chargées en matières colorantes dérivées du pigment sanguin que les urines des typhiques, mais inversement celles-ci contiennent une matière colorante que ne renferment pas les urines des granuliques, l'indican : l'acide azotique le révèle sous l'aspect d'un cercle bleuâtre lorsqu'on vient à verser cet acide le long des parois du vase dont il gagne le fond en raison de sa densité.

Enfin, quelle que soit la forme que revête la tuberculose miliaire aiguë, elle détermine toujours une hyperesthésie, une augmentation de la sensibilité prédominante au niveau du thorax et de l'abdomen ; elle peut aussi, je vous l'ai dit, se manifester par des altérations de la choroïde consistant dans la présence de granulations qui détruisent le pigment et s'accusent par des taches blanchâtres du fond de l'œil, qu'ont bien vues Mang, de Graefe et Bouchut.

Je dirai seulement quelques mots des affections organiques du cœur qui ne créent de difficultés que pour le diagnostic d'une seule forme de la maladie qui nous occupe. La forme suffocante, anhématosique, de la tuberculose aiguë présente seule des accidents qui permettent de la rapprocher de l'asystolie. Elle partage en effet avec elle la coloration violacée et la tuméfaction de la face, le gonflement des extrémités, mais s'il est vrai que les affections cardiaques à la période d'asystolie ne déterminent plus la production d'aucun souffle valvulaire et ne présentent même pas parfois le souffle dit asystolique, leur existence se révèle cependant encore par des troubles circulatoires : réplétion des gros vaisseaux veineux, pouls veineux faux ou vrai, battements hépatiques, que ne provoque jamais la tuberculose aiguë dans laquelle ne se manifeste que l'insuffisance des échanges respiratoires et de l'oxygénation du sang, l'anhématose proprement dite.

Les commémoratifs et l'absence complète de fièvre lors de lésion du cœur rendront encore le diagnostic plus facile, l'élévation de température ne faisant jamais défaut dans la tuberculose, sauf lorsqu'il s'agira de manifestations méningitiques qui ne peuvent plus alors prêter à confusion.

Je serai bref sur différentes affections pulmonaires, telles que certaines broncho-pneumonies simples à marche subaiguë, certaines spléno-pneumonies, dont la nature constitue souvent un problème difficile à résoudre, surtout chez les enfants, mais dont le diagnostic est plutôt à faire avec la tuberculose pulmonaire rapide, la phtisie galopante ; je m'arrêterai cependant sur la pleurésie pour rechercher s'il est possible de distinguer d'un épanchement pleurétique simple, l'épanchement symptomatique de la tuberculose généralisée. Ici encore pour étayer le diagnostic il faudra se reporter aux antécédents héréditaires et personnels du malade, à la marche de l'affection qui prendra un grand poids ; il importera de rechercher si le début peut se rapporter à une cause connue ou semble être né sans raison apparente. La pleurésie franche s'accompagne d'un point de côté plus accentué et moins fugace que celui de la pleurésie tuberculeuse, l'examen des divers organes, négatif dans la pleurésie simple, donnera des renseignements précieux dans le cas contraire et l'hypertrophie de la rate, caractéristique d'un état général infectieux, devra éveiller dans votre esprit les plus sérieux soupçons.

Méfiez-vous également des épanchements dont l'évolution se fait d'une manière anormale et dont la disparition trop rapide, loin d'être rassurante, est un symptôme alarmant. Ce ne sont là que des signes de probabilité et si, soupçonnant une lésion tuberculeuse derrière cette manifestation pleurétique, vous tenez à lever tous vos doutes, il vous reste un moyen sûr d'affirmer la nature de l'épanchement. Il suffit pour cela, avec une seringue de Pravaz ou mieux de Straus, après avoir soigneusement désinfecté l'instrument et pris les précautions antiseptiques les plus minutieuses, de retirer par une ponction capillaire quelques centimètres cubes de liquide que vous injecterez ensuite dans le péritoine d'un ou deux cobayes ; ces animaux, mis scrupuleusement à l'abri de toute autre cause de contagion et maintenus dans de bonnes conditions hygiéniques, montreront au bout de dix à douze jours, si le liquide injecté était de nature tuberculeuse, des altérations de même ordre, qui pour être probantes, devront présenter leur maximum d'intensité dans le péritoine où se sera faite la localisation première de l'infection. Cette distinction de la nature de l'épanchement tuberculeux ou non est à faire, quoiqu'on ait pu prétendre et bien qu'on ait dernièrement nié l'existence de la pleurésie franche, allant trop loin dans une réaction juste d'ailleurs en principe. Il est indiscutable qu'on peut voir se développer un épanchement pleurétique chez des individus indemnes de toute tare tuberculeuse antérieure et n'ayant jamais dans la suite éprouvé un accident quelconque de cette nature. Je puis vous citer le cas d'un de mes clients, dont les antécédents de famille et personnels n'ont jamais rien présenté de suspect, d'un état de santé et d'un développement musculaire remarquables ; sa femme est bien portante ainsi que ses deux filles, dont l'une est mariée et mère d'un enfant en bonne santé. Or, il y a quinze ans, il fut atteint d'une pleurésie droite avec épanchement abondant ; je ne voulus pas évacuer le liquide par la thoracentèse, peu partisan d'ailleurs que je suis de cette pratique, lorsque la gêne respiratoire n'en fait pas une obligation. Le liquide ne disparut qu'au bout de six semaines et trois mois après persistaient du haut en bas de la poitrine des frottements d'une rudesse et d'une netteté remarquables.

Pendant un an les efforts respiratoires déterminèrent encore quelques tiraillements douloureux, qui finirent par disparaître sans que jamais depuis rien vînt rappeler l'existence antérieure de cette pleurésie. Je crois difficile d'accuser une telle personne d'être tuberculeuse.

Nous arrivons maintenant à l'étude de la phthisie pulmonaire proprement dite, c'est-à-dire de la tuberculose pulmonaire dont la marche est essentiellement variable, ordinairement de longue durée mais revêtant quelquefois une allure rapide et aboutissant toujours à un état de consomption finale ; c'est-à-dire encore de la phtisie dans sa double acception de consomption et de bacillose pulmonaire.

Au point de vue anatomique, ce qu'il faut noter c'est l'envahissement plus ou moins rapide du poumon, avec formation de masses plus ou moins volumineuses occupant d'une manière prédominante un ou plusieurs lobes du poumon, avec tendance à la destruction du tissu morbide et à la formation de cavernes. Ce qui est frappant encore c'est la localisation particulière, l'élection spéciale en quelque sorte que marque la maladie pour le sommet : c'est là que débute la lésion, là qu'elle présentera la phase la plus avancée de son évolution, tandis que les altérations se montreront de moins en moins profondes à mesure qu'elles se rapprocheront de la base qui pourra même être saine.

Il s'agit donc d'une maladie infectieuse mais développée dans un organe spécial avec plus ou moins de rapidité, affectant ordinairement une allure chronique ou subaiguë, pouvant rester limitée pendant une durée parfois fort longue, et même d'une manière presque définitive, mais soumise aux mêmes lois que toutes les tuberculoses locales et susceptible comme elles de devenir le point de départ d'une généralisation complète. Quelle que soit la forme qu'elle prenne ou le point où elle prédomine, vous verrez des sujets qui pendant vingt ou trente ans avaient vécu porteurs d'une lésion tuberculeuse chronique du poumon et qui succomberont soit à la tuberculose miliaire généralisée, soit à une poussée secondaire au niveau des organes respiratoires eux-mêmes, soit à des manifestations méningées. Ici encore nous nous trouverons donc en présence de modifications nombreuses auxquelles répondront des variétés cliniques également nombreuses; mais avant de les passer en revue il convient de nous arrêter sur quelques points spéciaux d'étiologie et d'anatomie pathologique sans revenir toutefois sur les notions générales déjà acquises.

Il est intéressant, en premier lieu, de rechercher les causes qui favorisent la détermination spéciale et la localisation de la maladie sur l'appareil pulmonaire et lui donnent en même temps le caractère des cas développés sous l'influence de la contagion. La phtisie pulmonaire est en effet la forme la plus fréquente de la tuberculose acquise et les cas transmis de malade à malade, nés sous l'influence de l'aspiration de poussières contenant les microbes, de crachats desséchés, rappellent de tous points les résultats obtenus par les expériences de pulvérisation de Tappeiner sur les animaux; une expérimentation malheureuse porta même involontairement sur l'homme: un garçon de laboratoire de Tappeiner pénétra malgré les recommandations les plus formelles dans les chambres d'inhalation et succomba bientôt avec des lésions tuberculeuses du poumon. Il y a donc là un rapprochement à faire entre la phtisie pulmonaire et les faits déterminés par l'inhalation ou l'injection dans les voies respiratoires de matières tuberculeuses. De part et d'autre et contrairement à la généralisation qui s'observe dans la tuberculose héréditaire, les lésions s'accusent par l'existence d'altérations massives occupant le sommet du poumon, de gros blocs envahissant parfois tout un lobe ou un certain nombre de lobules confluents.

Les professions ne sont pas sans exercer sur la fréquence de la phtisie pulmonaire une influence dont il faut tenir un certain compte. On a beaucoup incriminé les professions qui déterminent la fatigue des organes respiratoires en nécessitant un travail excessif ou prolongé de la voix : dans cette catégorie rentrent les crieurs publics, les artistes, les avocats, les professeurs, qui ont passé pour prédisposés de par leur état à la tuberculose, jusqu'au jour où l'on s'est aperçu que les troubles dont ils souffraient relevaient simplement de la laryngo-pharyngite glanduleuse.

Il en est de même de l'action des instruments à vent, dont l'usage peut déterminer de l'emphysème ou de la bronchite, mais non la phtisie pulmonaire ; je n'en dirai pas autant des professions dites à poussière ; car les statistiques bien établies démontrent leur influence réelle. Le fait est indiscutable et la seule difficulté réside dans son interprétation : on a mis en avant les mauvaises conditions hygiéniques et la contagion résultant du travail en commun dans les ateliers de grandeur insuffisante et malsains ; mais bien d'autres industries s'exercent au milieu des mêmes inconvénients. Il est certain qu'ici un nouveau facteur entre en jeu et je crois qu'il faut en venir à l'explication suivante : toutes les affections pulmonaires rencontrées chez les individus de cet ordre ne sont pas de nature tuberculeuse ; car ils présentent fréquemment des bronchites, certaines pneumonies chroniques avec épaississement des cloisons et sclérose du tissu conjonctif, dues au traumatisme interne qu'ont produit les poussières.

Cependant à un moment donné on constate chez ces malades la présence du bacille : c'est qu'alors la lésion primitive, simple au début, a diminué la résistance des tissus, en a altéré la structure et qu'il en est résulté une porte d'entrée par laquelle a pénétré le bacille, un terrain favorable sur lequel il s'est installé, s'est développé, s'est multiplié, donnant lieu par la suite aux accidents accoutumés.

C'est ainsi qu'agissent aussi certaines maladies générales, certaines fièvres à déterminations broncho-pulmonaires, et sans m'attarder aux bronchites, j'insisterai sur la dilatation bronchique en raison des discussions dont elle a été l'objet. Il est certain, et les recherches de Barth le père l'ont prouvé, que la dilatation des bronches n'est pas toujours indépendante de la tuberculose; mais il faut noter ce fait, c'est qu'en cas de coexistence des deux maladies, la tuberculose est secondaire, l'affection des bronches s'est montrée à part. Au niveau de ces organes altérés dont l'épithélium est malade ou disparu, creusés d'anfractuosités où stagne le mucus, le bacille a pénétré et créé une nouvelle affection, comme le professeur Grancher a pu le constater chez plusieurs malades à l'hôpital.

L'influence du traumatisme sur le développement de la phtisie pulmonaire a également attiré l'attention depuis les travaux de Lebert, de Schultze, de Mendelsohn jusqu'à ceux plus récents de Potain et de Jaccoud; c'est là un fait d'expérience assez commun et qu'on peut rapprocher de ce qui s'observe dans certaines affections chirurgicales où à un traumatisme quelconque, à une entorse par exemple succède une arthrite fongueuse. Ce n'est pas seulement le traumatisme accidentel, mais aussi le traumatisme chronique qu'on peut incriminer et Perroud a constaté chez les bateliers de la Saône et du Rhône la prédominance des lésions tuberculeuses du côté où ils appuient la longue perche appelée le *harpi*, dont ils se servent pour diriger leurs bateaux. Le froid exerce également une action sur l'apparition des accidents pulmonaires de la tuberculose ou sur leur aggravation ; ici encore il ne faut pas confondre et méconnaître l'action seulement indirecte de ce facteur; le froid détermine une bronchite ou une broncho-pneumonie sur laquelle vient se greffer la bacillose.

Il nous reste un dernier point à étudier au sujet de l'étiologie, et à rechercher sous quelle influence se fait la localisation à la partie supérieure du poumon. On a dit, Waldenburg et Freund principalement, que à ce niveau la respiration était moins active, fait très exact, moins chez la femme que chez l'homme en raison de la variété du type respiratoire que vous connaissez, cependant cette différence entre les sexes est moins accusée pour le sommet même, et la région sus-claviculaire reste toujours paresseuse. De cette moindre activité, il résulte une stagnation plus prolongée de l'air et des mucosités, facilitant le séjour des bacilles ; peut-être aussi, comme le pense le professeur Germain Sée, l'oxygène est-il moins renouvelé et le bacille trouve-t-il dans cette circonstance une condition favorable à sa vitalité.

Quelques auteurs, Aufrecht en première ligne, ont prétendu que cette insuffisance respiratoire favorisait l'apparition des lésions épithéliales et que les irritations inflammatoires avaient tendance à se développer au sommet; mais cette opinion est en désaccord complet avec ce que nous apprend la clinique et vous savez que la bronchite simple apparaît partout, sauf au sommet, et que sa localisation à ce niveau est toujours suspecte et permet presque d'affirmer la tuberculose lorsqu'elle persiste un certain temps.

En résumé, il y a là un fait dont la réalité est certaine, mais dont l'interprétation est encore douteuse. De cette insuffisance respiratoire on peut rapprocher la part active que semblent prendre certaines conformations thoraciques et surtout l'étroitesse de la poitrine. Vous savez toute l'importance qu'a prise cette question pour le recrutement des troupes et que le périmètre thoracique joue maintenant à ce point de vue le rôle que jouait la taille précédemment. D'après Walshe, il doit dépasser de plusieurs centimètres la moitié de la taille du sujet, et chez un homme moyen mesuré au niveau de la sixième côte donner 0,838.

Que faut-il penser de la coïncidence fréquente de la tuberculose pulmonaire avec certaines conformations thoraciques ; celles-ci ont-elles une influence en favorisant la stagnation de l'air et le mauvais fonctionnement du poumon, ou ne vaut-il pas mieux renverser la proposition et les considérer comme une première tare dépendant de la tuberculose? Vous savez en effet les ravages que fait cette maladie chez les rachitiques surtout dans le jeune âge.

VINGT ET UNIÈME LEÇON

Sommaire. — Lésions pulmonaires. — Infiltration grise. — Infiltration jaune. — Nature des cavernes, structure de leurs parois. — Vaisseaux traversant les cavernes. — Hémoptysies foudroyantes. — Processus de guérison du tubercule. — Lésions de la plèvre.

Je vous décrirai aussi dès maintenant les lésions anatomiques que nous offre à étudier la pthisie pulmonaire et même les symptômes cliniques qui la caractérisent, avant d'achever ce qui me reste à vous dire des formes aiguës ou galopantes, espérant, par cet ordre un peu différent de celui auquel vous ont habitués vos livres, vous faire mieux comprendre un certain nombre de points. Ce qui frappe à première vue et à l'œil nu, ce sont les altérations dont le poumon constitue le siège principal, sinon exclusif, puisque partout se retrouvent les traces de l'infection : c'est le poumon en effet, ou mieux l'appareil respiratoire qui, à l'autopsie, attire le premier l'attention, par le nombre et la gravité des lésions reproduisant toutes les phases de l'évolution du tubercule et distribuées dans toute la hauteur de l'organe, pour peu que l'affection ait marché lentement et duré quelques mois ou quelques années. Règle générale, leur répartition est assez régulière, et l'anatomie pathologique, contrôlant les données de la clinique, les confirme pleinement en montrant le maximum des lésions localisées à la partie supérieure du poumon et quelquefois exclusivement limitées à cette région. Ceci cependant n'est vrai que pour les adultes et les vieillards ; d'ordinaire chez l'enfant le sommet est indemne, à moins que tout le poumon ne soit malade, et les lésions les plus sérieuses siègent à la partie moyenne ou même dans le lobe inférieur de l'organe ; il en est ainsi non seulement dans la première enfance, mais aussi dans la seconde jusqu'à l'âge de dix ou douze ans, et c'est là une connaissance importante pour le diagnostic de la tuberculose à cette époque de la vie. Mais chez l'adulte, je vous le répète, c'est au sommet du poumon que les altérations prédominent et se montrent à leur degré le plus avancé.

A ce niveau, vous trouverez par exemple des cavernes entourées d'une zone de tubercules jaunes caséeux affectant une disposition variable, de noyaux de broncho-pneumonie, soit noyés au milieu d'une infiltration grise demi-transparente, soit environnés de granulations grises disséminées, vrais noyaux erratiques montrant bien le processus de la lésion.

Lorsque, faisant l'autopsie d'un individu mort de tuberculose chronique, vous avez retiré les poumons de la poitrine, ce qui offre une certaine difficulté, vous apprendrez bientôt pourquoi, vous remarquez que ce viscère ne s'affaisse plus comme à l'état sain, qu'il présente une résistance inaccoutumée, que le parenchyme est densifié et que des fragments de certaines portions, plongés dans l'eau, gagneraient immédiatement le fond du vase. Si vous pratiquez dans un tel poumon une coupe verticale de haut en bas vous verrez les lésions aller en s'atténuant du sommet à la base ; au sommet vous trouverez soit des cavernes, soit des lésions de broncho-pneumonie tuberculeuse, quelquefois en noyaux plus ou moins gros, plus ou moins confluents, parfois isolés, mais affectant souvent la forme pseudo-lobaire, envahissant un lobe dans son entier ou dans sa plus grande partie et formant un bloc unique.

Lorsque ces noyaux sont séparés, ils alternent avec des zones congestionnées ou restées saines, près desquelles ils tranchent par leur consistance et leur couleur. Mais pour vous décrire ces lésions dans leur ensemble, il me faudra revenir aux dénominations macroscopiques, créées par Laënnec, d'infiltration grise demi-transparente, d'infiltration jaune ou état caséeux, et de ramollissement et de cavernes, réservant pour plus tard la signification histologique de ces différents termes. Ces diverses phases du processus sont ordinairement confondues sur un même poumon, quelquefois entremêlées sans lien apparent, ou le plus souvent accumulées dans différents lobules.

L'infiltration grise se présente avec un aspect identique à celui de la granulation grise mais étalée sur une large surface ; c'est le même tissu de nouvelle formation en apparence, mais seulement modifié, la même coloration généralement grisâtre qui peut être rendue méconnaissable macroscopiquement et microscopiquement par les matières noires contenues dans le poumon. Il en résulte une apparence marbrée, des plaques plus ou moins distinctes dans leurs contours, où les vaisseaux et les bronches sont encore reconnaissables en partie, occupant un certain nombre de lobules ou le plus souvent seulement des fractions de lobule, car il est rare de voir de grandes surfaces envahies par l'infiltration grise, sauf dans quelques formes spéciales. Ce tissu est mollasse, ne résiste pas sous le couteau, forme une masse en quelque sorte tremblotante.

Il n'en est pas cependant toujours ainsi, et parfois tout en restant demi-transparent et grisâtre, le tissu offre une certaine résistance, accusant une tendance à la transformation fibreuse, éventualité heureuse qui se réalise dans les formes essentiellement chroniques, où l'évolution de la maladie met dix, quinze, vingt ans avant d'arriver à son terme, n'atteignant que dans une proportion restreinte l'activité de l'individu et n'entravant que partiellement sa vie. Les limites de telles lésions sont généralement assez nettes, marquées qu'elles sont par l'épaississement fibreux des cloisons interlobulaires, qui forment ainsi une sorte de coque résistante au tubercule qui peut être lui-même également induré et devenu fibreux ou crétacé.

La même analogie existe entre l'infiltration jaune et la granulation jaune, le tubercule caséeux; elle consiste en masses caséeuses, d'apparence broncho-pneumonique, formant de vrais marrons plus ou moins irréguliers, constitués par une substance jaunâtre ou jaune verdâtre vraiment comparable à certains fromages. La coupe la montre plus ou moins sèche et d'une certaine friabilité; quelquefois les lobules sont faciles à séparer en raison de l'infiltration grise environnante.

Ces masses à bords plus ou moins nets sont remarquables par leur coloration qui tranche parfois complètement sur les tissus voisins sains ou congestionnés ou qui peuvent être également envahis par l'infiltration grise et semés de granulations ; elles sont aussi remarquables par leur volume égal souvent à celui d'un lobule, mais qui peut prendre les dimensions d'une noisette, d'une noix, d'un petit œuf, n'atteignant cette grosseur que dans les formes subaiguës ou aiguës.

Plus tard, le ramollissement envahit cette infiltration jaune, débutant toujours par le centre au niveau duquel apparaît une masse demi-molle, de la consistance d'une crème épaisse, se détachant facilement sous l'action d'un simple filet d'eau et laissant à sa place une cavernule artificiellement formée, à surface irrégulière et creusée d'anfractuosités. L'examen à l'œil nu ou à la loupe ne permet plus de distinguer les éléments des tissus tous confondus et c'est à peine s'il est possible de reconnaître les vestiges des gros vaisseaux et des bronches.

Seuls leur volume et leur apparence massive différencient les masses pseudo-lobaires soumises aux mêmes transformations. Ce ramollissement fait des progrès de plus en plus considérables et, au bout d'un temps variable, aboutit à la formation de cavernes.

Nous définirons, si vous le voulez, la caverne, l'espace vide laissé par des masses plus ou moins volumineuses tombées en déliquescence et évacuées par les bronches, se montrant à la coupe sous forme de cavité creusée dans le parenchyme pulmonaire. Si cette caverne est unique, elle est ordinairement plus volumineuse et peut atteindre des dimensions considérables, permettant d'y loger un œuf ou une orange ; elles sont plus énormes encore parfois, je vous citerai le cas d'un malade qui m'a été montré par mon ami, M. le Dr Ferrand, et chez lequel une caverne avait détruit les deux tiers du poumon, donnant à penser à l'existence d'un pyopneumothorax. La surface interne présente un caractère de la plus haute importance et qui dans le cas que je viens de vous rapporter, avant même l'examen histologique, avait permis de reconnaître la nature de la lésion. Cette surface est essentiellement irrégulière, tant que la caverne est en voie de développement, ou, si vous le voulez, le mot est des plus justes, en voie d'ulcération; elle est constituée par un détritus jaunâtre, grisâtre ou brunâtre rappelant la substance caséeuse en voie de ramollissement.

Lorsque les cavernes sont multiples, elles sont anfractueuses, communiquent entre elles, et sans exception avec une bronche plus ou moins largement ouverte, largement toujours si la caverne est considérable, indirectement quelquefois pour les cavernules.

Au bout d'un temps variable s'élevant au moins à plusieurs mois, la substance qui limitait la caverne disparaît, entraînée par la suppuration et la paroi change d'aspect; on voit alors des colonnes qui traversent cette cavité, soit à la façon de brides fixes à leurs deux extrémités et libres dans tout le reste de leur étendue, soit adhérentes par leurs extrémités et un de leurs bords, soit saillantes en un point seulement et quelquefois flottantes.

La surface est moins tomenteuse, moins villeuse et rappelle les piliers musculaires du cœur par toutes ces colonnes dues à la persistance des vaisseaux ou de débris de tissu interlobulaire.

Mais il peut se manisfester une tendance à la cicatrisation, moins complète malheureusement qu'on ne pourrait le désirer et le tissu prend l'aspect fibroïde, devient fibreux, formant en quelque sorte une membrane plus ou moins lisse, plus ou moins régulièrement polie et bien décrite par Laënnec. Si, allant plus loin vers la guérison, la cicatrisation s'affirme, si le tissu se rétracte au point de déterminer la disparition de la caverne, les vestiges de la lésion ancienne s'accusent sur la surface externe du poumon qui devient gaufrée et prend, selon la comparaison de Laënnec, l'aspect d'une bourse liée par un cordon.

Le contenu des cavernes est variable : tantôt, si la lésion est en voie de développement, elles seront remplies de matière caséeuse commençant à se détacher et dont un fragment sera à peine adhérent au milieu de substances en voie de déliquescence ; tantôt, si le travail morbide est plus avancé, elles seront pleines d'un liquide puriforme d'une densité moindre que le caséum et devenant muco-purulent ; enfin si le travail cicatrisant se développe et que le malade marche vers la guérison, elles ne contiennent plus qu'une sécrétion séro-muqueuse.

J'insisterai plus tard sur les caractères histologiques des tissus ainsi éliminés et qui retrouvés dans les crachats peuvent aider puissamment au diagnostic. — J'ajouterai quelques mots seulement au sujet des colonnes qui sillonnent certaines cavernes et qu'à première vue on reconnaît pour de grosses bronches ou de gros vaisseaux disséqués en quelque sorte. Telle est en effet leur origine dans la plupart des cas, mais toutefois ces artères ainsi isolées peuvent subir des modifications, au premier rang desquelles se placent les anévrismes, conditions anatomiques essentielles des hémoptysies foudroyantes, elles peuvent être aussi le siège d'oblitérations partielles. Enfin assez souvent ces colonnes sont constituées simplement par des travées fibreuses, débris des cloisons interlobulaires épaissies.

Il nous reste à étudier suivant quel mode se distribuent ces lésions : au sommet se rencontrent une ou plusieurs cavernes limitées par l'induration ambiante. De gros blocs caséeux, parfois déjà creusés à leur centre et entourés d'une couronne plus ou moins large de broncho-pneumonie et d'infiltration grise combinées, marquent la zone d'envahissement et transforment cette région du poumon en un tissu densifié dont le pouvoir respiratoire est gravement amoindri, sinon disparu. Sur une coupe on voit autour de la caverne le tissu du lobe supérieur ou même du lobe moyen criblé de granulations ou mieux semé de lobules malades réunis en grappes, de tubercules cohérents et dégénérés, environnés de tissu d'infiltration grise demi-transparente, d'aspect gélatineux, si l'évolution a été rapide, fibroïde et résistant dans les formes chroniques; il peut exister alors de nombreux noyaux qu'il est possible d'énucléer et le poumon se transforme en une sorte de charpente fibreuse.

Les matières noires qui criblent le poumon font apparaître la surface absolument marbrée, disposition qui avait fait décrire ces lésions comme pneumonie chronique des tuberculeux, notamment par Monneret.

Souvent même dans les formes heureuses, la résistance des productions morbides augmente; elles deviennent fibreuses, un peu jaunâtres, et prennent en un mot tous les traits caractéristiques de la granulation tuberculeuse guérie ou en voie de guérison; dans d'autres cas les matières tuberculeuses du poumon deviennent crétacées, se transformant en une masse criant sous le scalpel, constituée par du tissu osséiforme ou véritables pierres, véritables calculs, formés de phosphate et de carbonate de chaux qu'on peut rencontrer aussi sous l'aspect crayeux et faisant effervescence en présence des acides qui leur rendent alors leur transparence première.

D'ailleurs, il ne faut pas oublier que nous nous trouvons toujours en face d'une maladie infectieuse et par là même à tendance envahissante ; sauf dans les cas où la maladie est éteinte, cette propagation suit sa marche et détermine des lésions secondaires sur lesquelles je n'ai plus besoin d'insister après ce que je vous ai dit des formes généralisées.

Vous trouverez donc autour des lésions anciennes, presque toujours auprès des lésions récentes, sauf en cas de mort par maladie intercurrente ou de guérison, des noyaux de broncho-pneumonie tuberculeuse avec des granulations en grappe, distribués autour des bronches, ou des granulations tuberculeuses isolées et dessinant dans le tissu pulmonaire des îlots rarement sains et le plus souvent congestionnés ou œdématiés. En face de cette coexistence simultanée des différents degrés de la lésion tuberculeuse du poumon souvent propagée d'ailleurs aux autres organes, il n'est plus possible de mettre en doute l'identité de nature de ces altérations et l'unité de la tuberculose, admises d'ailleurs par tout le monde aujourd'hui.

L'épaississement, qui, parfois, isole les points dégénérés du poumon, ne porte pas seulement sur les cloisons interlobulaires; à plusieurs reprises déjà vous avez pu comprendre que la plèvre participe au travail morbide et peut opposer une barrière au moins momentanée à l'envahissement des granulations, bien que déterminant une adhérence intime entre les différents lobes.

Il n'est peut-être pas un cas de phtisie pulmonaire développé sans modifications de la séreuse pleurale : les lésions aiguës sont possibles mais peu fréquentes et ce n'est que rarement que se rencontre la pleurésie avec épanchement séreux, plus rarement encore avec épanchement purulent, à moins cependant de complication ayant déterminé la production d'un pyopneumothorax ; les lésion chroniques sont au contraire presque constantes, se traduisant surtout par des adhérences : celles-ci lorsqu'elles sont molles, filamenteuses, n'établissant aucun contact immédiat entre les deux feuillets de la séreuse, peuvent être aussi le résultat d'accidents subaigus ou même aigus plus ou moins anciens, de poussées granuliques antérieures ou récentes ; mais le plus souvent les deux feuillets sont intimement unis, il existe une symphyse pleurale véritable et voilà pourquoi l'autopsie est rendue difficile, pourquoi le poumon se déchire lorsqu'on veut l'enlever de la poitrine, à moins d'user d'un artifice et d'avoir soin de décoller la plèvre pariétale de la paroi costale et d'enlever la totalité de cette séreuse. On met ainsi en évidence un tissu d'une épaisseur quelquefois considérable, atteignant un demi-centimètre ou un centimètre, fusionné avec les granulations et les follicules tuberculeux.

Cet épaississement est important à connaître, car il explique comment le tissu fibreux ainsi formé va opposer une barrière au développement du mal, empêchant la tuberculisation des côtes et l'apparition de fistules cutanées, et rendant impossible le pneumothorax grâce à la fusion de la plèvre viscérale et de la plèvre pariétale.

Les mêmes adhérences se reproduisent au niveau des scissures interlobaires qu'elles font disparaître et aussi au niveau de la plèvre, diaphragmatique et médiastine, et parfois le poumon, la plèvre le péricarde et le cœur ne font plus qu'un bloc unique ; souvent aussi le foie contracte des adhérences complètes avec le diaphragme et je puis vous montrer une pièce où le poumon, le diaphragme et le foie sont complètement réunis par l'intermédiaire des séreuses.

Ces tissus ainsi néo-formés ne sont pas normaux et peuvent contenir des follicules tuberculeux ; ils sont de plus le siège d'une vascularisation importante, surtout du côté de la plèvre pariétale et au niveau des cavernes, et les vaisseaux ainsi formés, comme l'a montré Natalis Guillot, peuvent, en communiquant avec les artères intercostales établir une circulation accidentelle.

VINGT-DEUXIÈME LEÇON

SOMMAIRE. — Nature du tubercule. — Théorie de Virchow. — Tubercule massif ou pneumonique. — Broncho-pneumonie tuberculeuse. — Identité de la structure du tubercule dans toutes les lésions. — Altérations des bronches et des ganglions.

Depuis les recherches que fit Lebert en 1844-45 sur la structure du tubercule, de nombreux travaux parurent sur ce même sujet, accusant des divergences profondes.

Tandis que les uns, appliquant la doctrine de Laënnec à l'étude histologique, soutenaient l'identité complète des grosses lésions tuberculeuses et des granulations subissant les trois mêmes phases, d'autres, Virchow en première ligne, ne voulaient reconnaître comme lésion tuberculeuse que la seule granulation se présentant dans le poumon avec les mêmes caractères que dans les séreuses, considérant que tout le reste était le fait d'une pneumonie surajoutée, de lésions conjonctives, auxquelles il faut joindre maintenant la présence des globules blancs venus des vaisseaux voisins par diapédèse. Plus logiquement Reinhardt repoussait le processus pneumonique proprement dit ou broncho-pneumonique.

La découverte du bacille de Koch fit singulièrement diminuer le nombre des partisans de la théorie de Virchow et cette manière de voir n'est plus que rarement soutenue. Depuis lors en effet nous avons appris que les grosses lésions, les cavernes, l'infiltration, la pneumonie caséeuse sont identiques par leur nature et par leur origine aux granulations et aux petits tubercules. Aujourd'hui la démonstration est facile et nous savons que simplement le bacille détermine des processus de deux ordres différents, qui peuvent se confondre et sont ordinairement combinés, bien que la prédominance soit fréquente et que les granulations grises plus ou moins modifiées ou les lésions à forme broncho-pneumonique puissent se développer presque à l'exclusion l'une de l'autre.

Les travaux de Koch et de Baumgarten sont venus, par la constatation des bacilles aussi bien dans les granulations que dans les grosses lésions à forme de broncho-pneumonie ou de pneumonie lobaire, donner une éclatante confirmation aux recherches de Grancher, de Thaon, de Charcot.

Il nous faut donc étudier successivement ces deux variétés d'altérations du poumon puisqu'elles relèvent l'une et l'autre de la tuberculose.

Dans le poumon de même que dans les séreuses, les granulations se montrent conformes dans leur structure à la description de Virchow; elles sont constituées par les éléments cellulaires jeunes qui semblent prendre leur point de départ dans les cellules fixes du tissu conjonctif auxquelles il faut ajouter les cellules migratrices.

Mais dans le poumon ce n'est pas toujours aux dépens de ce tissu et des cloisons inter-alvéolaires ou des parois bronchiques que se développent ces éléments et ils peuvent également provenir des alvéoles et donner lieu à une véritable pneumonie alvéolaire.

Les détails de structure sont toujours identiques quelles que soient les variations dans le volume des lésions de broncho-pneumonie tuberculeuse. Tantôt en effet elles se présentent sous forme de petits noyaux de pneumonie alvéolaire, en rapport avec une bronche, affectant un siège spécial dont nous nous occuperons, et criblés de bacilles : tantôt agglomérées dans des lobules isolés ou réunis en grappes, au voisinage de cavernes ou de masses tuberculeuses, elles sont en voie d'accroissement et répondent à des poussées tuberculeuses qui viennent modifier la marche de la maladie ; il en résulte des signes stéthoscopiques nouveaux dont la constatation permet de suivre les progrès de l'affection et d'établir le pronostic.

Tantôt elles forment de grosses masses, ce que Grancher a appelé le tubercule massif, le tubercule pneumonique.

De nombreuses ressemblances existent entre ces masses et les lésions de la broncho-pneumonie vulgaire, tant au point de vue macroscopique que microscopique ; faut-il en déduire que toute broncho-pneumonie est de nature tuberculeuse? Ce serait aller trop loin, parce que d'abord la ressemblance des lésions n'en implique pas l'identité, et lors même qu'elles seraient identiques, cela prouverait simplement que le poumon et l'arbre bronchique réagissent toujours de même, que ce soit le bacille de Koch, ou le microbe pneumonique qui provoque cette réaction. Ne retrouvez-vous pas l'analogue de ce fait dans les expériences de H. Martin, déterminant de faux tubercules dans les séreuses, dans les pseudo-tubercules de Malassez et Vignal où, sauf le bacille, tout rappelait les caractères de la tuberculose vulgaire? L'examen bactériologique seul peut donc trancher la question et marquera la différence entre les lésions de la broncho-pneumonie simple et de la broncho-pneumonie tuberculeuse. Même dans ce dernier cas, je tends à croire que ce n'est pas toujours le bacille de Koch qui est en cause et peut-être y a-t-il là l'explication de certaines différences cliniques.

Voyons maintenant les détails histologiques répondant aux différentes phases de la tuberculose pulmonaire chronique.

Je n'ai pas besoin d'insister sur la période initiale et sur le mode de début entièrement analogue à ce qui se passe dans la tuberculose miliaire aiguë généralisée en tant que structure et évolution des granulations : ce sont elles qui constituent la première étape ; ce sont elles qui se retrouvent toujours aux alentours des grosses lésions, soit réunies en grappes autour des bronches, soit isolées les unes des autres, mais ce qui marque la différence entre ces deux formes de l'infection tuberculeuse, c'est la localisation. Dans la phtisie pulmonaire, les granulations ne sont plus disséminées dans toute l'économie, elles apparaissent confluentes au sommet du poumon, déterminant plus ou moins rapidement autour d'elles un travail de réaction qui envahit les alvéoles, lorsque ce n'est pas à leur niveau que s'est faite la première localisation. Mais que les alvéoles soient atteints primitivement ou secondairement, la conséquence est la même, il en résulte un noyau qui, par son volume et sa densité, modifiera à son niveau la respiration et fera naître les signes stéthoscopiques révélateurs de l'induration. Ainsi limitée au sommet du poumon, cette induration devient de bien près synonyme de tuberculose pulmonaire.

Il est un siège histologique encore plus précis qu'affectionne la granulation, et Rindfleisch a montré qu'elle se développe avec une prédilection toute particulière au point précis où la bronche lobulaire va pénétrer dans l'intérieur du lobule. C'est qu'à ce niveau la bronche se subdivise et qu'en ce point la matière tuberculeuse, comme on l'appelait autrefois, bacillifère, dirions-nous aujourd'hui, s'arrête plus facilement, et le bacille peut plus aisément se fixer et s'inoculer sur un terrain favorable. Il ne faudrait cependant pas exagérer et généraliser cette règle, vous vous souvenez en effet que le tubercule au début peut se rencontrer sur les limites du lobule, dans les cloisons, dans les alvéoles périphériques et même dans les portions les plus centrales de l'acinus.

Les grosses lésions répondant à un degré plus avancé de la maladie se montrent sous la forme de broncho-pneumonie tuberculeuse ou d'un gros tubercule, tubercule massif ou pneumonique de Grancher ; elles sont aussi constituées parfois par des amas de granulations caséifiées, cohérentes, donnant naissance à un bloc en apparence unique mais où le microscope montre des subdivisions nombreuses, qui témoignent de la multiplicité des lésions au début. On rencontre surtout les altérations de cet ordre dans les cas où l'évolution a été aiguë ou subaiguë.

Dans les formes réellement chroniques, ce qu'on constate est un peu différent et on rencontre surtout ces surfaces marbrées, caséeuses au centre, entourées d'infiltration grise, dont je vous ai déjà entretenu.

En même temps, il existe de l'épaississement des cloisons, des accumulations nucléaires dont il faut suspecter toujours la nature dans la broncho-pneumonie ; c'est là que vous verrez la tendance à la transformation caséeuse et les accumulations bacillaires envahissant plus ou moins vite la totalité du lobule.

La distribution de ces altérations est assez irrégulière, et à côté de groupes lobulaires ayant subi de telles transformations, s'en rencontrent d'autres où l'évolution est beaucoup moins avancée. En tout cas le caractère dominant c'est la tendance à la sécheresse et à la dégénérescence caséeuse.

En étudiant une coupe comprenant un certain nombre de

lobules, on voit que les lésions siègent surtout au centre de ces lobules, intéressant primitivement et au maximum le pourtour de la bronche, donnant lieu à un véritable nodule péri-bronchique dont le centre passera le premier à l'état caséeux tandis qu'à la périphérie ne se rencontreront que des modifications moins avancées, de la broncho-pneumonie épithéliale par exemple. Sous l'action du picro-carmin, la partie centrale caséeuse ne fixant que l'acide picrique prend une teinte jaune, tandis que la zone extérieure, formée d'éléments altérés et modifiés mais encore reconnaissables et vivants, prend le carmin au moins au niveau des noyaux et se colore en rouge. L'aspect avec le carmin d'alun est un peu différent : la partie centrale formée d'éléments en voie de destruction granulo-graisseuse, dont les noyaux ne vivent plus, reste indifférente vis-à-vis de la matière colorante et garde son aspect habituel, tandis que les cellules qui les entourent et sont encore vivantes prennent une teinte rose, marquée surtout pour les noyaux. Ce sont là des données qui vous semblent peut-être théoriques, mais qu'il vous sera facile de contrôler par vous-mêmes.

Il y a donc là une ressemblance parfaite avec les modifications anatomiques de la broncho-pneumonie affectant surtout le centre du lobule et déterminant à la périphérie des désordres moins avancés.

Quoi qu'il en soit, au milieu d'un lobule semblablement modifié, il n'est plus possible de rien distinguer ; les bronches, les vaisseaux ne sont plus reconnaissables et à la périphérie seulement on peut retrouver quelques fibres élastiques, mais ayant, elles aussi, subi des changements. — On retrouve également les cellules épithéliales intra-alvéolaires gonflées, globuleuses, dont les noyaux se colorent et sont parfois multiples. Ces cellules sont accumulées, partiellement confondues, quelquefois granulo-graisseuses, mélangées à des leucocytes venus des vaisseaux voisins par diapédèse, enfin à de la fibrine visible sur les coupes, surtout après l'action de la liqueur de Muller. M. le professeur Cornil a en effet bien démontré que la broncho-pneumonie tuberculeuse pouvait être fibrineuse aussi bien que la broncho-pneumonie simple ; tous ces divers éléments sont contenus dans des parois alvéolaires un peu épaisses, infiltrées d'éléments nucléaires et renfermant des fibres élastiques incolores mais réfringentes. Pour terminer cette description des grosses masses tuberculeuses, j'ajouterai quelques mots sur les cellules géantes dont le rôle est important, quoique relatif : important, parce qu'avant la découverte des bacilles, leur connaissance a puissamment contribué à rétablir la vérité au sujet de la tuberculose ; relatif, parce que maintenant nous les savons inconstantes, sans être d'ailleurs l'apanage exclusif des lésions tuberculeuses. Elles se rencontrent surtout dans les formes subaiguës ou fibreuses et sont plus rares dans la forme chronique d'apparence broncho-pneumonique. Quant à la zone embryonnaire située à la périphérie du centre caséeux, elle est encore ici plus ou moins marquée et se montre abondante dans les formes fibreuses ou à tendance fibreuse, moins cependant que dans les granulations grises, et visible surtout dans les parois alvéolaires.

Il nous reste encore à préciser la distribution des bacilles dans les différents points malades, notion absolument importante et dont vous comprenez facilement la portée. Ils se rencontrent partout, quoique avec une fréquence variable : au sein des masses caséeuses où ils sont parfois assez peu nombreux pour échapper à l'examen microscopique, mais alors l'inoculation vient prouver leur existence au milieu des granulations confluentes ; dans le tissu de la broncho-pneumonie tuberculeuse, dans les cloisons, à la périphérie des tubercules fibreux, dans les cellules géantes et, avec une abondance remarquable, dans les parois des vaisseaux sanguins et lymphatiques. Vous les verrez aussi dans les parois des cavernes où ils trouvent un excellent terrain de culture, en raison de la température et aussi de la composition du mucus qu'elles renferment, et partout vous décélerez facilement leur présence par un des procédés nombreux que je vous ai indiqués.

Je serai bref sur les lésions des bronches qui, de quelque calibre qu'elles soient, portent les traces habituelles de l'inflammation. A leur périphérie, se rencontrent des altérations, soit sous forme de granulations tuberculeuses développées dans l'épaisseur des parois des bronches grosses et moyennes, soit sous forme de nodules péri-bronchiques enveloppant les divisions moyennes et petites et surtout les bronches intra-lobulaires.

Quant aux conduits bronchiques eux-mêmes, ils sont injectés, leur épithélium est détruit ; ils ont subi un épaississement inflammatoire et contiennent des produits exsudés adhérents qui, dans les divisions très petites et même moyennes, peuvent déterminer une oblitération complète. — C'est dans leur intérieur que s'ouvrent les cavernes, quelquefois directement, plus souvent par un trajet indirect, de longueur variable et ces variations se traduisent par des différences dans les signes stéthoscopiques et, surtout, dans le timbre des souffles.

N'oublions pas non plus la dilatation siégeant sur les bronches grosses et moyennes qui peut être primitive et indépendante de la tuberculose, mais qui peut aussi lui être secondaire par suite d'ulcérations ou parce que le travail inflammatoire voisin leur a fait perdre leur élasticité et leur contractilité.

Les ganglions sont également le siège d'altérations variées mais constantes, soit qu'on rencontre dans leur intérieur de gros tubercules on des granulations, soit que ramollis et ayant subi la transformation caséeuse, ils soient transformés en une sorte de coque qui peut se perforer et dont le contenu se déverse alors dans l'arbre bronchique.

VINGT-TROISIÈME LEÇON

Sommaire. — Lésions des vaisseaux. — Généralisation discrète. — Symptômes fonctionnels. — Toux. — Expectoration. — Examen des crachats. — Fibres élastiques. — Bacille, autres microbes, Tetragenus. — Hémoptysie.

Il faut nous arrêter plus longuement sur l'état des vaisseaux et les modifications qu'ils subissent au niveau des points atteints par le processus tuberculeux; de là en effet, naissent les hémorragies fréquentes dans la phtisie pulmonaire et qui, quelquefois, terminent brusquement la scène. Le système artériel surtout est le siège de lésions importantes, semblables dans les grosses masses tuberculeuses et dans les parois des cavernes, parfois plus accentuées dans ces dernières. Plus que toutes les autres formes de la tuberculose, la forme chronique pulmonaire entraîne l'oblitération des artères petites ou grosses par un travail d'endartérite identique à celui que je vous ai signalé à propos des formes aiguës et comblant la lumière du vaisseau, soit par du tissu fibroïde, soit par des productions de nature tuberculeuse. Quelque fine et quelque pénétrante que soit la matière d'injection poussée dans les artères, elle ne pénètre jamais la masse tuberculeuse caséifiée et s'arrête sur ses limites, comme l'a constaté le professeur Cornil. Natalis

Guillot avait déjà entrepris des recherches dans ce sens et avait reconnu qu'une circulation nouvelle se développe dans les parois des cavernes aux dépens de rameaux émanés des artères intercostales et dont les terminaisons s'anastomosent en partie avec les branches de l'artère pulmonaire par un procédé sur lequel nous ne pouvons plus être d'accord aujourd'hui. Nos connaissances actuelles vont plus loin et nous savons que, dans certaines des colonnes traversant les cavernes, il existe de gros vaisseaux oblitérés, mais que d'autres se comportent d'une manière différente, restent béants, deviennent anévrismatiques et sont la source des grandes hémoptysies de la troisième période.

Le système circulatoire périphérique ne subit pas seul le contre-coup de la phtisie pulmonaire et le cœur est aussi souvent lésé. Il est généralement atrophié en tant que muscle et peut chez quelques malades présenter, comme dans toutes les cachexies d'ailleurs, une tendance à la dégénérescence graisseuse ou pigmentaire. Les lésions portent surtout sur le cœur droit qui de plus, comme l'a montré le professeur Jaccoud, peut être dilaté dans une certaine mesure et présenter une insuffisance tricuspidienne relative. Bien que moins fréquente que ne le croit M. Jaccoud, cette modification du cœur droit réelle tient, d'une part à la diminution de la masse totale du sang et d'autre part à la gêne qu'éprouve la circulation pulmonaire. Elle se rencontre surtout lorsqu'il a existé une phase asphyxique et chez les vieux phtisiques, soit qu'il y ait eu granulie surajoutée, soit simplement en raison des phénomènes ultimes ordinaires : c'est là surtout de la dilatation passive.

En outre Hutinel et Grancher ont signalé des accidents semblables, lorsqu'à des lésions fibreuses, à marche lente, susceptibles de guérison, s'est adjoint de l'emphysème déterminant alors les troubles qui relèvent normalement de cette affection.

Je n'ajouterai rien à ce que je vous ai dit des altérations des voies lymphatiques, ganglions et vaisseaux, distribués non seulement au voisinage des grosses bronches et des gros vaisseaux, mais aussi des cloisons interlobulaires et sous la plèvre. Qu'il vous suffise de ne pas oublier leur importance comme voie de propagation, bien étudiée par le professeur Grancher.

Quant à l'état fœtal du poumon, dû à un épanchement pleural récent ou ancien, il n'empêche en rien le développement des tubercules.

Il nous reste à passer en revue les autres viscères et les désordres dont ils peuvent être atteints secondairement à la phtisie pulmonaire ; nous ne parlerons que pour mémoire de la généralisation des granulations pouvant succéder aux accidents locaux et constituant la phase terminale. Mais il est un point discuté longtemps et nié au moment où la pneumonie caséeuse jouissait de la faveur universelle, je veux parler de la tuberculose généralisée discrète. — Si chez un phtisique ayant succombé à une évolution lente de la maladie, avec les poumons creusés de cavernes à leur sommet, vous examinez tous les organes non pas superficiellement, mais avec soin, à une bonne lumière, et vous aidant au besoin d'une loupe, vous trouverez presque sans exception, dans le foie, dans la rate, plus rarement dans les reins, des traces de tuberculose, des granulations quelquefois en très petit nombre mais indiscutables ; c'est là d'ailleurs un point sur lequel j'ai toujours été très affirmatif.

Il existe en outre d'autres lésions, dont l'une particulièrement intéressante se rencontre surtout dans les vieilles tuberculoses où des cavernes ont entretenu une suppuration prolongée, je veux dire l'état amyloïde. L'état amyloïde affecte le foie dont le volume augmente et change la coloration. Il se révèle par la réaction iodo-sulfurique et aussi par la coloration rougeâtre que donne aux points altérés le violet de méthyle ; il atteint également la rate et les reins qui subissent les mêmes modifications, et débute toujours au niveau des artérioles.

Cette dégénérescence amyloïde est rare, mais ce qui est très fréquent, c'est la dégénérescence graisseuse, l'état graisseux des cellules bien mis en lumière par les recherches d'Hanot et Lauth publiées dans la *Revue de la tuberculose*. Plus fréquents encore sont les tubercules du foie. Thaon prétend qu'ils existent huit fois sur dix, et je dirai qu'on les rencontre plus souvent encore; quatre-vingt-quinze fois pour cent à des degrés divers de leur évolution, d'accord en cela avec l'opinion de Sabourin et de MM. Brissud et Toupet.

Ils sont plus rares sur les reins, mais ces organes n'en sont pas moins le siège d'altérations importantes qui expliquent certaines albuminuries et aussi peut-être certains œdèmes qualifiés de cachectiques : ce n'est pas de la tuberculose du rein, mais de la néphrite mixte, à la fois interstitielle et parenchymateuse, mais surtout parenchymateuse. Parmi les annexes de l'appareil respiratoire, le larynx est des plus fréquemment atteints. Je vous signalerai simplement maintenant le siège de prédilection des granulations, développées le plus souvent sur la muqueuse inter-aryténoïdienne.

Le tube digestif est loin d'être indemne et les granulations peuvent apparaître dans la bouche, dans le pharynx, quelquefois même dans l'estomac, c'est là une rareté à laquelle on ne saurait rattacher la dyspepsie si ordinaire chez les tuberculeux. Quatre fois sur cinq, disait Louis, neuf fois sur dix, dirons-nous, dans le cours de la phtisie, l'intestin est le siège de lésions variables, tantôt de simples granulations, tantôt d'ulcérations et de perforations qui peuvent être le point de départ d'une péritonite. C'est surtout sur l'iléon qu'on les rencontre, aussi sur le côlon, et plus rarement sur le rectum, dans un cas sur douze d'après certains auteurs. Il est possible également d'en observer à la région anale et je vous rappellerai toute l'importance des fistules à l'anus chez les tuberculeux. Enfin, des granulations peuvent se développer dans les os, les organes génito-urinaires, etc.

De même que les lésions anatomiques, les symptômes sont

variables suivant les formes de la maladie, suivant les périodes, suivant les complications qui peuvent la traverser; aussi nous faudra-t-il les examiner les uns après les autres, puis étudier les différents modes selon lesquels ils se peuvent grouper.

Pour faciliter ce travail nous diviserons ces signes en trois catégories : les signes fonctionnels; les signes physiques fournis par l'inspection, la palpation, la percussion, l'auscultation ; les signes généraux qu'on peut encore appeler réactionnels.

En tête des signes fonctionnels, nous trouvons la toux, la première en importance par sa constance, et souvent aussi la première en date. Rare dans certains cas, où elle apparaît le matin au réveil et se montre plus fréquente la nuit que dans la journée, la toux est d'autrefois fatigante, répétée, ordinairement sèche, survenant par accès le matin et le soir, se continuant pendant la nuit par quelques secousses qui n'interrompent pas le sommeil. Quelquefois au contraire quinteuse et coqueluchoïde, extrêmement pénible, elle se produit par quintes se succédant pendant quelques minutes et cessant pour réapparaître bientôt. Se fondant sur des théories plutôt que sur des faits, on a rapporté cette toux coqueluchoïde à des altérations des ganglions, qui augmentés de volume viendraient comprimer le récurrent ou le pneumogastrique; sans être démontrée, c'est là du moins l'explication la plus problable. Elle peut être aussi modifiée dans son timbre et devenir rauque, ou affaiblie, éteinte : c'est plutôt là le fait des altérations secondaires de l'organe de la phonation, des lésions laryngées que de la tuberculose pulmonaire elle-même. Sèche au début, sauf quand elle succède à un catarrhe bronchique, la toux des tuberculeux ne tarde pas à devenir humide et à s'accompagner d'une expectoration des plus précieuses au point de vue du diagnostic, surtout si les signes physiques ne sont pas encore apparus. L'expectoration est d'abord constituée principalement par du liquide salivaire ne contenant que peu de matières muqueuses, un peu mousseuses, ressemblant, lorsqu'elle est accumulée dans un crachoir, à une solution de gomme plus ou moins liquide ou à du blanc d'œuf battu ; parfois aussi dès cette même période les matières muqueuses sont plus abondantes, l'expectoration est visqueuse, condensée, mais elle subit bientôt des changements notables : à cette expectoration insignifiante se viennent ajouter des particules jaunâtres, jaune verdâtre, sous forme de grumeaux qui se séparent dans le liquide et se rencontrent surtout dans la forme bronchitique. Ces particules sont quelquefois plus consistantes et on a voulu y reconnaître des fragments de matière tuberculeuse, mais c'est là un point dont ce que je vous ai dit de la formation du tubercule suffit à vous prouver l'inexactitude, et vous savez que la matière tuberculeuse ne s'éliminile que ramollie et en quelque sorte diluée par la suppuration. On avait donné à cette portion plus dense de l'expectoration le nom de grains de riz ou de grains de grêle rapportant à

Hippocrate l'honneur d'avoir vu le premier cette particularité; mais en lisant le texte on voit que cet auteur désignait ainsi les concrétions amygdaliennes qui n'ont rien de commun avec la phtisie pulmonaire. A une période plus avancée, les crachats prennent une teinte jaune verdâtre, une consistance épaisse et, lorsqu'ils sont évacués, se montrent dans le crachoir avec une forme arrondie et aplatie qui leur avait fait donner le nom de nummulaires par comparaison avec de petites pièces de monnaie; lorsqu'ils sont réunis en masse, ils constituent un liquide vraiment puriforme et analogue de tous points au pus que pourrait laisser échapper un abcès. Parfois ces crachats purulents sont rendus sous forme de vomiques, mais c'est là un phénomène rare sur lequel je n'insiste pas. Généralement leur abondance est seulement un peu plus grande, soit le matin, soit à l'occasion d'un changement de position ou d'une secousse de toux; la vomique est cependant possible lorsqu'une caverne volumineuse vient s'ouvrir directement dans une grosse bronche. L'examen des crachats si important surtout lorsque, avant Laënnec, l'investigation physique était inconnue, est entré dans une nouvelle phase depuis l'usage du microscope : on y a recherché les éléments caractéristiques du tubercule que les premiers observateurs croyaient à tort avoir retrouvé. Depuis la découverte du bacille de Koch l'examen microscopique a pris une autre direction et une tout autre importance.

L'étude micrographique révèle dans les crachats des

phtisiques des éléments de deux origines : les uns venant de l'appareil respiratoire, variables avec les périodes ; les autres provenant des voies supérieures et sans importance. Aussi faut-il avoir grand soin de faire porter l'examen sur les matières jaunâtres plus épaisses, qui seules contiennent les éléments appartenant à l'arbre respiratoire, les autres ne renfermant que ceux qui proviennent de la bouche et des voies supérieures. Sur des préparations faites ainsi avec la portion la plus dense de l'expectoration, on trouve surtout en abondance les épithéliums et les leucocytes, il faudra dans un examen de ce genre se défier des grosses cellules pavimenteuses de la bouche, de la langue, du pharynx, abondantes surtout quand l'expectoration est rare et difficile à détacher : quelquefois, se rencontrent des cellules épithéliales bronchiques peu altérées, cylindriques et par là même faciles à reconnaître. Il existe aussi, mais peu communément, de grandes cellules venant peut-être de l'alvéole pulmonaire ou plus probablement de productions granuleuses, mais ce qui prédomine, ce qui forme la masse principale, quelquefois la presque totalité du crachat, ce sont les leucocytes ; il n'y a là d'ailleurs rien d'inattendu puisque toute inflammation catarrhale donne lieu à une abondante suppuration. Quelques-uns de ces leucocytes sont normaux mais la plupart sont altérés : les uns simplement granuleux et dont le noyau ne se colore plus, les autres absolument méconnaissables ; aux épithéliums et aux leucocytes s'ajoutent du mucus, des granulations nombreuses et des matières amorphes finement granuleuses, débris des parois des cavernes et de leur contenu. On a prétendu aussi, longtemps, que les crachats des phitisiques contenaient des fibres élastiques, mais en réalité on ne les y trouve qu'à titre exceptionnel, puisque je vous l'ai déjà dit, au niveau des lésions pulmonaires, cavernes ou tissus caséeux, les fibres élastiques sont altérées ou disparues : vous les pourrez voir cependant, reconnaissables à la teinte jaune que leur communique l'acide picrique ou par le procédé de coloration de Balzer au moyen de la potasse caustique et de l'éosine. Il vous sera plus facile de les rencontrer dans les crachats provenant de gangrènes pulmonaires ; mais ici les conditions sont entièrement modifiées et le processus de la gangrène diffère complètement de celui du tubercule.

Ce qu'il faut surtout s'attacher à déceler, c'est le bacille : lui seul en effet pose le sceau de la tuberculose, de la bacillose et c'est lui qui permet d'affirmer sans hésitation, sans conteste le diagnostic de la maladie. De même que les éléments cellulaires, il le faut chercher dans la portion la plus épaisse de l'expectoration, choisir pour faire les préparations les points jaunâtres ou jaune verdâtre qu'on y rencontre, puis suivant le procédé de Koch, étaler en couche mince cette substance, simplement en frottant à plusieurs reprises l'une sur l'autre deux lamelles sur lesquelles on en a déposé une petite quantité ; dessécher ces lamelles soit à l'air libre, soit en les passant à deux ou trois reprises dans la flamme d'une lampe à alcool de façon à fixer le microbe dans le mucus coagulé, enfin le colorer de préférence par la méthode de Ziehl, et si vous le voulez, teinter en bleu le fond de la préparation en le traitant finalement par le bleu de méthylène, ce qui nous permettra de voir en même temps les autres microbes, mais avec une nuance différente. Vous verrez ainsi, à côté des bacilles, des microorganismes beaucoup plus volumineux et qui se rencontrent communément dans la bouche. C'est ainsi que vous trouverez le leptothrix, des micrococques en séries, en chaînettes, en plaques et quelquefois l'*oïdium albicans;* d'autres fois vous pourrez constater la présence du *tetragenus* constitué par quatre micrococques disposés deux par deux et encapsulés ; vous rencontrerez ces derniers microbes dans les sécrétions des cavernes dont ils vous permettront d'affirmer l'existence. Je ne veux pas insister sur sa part possible dans l'infection et sur le rôle qu'il joue peut-être dans l'évolution de certains phénomènes, par exemple de la fièvre hectique des tuberculeux cavitaires.

Enfin, j'oubliais de vous signaler les globules rouges que vous pourrez observer dans les crachats, en l'absence même de toute véritable hémoptysie.

L'hémoptysie est encore l'un des signes fonctionnels importants de la phtisie pulmonaire pouvant en être le signe révélateur et aussi la complication finale. Comme phénomène de début, elle peut précéder la toux et annoncer la tuberculose, mais elle est inconstante et, tout en étant un symptôme de probabilité de grand poids, elle n'est pas absolument pathognomonique de la phtisie, comme l'avaient déjà remarqué Laënnec, Andral, Louis, etc.

Lorsque le crachement de sang est initial, il est souvent pour quelque temps le seul symptôme, et même de longues années pourront s'écouler entre la première hémoptysie et l'apparition d'autres signes de tuberculose : il est vrai que dans ce cas on est en droit de se demander si l'on n'a pas assisté au réveil d'une lésion assoupie ou au développement d'une seconde infection de tuberculose.

Quoi qu'il en soit, l'hémoptysie est soudaine, brusque, ne s'annonçant que par une sensation de chatouillement de picotement à la gorge, survenant parfois la nuit et interrompant le sommeil, ou par un accès de toux, puis le malade dont l'attention est éveillée par le goût particulier de son expectoration la regarde et voit qu'il crache du sang ; quelquefois l'hémorragie pulmonaire est assez considérable d'emblée et le sang remplit la moitié du crachoir d'un seul coup ; le plus ordinairement elle se fait par une succession de crachats évacués les uns après les autres et souvent à plusieurs reprises ; en général elle n'est ni longue, ni abondante, se termine en deux ou cinq jours ou même en une seule journée. Le sang expulsé est vermeil, demi-liquide, spumeux, battu avec l'air des voies respiratoires, puis au moment où l'hémoptysie s'arrête, les caractères du sang se modifient : il prend une couleur brunâtre, presque noirâtre, indiquant qu'il a séjourné quelque temps dans les bronches avant d'être rendu.

L'examen microscopique révèle, bien entendu, une quantité énorme de globules rouges et en outre est intéressant au point de vue bactériologique, car dès la première hémoptysie, dès les premiers jours, avant même l'apparition de la toux, on rencontre des bacilles, peu abondants, il est vrai, que l'inoculation révèle à défaut de microscope mais dont le professeur Sée a bien démontré l'existence.

Il n'est pas possible d'attribuer ces hémorragies précoces à la formation d'anévrismes sur les rameaux de l'artère pulmonaire, aussi une interprétation positive est-elle difficile; il faut sans doute les rapporter à une lésion vasculaire, à l'endartérite oblitérante qui, supprimant la circulation d'un réseau capillaire, détermine une pression exagérée, d'autant plus qu'il s'agit d'artères terminales, et fait éclater le vaisseau au-dessus de l'obstacle. Faut-il admettre avec Grancher que le travail morbide soit assez important pour amener l'amincissement des parois vasculaires? Il me semble plus vraisemblable d'admettre l'action de la gêne circulatoire.

VINGT-QUATRIÈME LEÇON

Sommaire. — Dyspnée. — Douleurs thoraciques. — Signes physiques. — Déformations thoraciques. — Périmétrie. — Spirométrie. — Vibrations vocales. — Percussion. — Auscultation. — Modification du murmure respiratoire, du rythme, expiration prolongée. — Respiration soufflante. — Craquements secs. — Craquements humides. — Gargouillements. — Souffle caverneux. — Auscultation de la voix. — Bronchophonie, pectoriloquie. — Division en trois périodes.

Parmi les troubles fonctionnels, un des plus précoces et des plus importants est la dyspnée. L'accélération de la respiration est très variable dans la tuberculose chronique ; c'est ainsi que, nulle dans certains cas, peu marquée dans d'autres au début, elle peut acquérir à la longue une grande intensité. La dyspnée est surtout extrêmement peu prononcée dans certaines formes latentes. La respiration se fait facilement au repos, lorsque les malades sont assis, mais sous l'influence du mouvement, d'un effort quelconque, dans la marche, dans la course, en montant un escalier, pour peu surtout que les phénomènes stéthoscopiques sur lesquels nous aurons à insister dans le cours de cette leçon, soient assez accentués, l'anhélation se manifeste, les mouvements thoraciques augmentent de fréquence et la respiration devient gênée et difficile. Cette dyspnée se produit encore avec une grande intensité, après les secousses de la toux et aussi pendant les accès fébriles, ainsi que Rühle l'a indiqué dans *Ziemssen*. Plus les lésions s'aggravent et plus la dyspnée devient fréquente, elle acquiert toute son intensité à la seconde et spécialement à la troisième période de la phtisie pulmonaire chronique. Les mouvements respiratoires sont donc fréquents et accélérés, mais la respiration reste faible et superficicielle, et quoiqu'il existe une exagération apparente des mouvements respiratoires, le résultat est moins complet que normalement à chaque respiration et la quantité d'air introduite dans les bronches n'est pas plus considérable qu'à l'état physiologique.

Il existe enfin un dernier symptôme dont l'importance est considérable en raison de sa fréquence, je veux parler des douleurs thoraciques. Ces douleurs sont inconstantes; néanmoins elles s'observent très souvent, dans les deux tiers des cas environ, à toutes les périodes et très souvent même elles apparaissent à titre de symptôme initial de la tuberculose, ainsi que Bourdon l'a très bien établi. Cependant les douleurs thoraciques sont surtout constatées à une période déjà avancée de l'évolution tuberculeuse. Elles existent au repos, mais elles augmentent d'intensité avec les mouvements, particulièrement lorsque la respiration s'accélère, dans la marche, dans les mouvements forcés et lorsqu'on ausculte les malades.

Le siège de ces douleurs est variable, elles affectent l

base ou le sommet et se localisent en ces régions avec persistance. Les douleurs thoraciques du sommet sont les plus importantes et la percussion de la fosse sus-épineuse peut les provoquer et les révéler chez un sujet amaigri. Quand elles se limitent à la base, elles se produisent surtout lors des mouvements spontanés, elles coïncident alors souvent avec les signes locaux de la pleurésie, surtout avec une pleurésie sèche.

Les douleurs thoraciques peuvent enfin se présenter sous un aspect particulier, sous la forme névralgique. Beau insistait autrefois sur cette manifestation douloureuse, en dehors de toute pleurésie, qu'il rattachait à la névrite des nerfs intercostaux et qui inspire souvent une fausse sécurité. Il faut bien savoir, en effet, que la douleur peut revêtir absolument le masque de la névralgie intercostale, parfois même avec les points classiques à l'émergence des rameaux. Il est donc nécessaire, dans ces cas, de chercher plus loin et de remonter à la cause de cette névralgie; il importe surtout de s'en défier chez les gens amaigris.

Ces douleurs peuvent siéger en d'autres points qu'au thorax, on les a signalées à la face, on a noté des viscéralgies, des sciatiques, et le professeur Peter a insisté sur ces manifestations plus rares. Je citerai aussi les douleurs erratiques et vagues dans les membres, les myosalgies, enfin les douleurs articulaires, véritables arthralgies décrites par Beau, et constituant parfois des phénomènes très douloureux, surtout dans les périodes avancées de la phtisie.

Mais plus que tous les troubles fonctionnels, l'examen physique du malade permet de préciser et de fixer le diagnostic. Avant même de pousser plus loin les investigations, l'aspect seul du malade peut fournir des renseignements précieux, non seulement en révélant l'amaigrissement et la déchéance musculaire dont nous aurons à nous occuper à propos des signes généraux, mais certaines déformations thoraciques sur lesquelles on a beaucoup écrit et discuté et sur lesquelles il faut que j'insiste.

Parmi ces déformations, les unes sont unilatérales, caractérisées, au début, par une ampliation, qui bientôt fait place à un rétrécissement. Cette transformation singulière au premier abord, est due à une pleurésie dont l'épanchement a provoqué l'expansion du thorax, et qui, à la suite de la résorption du liquide, a laissé derrière elle des fausses membranes très épaisses et des adhérences dont la rétraction entraîne la diminution du thorax. Mais c'est là un fait accessoire dû à une complication et qui n'est d'aucune portée pour établir le diagnostic de phtisie chronique. Il n'en est pas de même des changements de forme portant sur la totalité de la poitrine, en particulier de la diminution des parties supérieures du thorax sur lesquelles en 1836 Hirtz insistait déjà dans sa thèse soutenue à Strasbourg, montrant qu'il en résultait un développement moins considérable du sommet du poumon. Gintrac s'éleva contre cette théorie, contestant l'importance de ce symptôme, dans une communication à l'Académie de médecine en 1862, et qui d'ailleurs n'obtint pas l'assentiment général. La première opinion fut reprise depuis par nombre d'auteurs et récemment par Freund qui en admit la grande importance et considéra cette déformation comme due à un vice de développement, portant sur les trois premières côtes et gênant l'ampliation de la partie supérieure du poumon. Tel est aussi l'avis de Rühle dans l'ouvrage de *Ziemssen* qui attache une grande importance à cette déformation et recommande, pour se convaincre du rôle de ce rétrécissement, d'inspecter de haut en bas les mouvements d'expansion thoracique. Il y a là un fait indiscutable et que j'a. moi-même souvent constaté, mais faut-il le considérer comme un phénomène initial ? Ce résultat d'une évolution vicieuse, ne faut-il pas plutôt l'attribuer à un travail analogue à celui que nous avons vu produire la rétraction de la base. Vous savez combien la pleurésie sèche du sommet est fréquente chez les tuberculeux ; pour moi je considère cette déformation comme un phénomène tardif dû à la présence de coques fibreuses qui coiffent le poumon et empêchent le développement de la poitrine.

Je serai bref sur une déformation désignée sous des noms différents et que Serailles dans sa thèse dit avoir rencontrée vingt-quatre fois sur soixante, la forme dite cylindrique, dont l'importance ne me semble pas bien prouvée. Elle est d'ailleurs plus rare que l'aplatissement d'avant en arrière, que j'ai pu moi-même constater encore tout récemment chez deux jeunes phtisiques. La poitrine est aplatie, le sternum n'est pas bombé comme à l'état naturel, il y a diminution du diamètre antéro-postérieur.

Chez d'autres ce n'est plus à la partie supérieure, c'est au niveau de la base qu'existe le rétrécissement, parfois même un enfoncement, les côtes ayant, pour ainsi dire, attiré en arrière le sternum au point de réunion de la deuxième pièce avec l'appendice xyphoïde. Chez quelques sujets au contraire le sternum fait saillie en avant, la poitrine en carène rappelle dans une certaine mesure la conformation thoracique des oiseaux. Il existe aussi des déviations latérales qui ont été signalées par Guérin, mais ce sont là des déformations dont il faut rendre le rachitisme responsable. Or, vous savez de quel trouble considérable de la nutrition résulte cette affection, trouble qui gêne le développement et prédispose à la phtisie.

L'examen du périmètre ne doit pas être négligé, car il peut aussi donner des renseignements précieux, souvent il est diminué, mais le fait n'est pas constant. Il faut, dans l'appréciation de cet amoindrissement du périmètre tenir compte de l'amaigrissement du malade.

La diminution de la capacité pulmonaire vitale, c'est-à-dire du volume d'air emmagasiné par les tuberculeux, est un phénomène signalé depuis longtemps et admis par tout le monde. C'est à Hutchinson que revient l'honneur d'avoir découvert et mis en pratique la spirométrie, dont l'application à l'étude de la tuberculose a rendu d'importants services. On peut, vous le savez, mesurer avec le spiromètre le volume d'air expiré par un individu ; or chez les tuberculeux et dès les premières manifestations des lésions, il est établi, par des expériences nombreuses et des plus démonstratives, que le volume d'air introduit et rejeté du poumon est diminué. C'est là un phénomène qui se manifeste dès la première période, dès le début de la tuberculose, et dont la valeur est incontestable, puisqu'elle peut dans certains cas difficiles, faciliter le diagnostic avec quelques affections pouvant jusqu'à un certain point simuler la tuberculose. Plus les lésions grandissent, plus elles avancent en âge et plus la capacité thoracique diminue, elle tombe de quatre litres, de trois litres et demi, à deux, jusqu'à un litre et même moins. Mais en même temps que la capacité vitale décroît, le nombre des respirations augmente, la dyspnée s'établit, et la masse totale de l'air introduit dans les poumons reste la même, puisque le chiffre total des respirations est plus grand et compense la diminution du volume d'air, qui pénètre dans les voies respiratoires à chaque inspiration. Quoique cette manœuvre soit d'une grande simplicité, il est parfois difficile de la faire exécuter convenablement par les malades et cela pour plusieurs raisons. D'abord quelques-uns, et le fait se voit dans les hôpitaux, sont d'une intelligence si obtuse qu'ils ne peuvent arriver à se servir du spiromètre ; pour d'autres, il existe une condition physique qui, malgré leur bonne volonté, empêche d'obtenir un résultat sérieux. Nous avons en effet signalé la fréquence de la pleurésie sèche chez les phtisiques, et nous avons vu que cette phlegmasie chronique était le plus souvent la cause des points de côté persistants dont souffrent ces malade. Tous les mouvements sont pénibles pour eux et spécialement les efforts de dilatation du thorax, aussi se retiennent-ils involontairement dans leur respiration et c'est ainsi que j'ai observé une malade qui ne pouvait inspirer plus d'un demi-litre d'air à la fois.

L'ampliation thoracique peut être constatée facilement en appliquant les deux mains sur le thorax, et l'on peut ainsi se rendre compte avec la plus grande facilité que parfois elle ne subit aucune modification, que dans d'autres cas plus nombreux elle est diminuée. L'ampliation thoracique peut être moindre au sommet ou à la base. Au sommet le fait est plus rare mais il est d'une grande importance, car le défaut de développement coïncide avec une immobilité relative du thorax. A la base il est au contraire plus fréquent, mais il reconnaît là une autre cause, il est dû aux adhérences déterminées par une pleurésie concomitante.

Il est un signe sur lequel Monneret a beaucoup insisté avec juste raison et qui peut rendre de réels services dans le diagnostic toujours difficile de la tuberculose initiale, je veux parler des modifications éprouvées par l'ondulation pectorale comme on disait autrefois, en un mot des changements que l'on observe dans les vibrations vocales. Celles-ci augmentent en effet dès le commencement de la phtisie pulmonaire, et cette modification coïncide avec l'augmentation du retentissement vocal.

Les renseignements donnés par la percussion ne le cèdent en rien comme valeur aux précédents. La percussion nous apprend en effet que l'élasticité est amoindrie sous le doigt qui percute. Supposons un sujet avec des altérations encore peu développées du sommet gauche par exemple, avec une induration commençante, la percussion de la région sus-claviculaire gauche indiquera que l'élasticité normale est amoindrie. Il est facile de constater ce changement, même si l'on n'a pas cette sensation de l'élasticité normale, par l'examen comparatif des deux régions sus-claviculaires. Au début, en effet, la tuberculose est unilatérale, l'élasticité sous le doigt n'est donc altérée que d'un seul côté. Par une percussion douce, exécutée avec souplesse, on constate en plus une diminution du son. Celle-ci n'est pas constante et parfois au début la sonorité est plus grande qu'à l'état normal, la tonalité est plus élevée, plus aiguë. L'explication de ce phénomène bizarre en apparence est facile à donner.

Il existe une augmentation de densité du parenchyme pulmonaire et cependant le ton est plus élevé. Mais cette densité plus grande n'existe pas toujours au point percuté, l'induration peut être centrale ou postérieure, les parties voisines sont dilatées et ce sont elles qui fournissent cette sonorité plus grande. Par conséquent cette acuité remarquable, cette sonorité exagérée indiquent une induration profonde ; c'est là un fait bien connu depuis Andral, et qui peut devenir une cause d'erreur dans un examen peu approfondi, le côté sain en apparence étant en effet le plus malade. Mais ce tympanisme est exceptionnel, et l'on observe le plus souvent tous les degrés de la matité, depuis la submatité jusqu'à une obscurité du son absolue, en rapport avec la présence dans le poumon de masses d'une densité plus grande. Il est donc utile, indispensable d'acquérir une connaissance approfondie de la percussion et de pratiquer attentivement un examen symétrique, surtout dans les cas nombreux où les lésions sont peu accentuées et où le diagnostic est difficile. C'est sur le sommet surtout que devra porter cet examen et je vous recommande d'explorer avec soin la région sus-claviculaire, où se localisent souvent les premières manifestations, la région sous-claviculaire, et aussi la clavicule elle-même qui, placée en avant à la partie supérieure du poumon, forme un plessimètre naturel, et qui percutée directement, permet de bien apprécier les modifications de la sonorité. Il est également important de pratiquer l'examen de la région postérieure, où les mêmes signes se pourront rencontrer dès le début, surtout au niveau de la fosse sus-épineuse. Cependant la matité pourra affecter d'autres sièges et vous savez déjà que chez les enfants la partie supérieure est ordinairement indemne, tandis que les lésions et par conséquent les signes qui les révèlent se développent en un point moins élevé tel que la fosse sous-épineuse, le lobe moyen ou la base. Chez l'adulte les mêmes anomalies pourront s'observer dans les formes aiguës ou suraiguës.

Indépendamment de ces changements survenus dans la sonorité normale, on peut rencontrer quelquefois une modification spéciale, le bruit de pot fêlé ou bruit hydro-aérique ou succussion de Woillez. Ce bruit comparable, ainsi que son nom l'indique, à celui que l'on obtient en frappant un vase fêlé, s'observe surtout en avant quand il existe superficiellement une caverne étendue, à parois minces, séparée du thorax par une plèvre épaissie et une faible couche de tissu pulmonaire privée de son activité respiratoire, tandis que l'intérieur de la caverne contient un mélange d'air et de liquide. C'est là un point important qui permet à peu près de fixer le diagnostic ; je dis à peu près, car on peut le rencontrer aussi dans certaines pneumonies, dans certaines pleurésies et dans quelques cas d'emphysème. Pour le faire naître, il faut le rechercher en percutant avec plus de sécheresse et moins de souplesse, en ayant soin de faire ouvrir la bouche du malade. Il en résulte une certaine douleur dont il est bon de prévenir d'avance le patient pour ne pas se faire taxer de maladresse. On trouve aussi une sonorité tympanique, qui peut être le fait surtout d'un pneumothorax mais aussi d'une vaste caverne. Il en est de même parfois du bruit d'airain et de la succussion hippocratique.

Bien plus importants sont les résultats donnés par

l'auscultation et je préférerais indiscutablement être privé pour le diagnostic de la tuberculose pulmonaire de tout autre moyen d'investigation, n'avoir jamais à ma disposition un microscope que de ne pouvoir recourir à l'étude des phénomènes stéthoscopiques. En effet, si dans quelques cas la recherche du bacille permet de fixer un diagnostic douteux, dans la majorité des faits, on suivra jour par jour par l'auscultation le développement des lésions pulmonaires ; on pourra formuler le diagnostic et le pronostic et de cette connaissance exacte des modifications du parenchyme pulmonaire, déduire les indications du traitement. C'est à elle aussi que nous aurons recours pour diviser en périodes l'évolution de la phtisie pulmonaire.

Les premières modifications portent sur le murmure respiratoire. Etudié surtout au sommet, il se montre affaibli dans son intensité, et la respiration devient obscure, c'est là un des phénomènes initiaux dont il ne faut pas oublier l'importance puisqu'il permet de dépister les premières manifestations tuberculeuses. On l'observe d'abord du côté gauche et à la partie postérieure plutôt qu'à la partie antérieure. Le timbre est aussi fréquemment altéré, et ce qu'on remarque surtout, c'est la rudesse du bruit vésiculaire, sa sécheresse permanente au sommet, et passant par différents degrés avant d'aboutir au souffle qui en représente le terme le plus élevé, comme l'ont montré Barth et Roger. Cette rudesse s'observe aux deux temps ou à un seul temps, c'est alors particulièrement à l'expiration, mais il ne faut pas oublier que les bruits du sommet droit sont physiologiquement plus rudes.

Le rhytme lui-même n'échappe pas à ces modifications portant sur la durée relative des deux temps de la respiration, de telle façon que l'expiration devient très longue. Cette prolongation coïncide avec la rudesse respiratoire et de l'ensemble de ces deux phénomènes résulte une indication sur laquelle j'insiste d'autant plus qu'elle constitue un phénomène du début. Ce point avait échappé à Laënnec et ne fut reconnu qu'en 1833, par Jackson et bientôt ensuite par Andral qui insista sur lui dans sa clinique. Parfois l'inspiration est également prolongée, les deux temps deviennent de même durée, et leur ensemble empiète sur le silence respiratoire.

Ce signe a une valeur plus grande que la respiration saccadée indiquée par Rokitansky en 1837. Bien que ce phénomène ne soit pas sans portée, il est une cause d'erreur possible, car de même que chez les tuberculeux au début, l'inspiration peut se faire en deux ou trois reprises chez des sujets bien portants mais névropathes, chez certaines femmes par exemple ; toutefois alors l'inspiration saccadée n'est pas localisée au sommet et perd toute son importance. Le professeur Potain a remarqué que par suite des contractions du cœur, l'inspiration sous la clavicule gauche pouvait présenter des saccades en rapport avec des battements cardiaques exagérés dont la concomitance est d'ailleurs facile à constater.

Je serai bref sur la respiration soufflante qui n'est qu'une exagération de l'expiration prolongée. Ce qu'on observe d'abord c'est le souffle bronchique s'entendant en premier lieu à l'expiration, puis aux deux temps et qui révèle l'induration et l'imperméabilité plus ou moins étendue, parfois de tout un lobe. Quant aux souffles cavitaires, amphoriques, ils ont un timbre spécial en rapport avec l'existence de cavités dont les parois sont résistantes et modifient les bruits respiratoires, par simple propagation pour Laënnec, par consonnance pour Skoda.

A côté de ces bruits simplement modifiés, mais normaux dans leur origine, nous arrivons à l'étude des bruits de formation nouvelle constituant, comme l'a montré Fournet, une chaîne non interrompue du craquement sec au gargouillement, qu'on trouve parfois sur le même malade disséminés dans plusieurs points du poumon (Peter). Les craquements secs représentent le premier anneau de cette chaîne, apparaissant dès le début en un point limité du sommet, où s'observent en même temps les modifications de la respiration que je viens de vous décrire; ils sont peu nombreux, on entend deux ou trois craquements qui éclatent séparément sous l'oreille, secs, sonores, retentissants, en rapport avec l'induration pulmonaire et coïncidant avec l'expiration, et surtout avec la fin de l'inspiration. Ils sont souvent difficiles à provoquer et on ne les obtient qu'en faisant tousser le malade. C'est qu'il existe à cette période peu de mucosités dans les bronches, il faut une forte secousse de l'air pour les faire vibrer. Mais à côté de ceux qui se modifient par la toux, il en est d'autres qui ont pour caractère spécial de demeurer permanents et qui, malgré des efforts de toux répétés, et quel que soit le moment où l'on observe le malade, conservent des caractères identiques. Ils se font entendre à l'inspiration et aussi un peu à l'expiration.

Cette constance est due à leur origine pleurale ou mieux pleurétique, car ils prennent leur point de départ dans l'existence d'une pleurésie, sans que nous sachions exactement s'ils naissent entre les feuillets de la plèvre elle-même ou dans la couche sous-jacente du parenchyme pulmonaire, comme le pense le professeur Brouardel. Quoi qu'il en soit, ces bruits sont irréguliers, ainsi que l'a montré Lasègue, et constituent des phénomènes de début dont vous comprenez toute l'importance à un moment où le diagnostic est encore difficile.

Les craquements humides ne sont en somme que des râles muqueux, avec un retentissement spécial dû à l'induration du parenchyme pulmonaire dans un des points malades. Ils se passent non seulement dans les bronches, mais aussi dans les petites cavernules, aboutissant ainsi, à leur degré extrême, au râle cavernuleux. A une période plus avancée, ces différents bruits sont remplacés par le gargouillement, coïncidant avec un souffle à timbre spécial, se faisant entendre parfois sur une vaste étendue. Il est possible que vous ne le perceviez qu'en faisant tousser le malade lorsque la cavité creusée dans le poumon s'est à peu près vidée, mais il y reste toujours une quantité de mucosités suffisantes pour faire entendre le bruit spécial qui résulte du mélange de l'air et du liquide. Je n'ouvrirai pas la discussion à propos du tintement métallique et je me contente de vous rappeler qu'il n'est pas absolument pathognomonique du pneumothorax, puisqu'il s'observe fréquemment dans les grandes cavernes. Quant au bruit d'airain, il constitue un signe diagnostique différentiel de beaucoup plus de valeur entre ces deux affections.

A côté de l'auscultation des bruits respiratoires, se place l'auscultation de la voix qui présente une importante série de modifications coïncidant avec les autres signes stéthoscopiques. Tantôt il existe simplement un affaiblissement du retentissement vocal, en rapport avec l'affaiblissement du murmure vésiculaire ; cependant chez des individus qui présenteront au sommet une diminution du murmure respiratoire, vous pourrez entendre un peu de bronchophonie variable dans son intensité et dans son timbre. Tantôt il se fera un retentissement vocal, la bronchophonie fera place à la pectoriloquie, différentes l'une de l'autre en ce qu'il semble dans le cas de pectoriloquie, que la voix bien articulée parte du fond de la poitrine, tandis que dans une bronchophonie, même étourdissante, la voix n'est pas aussi distincte et paraît renforcée. La pectoriloquie permettra d'affirmer l'existence de cavernes surtout superficielles, et elle coïncidera avec le souffle cavitaire et les autres signes d'une lésion avancée. En somme l'auscultation de la poitrine nous révèle les modifications d'abord légères, faisant place bientôt à des bruits anormaux et aboutissant aux bruits bullaires et aux gargouillements, d'où vous pouvez établir cette division en trois périodes : 1° période de début et d'induration; 2° période de ramollissement; 3° période de cavernes.

VINGT-CINQUIÈME LEÇON

SOMMAIRE. — Phénomènes généraux de la tuberculose chronique. — Fièvre, frissons, soudation, déchets organiques. — Amaigrissement. — Cachexie. — Anémie, diminution du nombre des globules sanguins. — Troubles de la menstruation. — Œdème. — Albuminurie. — Modifications de l'urine. — Altérations rénales. — Troubles dispeptiques, vomissements. — Diarrhée.

En tête des phénomènes généraux, nous trouvons la fièvre qui, variable dans son intensité et dans son mode d'apparition, se montre dès le début et se rencontre pendant toute la durée de la maladie, jusqu'aux phénomènes ultimes, mais avec des caractères différents. Elle est souvent très précoce ; d'après la statistique de Louis, elle se rencontre dans un cinquième des cas ou, plus exactement, vingt et une fois sur quatre-vingt-quinze observations où ce phénomène a été soigneusement noté. Elle se présente, non pas avec la même intensité qu'à des périodes plus avancées, mais sous forme de petits accès fébriles, une sensation de frissonnements bien constatés par les malades, mais auxquels ils n'attachent que peu d'importance et qu'ils négligent de signaler, à moins qu'on n'ait le soin d'attirer leur attention sur ce point. C'est peut-être la raison du chiffre relativement si peu élevé de la statistique de Louis, en contradiction avec ce que j'ai observé en interrogeant soigneusement les malades. Ces frissons font bientôt place à une sensation de chaleur; mais l'élévation de la température est peu marquée et le thermomètre n'atteint guère que 38 degrés, 38° 5, ou 39 au maximum. Il faut en excepter les cas où la tuberculose chronique débute par une poussée aiguë : c'est là d'ailleurs un point important sur lequel je reviendrai. Quoi qu'il en soit, dans cette première période, la fièvre n'est pas continue ; elle n'apparaît que dans la seconde moitié du nycthémère ou dans la soirée, vers quatre ou six heures et quelquefois plus tardivement et seulement après le premier repas. Cette particularité a été constatée de toute antiquité. Dans certains cas enfin, la sensation de chaleur n'apparaît que pendant la nuit et s'accompagne d'une tendance à la sudation, qui n'est cependant pas la règle dans la première période de la phtisie. Ces accès sont peu marqués et n'ont d'importance qu'au point de vue du diagnostic. Plus tard les accès deviennent plus intenses, et la fièvre hectique s'établit. Bien qu'elle ait été quelquefois observée d'une façon précoce, elle accompagne généralement des lésions plus avancées et répond à la période de ramollissement et surtout à la formation des cavernes ; époque à laquelle elle ne manque jamais. Cette fièvre hectique, fièvre de suppuration ou de cachexie, présente donc des caractères spéciaux, sous la forme d'accès quotidiens, parfois très réguliers, atteignant 39, 40, 41 degrés sous l'aisselle ; mais ici encore, tout élevée qu'elle soit, cette fièvre n'est pas continue et ne se montre que le soir. L'accès peut cependant se manifester aussi le matin, prenant le type bi-quotidien, avec une chute de la température au milieu de la journée. En même temps que l'élévation de température, s'observent d'autres phénomènes fébriles apparaissant dans la seconde moitié de la journée, et permettant ainsi de ne pas la confondre avec la fièvre intermittente paludéenne qui, dans nos pays du moins, se caractérise par un accès presque toujours matinal.

Aux mêmes périodes que la fièvre hectique correspond un symptôme important et qui manque rarement, je veux parler des sueurs si pénibles et si abondantes chez certains phtisiques. Bien qu'en réalité les sueurs, même profuses, ne soient pas une cause d'affaiblissement considérable, puisqu'elles sont constituées en grande partie par de l'eau et ne contiennent que peu de matières organiques, il n'en est pas moins vrai que ces sueurs considérables, surtout nocturnes, sont une cause de fatigue, d'insomnie et d'agacement pour les tuberculeux. Cette abondance de la transpiration tient d'une part à la gêne respiratoire et d'autre part à ce qu'elle correspond à la terminaison des accès fébriles et relève ainsi en partie de la fièvre hectique. Les sueurs se localisent à la tête, aux épaules, au thorax, et lorsqu'elles sont généralisées, elles prédominent toujours dans les régions supérieures du corps.

La fièvre retentit aussi sur l'état de la circulation, mais pour être accéléré chez les tuberculeux, le pouls n'est pas toujours en rapport avec la température et suit plutôt les variations de la dyspnée. Ces phénomènes fébriles ne se développent pas sans se traduire par des déchets urinaires et des modifications importantes dans la constitution chimique des urines. L'urée en premier lieu, n'est pas augmentée dans des proportions aussi considérables que semblerait le faire prévoir l'intensité des combustions résultant de la fièvre. Légèrement augmentée dans la première période, sa quantité ne tarde pas à diminuer, lorsqu'apparaît l'hecticité, et peut tomber au-dessous de la normale jusqu'à douze, huit et six grammes dans les vingt-quatre heures. Au début, l'acide urique est augmenté aussi légèrement. Quant aux chlorures, aux phosphates, ainsi que l'a montré Tessier, ils varient également selon la même règle, et Daremberg a montré que les crachats, dès le début, contenaient des proportions considérables de phosphates. Pour expliquer ce fait anormal en apparence, il faut admettre qu'au début ces malades brûlent leurs tissus et de plus s'alimentent encore dans une certaine proportion, mais qu'au moment où arrive la fièvre hectique, les troubles de nutrition sont tels qu'il ne reste plus dans l'organisme rien à consumer. En ce qui concerne la composition de l'urine, Ehrlich a signalé la réaction diazoïque que G. Sée dit avoir observée d'une façon constante quarante fois sur quarante malades.

La nutrition est donc profondément atteinte chez les phtisiques, et de là cet état d'amaigrissement se prononçant de plus en plus. Il faut noter que cet amaigrissement peut apparaître dès le début, avant même qu'aucun signe physique ne révèle l'existence de la tuberculose pulmonaire. Bien qu'il fasse rarement défaut, vous pourrez voir certains malades atteints de phtisie chronique, porteurs de lésions arrivées à la période d'excavation et bien localisées, conserver leur embonpoint. Cette variété assez fréquente au début de certaines formes à noyaux broncho-pneumoniques et décrite sous le nom de phtisie floride, peut exister aussi au début des formes chroniques de tuberculose pulmonaire ; mais, règle générale, à mesure que les lésions avancent et suivent leur évolution, les malades perdent leurs tissus, la dénutrition portant à la fois sur la graisse et sur les muscles, comme vous savez que cela s'observe dans la tuberculose miliaire aiguë. Tous les tissus participent à cette déchéance, la peau semble ratatinée, atrophiée, le facies amaigri ; les traits sont tirés, les os malaires font saillie sous les joues aplaties, les paupières sont amincies et les globes oculaires paraissent à fleur de tête, agrandis et brillant d'un éclat spécial. Le nez amaigri dessine les cartilages devenus visibles à travers ce qui reste des téguments, les sillons naso-labiaux sont très accusés, les oreilles amincies deviennent en quelque sorte transparentes, les lèvres maigries, rétractées, se moulent sur les arcades dentaires ; lorsque le malade parle, elles semblent collées sur les dents qui proéminent dans leur intervalle. Tout rappelle l'aspect général de la cachexie. L'émaciation du cou n'est pas moins remarquable, les muscles diminués de volume font saillie sous la peau : le sterno-cléido-mastoïdien ainsi que les muscles des couches profondes dessinent de véritables cordes, lorsqu'ils se contractent. Au niveau du thorax, les clavicules sont saillantes, le sternum proémine, les espaces intercostaux sont affaissés, les mamelles diminuent et deviennent tombantes chez les femmes qui ont nourri. Les épaules présentent une disposition particulière, sur laquelle les auteurs ont insisté, le scapulum est décharné, s'écarte du tronc, ce sont les *scapulæ alatæ* décrites par Apulée. En arrière, tous les muscles sont également atrophiés et il est facile de s'en convaincre en examinant le rachis et les parties latérales. Tandis qu'à l'état normal les masses sacro-lombaires forment de chaque côté un relief dessinant une gouttière au fond de laquelle se trouve la ligne des apophyses épineuses, chez les phtisiques la colonne vertébrale devient saillante au contraire ainsi que les côtes. Les mêmes modifications s'observent du côté des membres, le tissu adipeux a disparu, les muscles sont atrophiés, les extrémités osseuses semblent plus volumineuses, particulièrement aux genoux, aux pieds et aux mains, où se rencontrent ces déformations si caractéristiques connues sous le nom de doigts hippocratiques.

Mais ce ne sont pas là les seuls signes de cachexie que l'on puisse constater, et l'anémie toujours de règle se manifeste parfois de très bonne heure. Très près du commencement de l'affection, les globules diminuent, comme l'ont montré les recherches de Malassez, et cette diminution va en augmentant à mesure que l'affection progresse. En effet d'après les recherches de l'auteur que nous venons de citer, tandis que le chiffre normal est chez l'homme bien portant de 4,500,000 par millimètre cube, et de 3,500,000 chez la femme, chez les phtisiques il s'abaisse à 4,000,000 chez l'homme et à 2,560,000 chez la femme, pour arriver aux périodes ultimes à n'être plus que de 2,560,000 chez l'homme et de 960,000 chez la femme. De cette diminution du nombre des globules, résulte une moins grande quantité d'hémoglobine, et par là même, comme l'ont montré Quinquaud et Regnard, une diminution de la capacité respiratoire ou pouvoir d'absorption du sang pour l'oxygène, qui, de 27 à 30 à l'état physiologique, tombe dans la tuberculose à 24, 23, 22 et même 20 centimètres cubes pour cent.

Une des premières conséquences de cette anémie consiste dans les troubles apportés à la menstruation, troubles importants au point de vue du diagnostic et aussi du pronostic. Le sang est d'abord pâle, moins abondant, il ressemble à de l'eau rousse, puis les règles deviennent irrégulières, avec des retards plus ou moins prolongés; parfois une époque, puis deux ou davantage sont supprimées et, à la fin, l'aménorrhée devient complète. A cette même cause se rattachent certaines hydropisies, certains œdèmes dits cachectiques, œdème des jambes apparaissant le soir, œdème de la face, qui tiennent pour une part à l'altération sanguine et dont il faut aussi rechercher l'explication dans l'action de la pesanteur et surtout des lésions rénales qui se traduisent fréquemment par de l'albuminurie.

En effet, si nous consultons les statistiques, nous trouvons que sur cent quatre-vingt-six phtisiques observés par Finger, quarante-six présentaient ce symptôme, et que sur quarante-six malades de J.-B. Gauché (de Bayonne) neuf étaient albuminuriques, soit donc un cinquième des phtisiques. Cette albuminurie plus ou moins abondante se montre à une période généralement tardive.

Les urines chez ces malades présentent des caractères variables, suivant les modifications des reins. Tantôt elles sont diminuées, de couleur foncée, chargées de dépôts, dans lesquels on retrouve des cylindres et des épithéliums, et fortement albumineuses. C'est qu'il y a néphrite parenchymateuse, mais c'est là le cas de beaucoup le moins commun et souvent les urines sont plus abondantes que normalement, il y a une véritable polyurie atteignant quatre et cinq litres d'après J.-B. Gauché; les urines sont alors claires, ne contenant que peu d'albumine et de rares dépôts, en rapport avec l'existence d'une néphrite mixte, c'est-à-dire à la fois parenchymateuse et interstitielle, déterminant la sclérose du tissu conjonctif et pouvant aboutir à la formation du petit rein contracté. Les urines peuvent être aussi fréquemment très claires, assez abondantes, contenant peu ou pas d'albumine, et doivent ces caractères à la dégénérescence amyloïde seule ou compliquée d'un très léger degré de néphrite. La dégénérescence amyloïde portant surtout sur les artères, détermine rarement en effet de l'albuminurie. Enfin, les urines peuvent présenter des caractères absolument différents et se montrer troubles, opalescentes, laissant déposer au fond du vase une matière muco-purulente parfois mélangée de sang, et résultant d'une suppuration de nature tuberculeuse dont le rein est devenu le siège, et due non pas à l'existence de granulations telles que celles que je vous ai déjà décrites dans cet organe, mais à la production de dépôts caséeux et de cavernes rénales. Ainsi que les uretères, la vessie peut participer également aux altérations bacillaires, qui déterminent de la dysurie. Si vous examinez le rein en pratiquant le ballottement recommandé par le professeur Guyon, vous le trouvez douloureux, augmenté de volume et souvent la tuberculose génitale s'associe aux désordres des organes urinaires.

Il est un point d'une grande importance pour le diagnostic et pour le pronostic de la phtisie, qu'on rencontre chez les deux tiers environ des sujets malades, et quelquefois si précoce qu'il se montre avant toute autre manifestation de la tuberculose, je veux parler des troubles dyspeptiques, dont Bourdon avait marqué l'apparition hâtive en l'appelant dyspepsie prétuberculeuse. C'est à ces mêmes accidents que Marfan a donné le nom de syndrôme gastrique initial. Parmi ces troubles gastriques un des phénomènes les plus précoces, c'est l'inappétence ou même le dégoût, la répugnance pour les aliments solides, qui d'ailleurs ne sont pas supportés ; pour les malades, c'est un véritable supplice de manger, tandis que la soif est très marquée, quelquefois excessive et, comme l'ont montré Louis et Gueneau de Mussy, en rapport avec l'intensité des phénomènes fébriles.

L'ingestion est suivie de pesanteur, s'accompagne fréquemment d'une sensation de chaleur, de brûlure, de crampes extrêmement pénibles, et qui contribuent encore à la dénutrition. Parfois, tous les accidents coïncident avec le gonflement et la dilatation de l'estomac, que trahissent facilement l'intumescence de la région épigastrique et le clapotement. Ce sont là des phénomènes tantôt de début, tantôt tardifs, mais il se peut faire que des malades soient atteints de dilatation gastrique et j'en ai pu suivre deux pour ma part dans ma clientèle qui soient devenus tuberculeux seulement au bout de plusieurs années et finissent par succomber aux progrès de l'affection tuberculeuse.

Un autre symptôme résulte de la lenteur et de la difficulté de la digestion qui se prolonge pendant des heures et se complique parfois de vomissements. Ceux-ci peuvent survenir à la suite de sensations douloureuses et constituent une crise faisant cesser le travail digestif qui n'a pu aboutir à son terme. D'autres fois, de même que dans la coqueluche, ils succèdent aux secousses de toux, comme l'a montré Morton, d'où le nom de signe de Morton qui leur a été donné. C'est encore ce que Marfan a dénommé « toux émétisante ». Peter et G. de Mussy avaient cherché l'explication de ce phénomène dans l'augmentation de volume des ganglions bronchiques déterminant la compression et l'irritation du pneumogastrique. Mais les recherches de Marfan sont venues confirmer ce que Louis avait décrit bien des années auparavant. Parmi les altérations vues par Louis, quelques-unes étaient produites après la mort, mais Marfan se mettant à l'abri de ces causes d'erreur, en pratiquant des autopsies peu de temps après la mort, a pu constater par l'étude microscopique les altérations tuberculeuses ou non de la muqueuse gastrique.

L'intestin vient aussi apporter sa part aux troubles digestifs et ce que vous savez de la fréquence de ces lésions doit vous en faire comprendre l'importance.

La diarrhée apparaît parfois dès le début et se prolonge jusqu'à la mort de l'individu, constituant ainsi ce que Louis appelait la diarrhée de long cours. D'autres fois on observe des alternatives de diarrhée et de constipation avec prédominance de l'un ou de l'autre de ces états. Mais, comme phénomène tardif, la diarrhée est presque constante et n'a manqué que cinq fois sur cent douze, dans les relevés de Louis, en rapport alors avec des lésions intestinales. Quant aux matières excrétées elles sont composées de sécrétions muco-purulentes, quelquefois striées de sang, et l'examen bactériologique y révèle la présence des bacilles aussi bien que dans l'urine, et si vous les trouvez moins abondants que dans les crachats c'est qu'ils sont mélangés avec des masses de matières considérables.

VINGT-SIXIÈME LEÇON

Sommaire. — Formes larvées. — Forme chlorotique. — Forme gastrique. — Forme pleurétique. — Forme pneumonique. — Forme broncho-pneumonique. — Forme coqueluchoïde. — Forme commune.

La manière dont se groupent les différents symptômes et l'ordre suivant lequel ils évoluent, constituent les formes et la marche de la maladie qu'il nous faut confondre dans une même étude. Les différences les plus marquées peuvent accompagner le début qui se présente avec un aspect tout à fait anormal et ne rappelant en rien les symptômes de la phtisie ordinaire. Il est un certain nombre de cas où, dans les premiers temps, rien n'attire l'attention du côté des voies respiratoires, et dans lesquels la dyspnée et la toux font défaut ou ne se montrent que très atténuées, soit la nuit, soit au réveil, sans que les malades s'en inquiètent, et sur lesquels ils gardent le silence à moins d'être minutieusement interrogés dans ce sens. C'est tout au plus s'ils se plaindront d'avoir légèrement maigri, d'avoir perdu leurs forces, ou d'éprouver quelques mouvements fébriles. Ce sont là des formes singulières, sur lesquelles les auteurs du *Compendium* avaient depuis longtemps attiré l'attention et que Louis désignait dans l'ouvrage que je vous ai déjà souvent cité sous le nom de forme latente. A bien prendre cependant, ce sont moins des formes latentes que des formes larvées, empruntant le masque d'une autre affection et pouvant facilement donner le change.

L'une des plus importantes de ces formes et des plus fréquentes chez les jeunes filles, est la forme chlorotique, identique dans tous ses caractères extérieurs à la véritable chloro-anémie, présentant les mêmes symptômes de faiblesse, des palpitations, de l'essouflement facile et c'est tout au plus si chez ces tuberculeuses au début, on constate un peu d'amaigrissement, phénomène rare chez les chlorotiques qui sont de « fausses maigres ». Quant à l'état fébrile, aux changements de coloration des téguments, aux troubles de la menstruation, à l'état nerveux, aux souffles cardiaques et vasculaires, ils se présentent de part et d'autre avec des caractères exactement semblables. En réalité, il y a coïncidence de la tuberculose au début et d'un état anémique prononcé, sans qu'on puisse dire lequel de ces deux états est le premier en date. Il faut donc dans ces cas se tenir sur ses gardes et s'inquiéter des antécédents héréditaires et personnels.

D'autres malades, sans se plaindre davantage de phénomènes bronchiques, accusent au contraire des troubles dyspeptiques que vous connaissez déjà, sensation de pesanteur, gonflement, douleurs même surtout provoquées par l'ingestion des aliments. A ces phénomènes déjà signalés par Louis, on est tenté de reconnaître une affection de l'estomac, sans qu'on rencontre à l'autopsie autre chose que les lésions déjà décrites par cet auteur et sur l'ancienneté desquelles il avait attiré l'attention. C'est sur l'examen de l'état général et de l'état local qu'il faudra baser son diagnostic ; les renseignements fournis par l'interrogatoire ne seront d'aucune utilité, à moins qu'il n'existe quelque trouble respiratoire. Peut-être, là la spirométrie pourrait-elle intervenir utilement en dénotant une diminution de la capacité respiratoire. C'est dans ces cas, en effet, qu'Hutchinson avait commencé à l'appliquer, mais seul l'examen du thorax permettra d'affirmer la cause véritable et déterminante de ces troubles digestifs. C'est là la forme dyspeptique, gastrique ou gastro-intestinale.

Il est encore une autre forme larvée entraînant facilement l'erreur, c'est la forme pleurétique. Dans certaines circonstances, on observe des pleurésies du sommet, sèches ou donnant lieu à un épanchement peu abondant, laissant après leur disparition un épaississement de la plèvre, des frottements à la partie supérieure de la poitrine, et qui, dès le premier abord, sont suspectées d'être de nature tuberculeuse. Mais il en est d'autres, et ce sont celles dont je veux m'occuper ici, où les malades arrivent avec tous les signes d'une pleurésie avec épanchement plus ou moins abondant, parfois assez considérable pour refouler le cœur si elles siègent à gauche, et qui diffèrent, vous le voyez, de la pleurésie tuberculeuse ordinaire. Même dans ces cas, le tableau clinique n'est pas absolument identique : elles surviennent et se développent en général insidieusement, sans cause connue, ne provoquant que peu ou pas de douleurs et une gêne respiratoire à peine marquée, même dans les cas de grand épanchement. C'est que celui-ci s'est produit lentement; le poumon du côté malade s'est accoutumé à la compression; le poumon sain a pris l'habitude de le suppléer, voilà pourquoi les pleurésies lentes sont généralement peu dyspnéiques. Ce sont des cas à considérer comme suspects et à surveiller attentivement Il se pourra que de longs mois s'écoulent entre la disparition du liquide et les premiers phénomènes sensibles de la tuberculose. Cependant, il est probable que l'épanchement pleural était symptomatique de la présence de granulations tuberculeuses développées sur la plèvre et l'on peut adopter cette opinion avec d'autant plus de raison que l'inoculation de ce liquide en a démontré souvent la nature bacillaire. Mais, je vous le répète, il ne faudrait pas aller trop loin et il faut se défier des exagérations commises autrefois et encore aujourd'hui. Il existe bien en réalité des pleurésies non tuberculeuses et il y aura moins à suspecter celles qui éclatent après un refroidissement, s'accompagnant d'une douleur intense et d'un épanchement rapide. Je n'ajouterai plus qu'un mot pour vous signaler la purulence possible des épanchements abondants symptomatiques de pleurésie tuberculeuse avec ou sans perforation pulmonaire.

Des manifestations pulmonaires aiguës peuvent, au début,

masquer une phtisie commençante et revêtir la forme de pneumonie lobaire franche, comme chez le malade que je vous ai déjà cité et dont j'ai brièvement rapporté l'observation dans ma thèse. Bien que le début eût été celui d'une pneumonie ordinaire, ce que je savais déjà de la santé antérieure du malade et de sa famille qui comptait de nombreux tuberculeux, me l'avait fait tenir pour suspecte. La suite me donna raison, puisqu'après l'évolution normale de l'affection aiguë, se montra une tuberculose subaiguë et même presque chronique et le malade ne succomba que dix mois plus tard. Il en est de même de la broncho-pneumonie, suspecte toujours chez l'adulte, car à cet âge la broncho-pneumonie franche est rare en dehors de la grippe, de la coqueluche qui est exceptionnelle à cette période de la vie, ainsi que de la rougeole. Plus fréquente chez les enfants, elle doit être surveillée cependant et éveiller la défiance, comme nous le verrons plus longuement à propos de cette forme de la phtisie si bien nommée autrefois phtisie galopante.

En dehors des cas précédents, la broncho-pneumonie doit être tenue comme suspecte chez les adultes et même chez les enfants, car chez ces derniers la tuberculose pulmonaire chronique est également fréquente.

Il se peut encore qu'une granulie, dont la marche n'est pas toujours fatale, guérisse en apparence et laisse dans le poumon des granulations encore actives, ou que cette granulie s'étant présentée avec les allures d'une forme gastrique ou méningitique légère, ne soit que le début d'une tuberculose chronique.

La tuberculose au début peut encore revêtir l'aspect d'affections où la toux tient une place importante : tel est le cas de la forme coqueluchoïde qui doit son nom à ce qu'elle se caractérise, dès le début, par une toux analogue à celle de la coqueluche.

Il existe alors des secousses de toux sèches, quinteuses, répétées, avec une inspiration rarement sifflante, suivie de cinq ou six expirations, le plus souvent avec reprises, mais s'accompagnant de dyspnée. De plus, le timbre de la voix est altéré; en effet, soit le matin, soit dans la journée, soit surtout le soir, elle devient plus aiguë, ou voilée, et parfois même absolument rauque. C'est surtout chez les enfants et les adolescents que cette forme doit inspirer des craintes. Peut-être faut-il tenir compte ici de l'engorgement des ganglions ; car cette toux coqueluchoïde, vous le savez, est l'un des symptômes de l'adénopathie trachéo-bronchique, qui se caractérise par une tuméfaction des ganglions superficiels et des ganglions profonds, de la matité dans la région inter-capulaire et des signes de compression portant sur le pneumogastrique, tous signes qui ne se rencontrent pas dans la coqueluche. Enfin, l'auscultation révèle une respiration plus soufflante.

D'autres fois, la toux est le seul symptôme et se montre avec les caractères de la toux nerveuse. Il est souvent difficile de différencier de cette forme les accès de toux hystérique. Car, dans les deux cas, on est en présence de secousses spéciales se produisant sous forme d'accès paroxystiques, à rythme monotone et avec un timbre particulier. Cependant dans cette forme de début de la tuberculose, les accès ne sont pas aussi caractéristiques et n'apparaissent pas, comme peut le faire la toux hystérique, à la même heure, aussi régulièrement rythmée, et ne sont pas provoqués par la pression du pneumogastrique et de l'ovaire. D'ailleurs il ne faut pas oublier que des hystériques peuvent devenir tuberculeuses.

Quoi qu'il en soit, l'étude quotidienne des phénomènes stéthoscopiques du poumon s'impose. Mais telle n'est pas la règle générale et, d'une manière commune, la tuberculose débute de la façon suivante : chez un individu prédisposé, à un moment donné, sans causes connues, une bronchite peu ou pas fébrile apparaît. La toux n'est pas très fréquente ; on croit avoir affaire à un rhume sans importance qui cependant au bout de quelques semaines, de quelques mois, ira en s'accentuant peu à peu. Ou bien, vers la fin de l'hiver le malade prend un rhume qui disparaît au moment où la belle saison le met dans des conditions hygiéniques plus favorables. L'hiver suivant, ce rhume réapparaît plus intense, s'accompagnant d'expectoration et la tuberculose pulmonaire s'affirme. Ou bien encore au lieu de se reproduire, durant plusieurs hivers de suite, il existe une série de rhumes durant quelques jours avec intervalles de santé florissante ; c'est ce que l'on appelle vulgairement un rhume négligé et qui n'est autre chose que la première manifestation de la tuberculose. Au bout d'un temps variable, ce rhume devient permanent; l'expectoration est abondante, il existe de la fièvre, des troubles digestifs et chez les femmes des modifications de la menstruation, dysménorrhée d'abord, bientôt aménorrhée. Si, à une période quelconque, on vient à ausculter le malade, les signes stéthoscopiques, quels qu'ils soient, s'observent non pas à la base mais au sommet et vont en s'accentuant de plus en plus; la fièvre apparaît alors, si elle n'existait pas déjà.

Cette fièvre se présente sous des aspects variables : tantôt extrêmement régulière durant des semaines et des mois, affectant le type quotidien ou bi-quotidien, à midi et le soir d'après Jaccoud, tantôt presque franchement intermittente, avec sensation de chaleur dans l'après-midi, élévation de la température le soir et sueurs vers la fin de la nuit. Quant à l'accès tierce il est exceptionnel. Mais en général la durée n'est pas aussi considérable et la marche est plus irrégulière ; la fièvre s'accuse par des séries d'accès se prolongeant dix ou quinze jours. Ces alternatives dans l'élévation de la température tiennent à ce qu'il est commun de voir, dans la tuberculose pulmonaire, des poussées successives se produisant dans deux conditions distinctes : ou bien il se fait autour des lésions préexistantes des noyaux de broncho-pneumonie, qui amèneront l'extension graduelle ; en un point limité du sommet par exemple, près d'un foyer ancien, se feront des poussées subaiguës avançant chaque fois et finissant par envahir tout le lobe supérieur. Mais pour atteindre ce résultat, une longue série de mois sera nécessaire et les lésions tout en étant progressives resteront localisées, n'entamant pas largement le parenchyme pulmonaire. Ou bien au contraire, chez un malade porteur d'une lésion circonscrite, aucune modification ne se sera manifestée dans le point primitivement atteint; mais au moment où la fièvre apparaît, on constatera dans une autre région, dans la fosse sous-épineuse par exemple, l'existence d'un nouveau foyer, véritable foyer erratique, large au plus parfois comme une pièce de deux francs, mais qui deviendra un nouveau point de départ, un centre d'inoculation et de propagation nouvelle. A cinq ou six reprises différentes, le même phénomène se reproduira dans un même lobe ou dans un même poumon, et bientôt le poumon du côté opposé sera lui-même atteint. La dimension des lésions rend cette forme une des plus graves en précipitant l'envahissement de tout l'organe ; ce sont d'ailleurs des formes sur lesquelles nous reviendrons.

Quelquefois, ces accès irréguliers, lors même que les lésions sont plus avancées, répondent seulement à quelques signes bronchitiques surajoutés. A ces accès quotidiens ou bi-quotidiens ou survenant tous les deux jours, a succédé un état fébrile persistant et grave. C'est la fièvre hectique, fièvre de consomption, marquant une étape importante. Jusque-là, si vous le voulez, le malade n'était qu'un tuberculeux, de ce jour il devient un phtisique; c'est dire à quel point son état général est affecté.

La fièvre hectique se montre avec le type de la fièvre continue rémittente ; l'état fébrile persiste sans interruption, la température s'abaisse le matin sans atteindre la normale, avec exacerbation vespérale, à moins qu'il n'existe ce que je vous ai déjà fait connaître sous le nom de type inverse de la fièvre. La fièvre hectique peut également être intermittente. Quelle que soit sa forme, elle se caractérise par une chaleur intense, une sensation brûlante aux extrémités et à la face, la rougeur des pommettes, des bouffées de chaleur, en même temps que la dyspnée devient plus considérable; celle-ci d'ailleurs augmente toujours avec la température, quelle que soit la cause de son élévation. Si les lésions sont plus avancées, à tous ces phénomènes peuvent venir s'ajouter la teinte violacée des lèvres et des extrémités, des sueurs abondantes, non plus limitées à la tête et aux épaules, mais inondant tout le corps, et assez profuses parfois pour traverser les couvertures et les matelas. A cette période, l'affaiblissement fait des progrès, l'amaigrissement est considérable, et l'on peut observer la déformation des doigts connue sous le nom de doigts hippocratiques, caractérisée par le gonflement régulier de la phalange unguéale qui peut être aplatie en même temps et prendre ainsi la forme spatulée ou la forme en baguette de tambour. Ces déformations se rencontrent également dans quelques autres affections pulmonaires, dans la dilatation bronchique par exemple, et aussi dans les cas de communication anormale des cavités cardiaques.

En même temps que la fièvre hectique, la cachexie se prononce, la diarrhée s'établit parfois colliquative, et plus ou moins persistante. C'est une nouvelle source de déperdition et d'affaiblissement. On peut voir également des vomissements tardifs déterminés par des secousses de toux et empêchant toute alimentation.

La pathogénie de ces différentes formes de fièvre n'est pas mieux connue, pour les accès relevant de la broncho-pneumonie ou de poussées granuliques pouvant survenir à tout moment, que pour la fièvre hectique. Quant à celle-ci, il nous faut avouer que ses causes sont complexes et encore mal connues. On peut l'expliquer par des phénomènes d'inflammation broncho-pulmonaire apparaissant autour des lésions déjà existantes, ou beaucoup mieux par les modifications que subissent les cavernes. Elle serait ainsi en rapport avec leur suppuration et l'élimination de fragments de tissus caséeux, travail morbide qui donne le tissu de granulation. En effet, dans les crachoirs des phtisiques avancés, vous voyez une masse puriforme que le microscope montre presque uniquement constituée par des globules blancs, mais au milieu desquels il est facile de reconnaître la présence de microorganismes. Ce sont d'abord des bacilles, puis une foule d'autres variétés, parmi lesquelles dominent les microcoques de la suppuration, le *tetragenus* dont je vous ai déjà parlé, et aussi, dans certains cas, les microbes de la putréfaction.

En général on considère la fièvre hectique, surtout quand elle s'accompagne de diarrhée comme le fait d'une résorption septique de produits liquides sécrétés sans doute par les microbes. Mais ce n'est là encore qu'une hypothèse que prouvera sans doute la science de demain.

VINGT-SEPTIÈME LEÇON

SOMMAIRE : Forme commune (*suite*). — Trois périodes dans son évolution. — Durée et pronostic. — Guérison possible de la tuberculose à toutes ses périodes. — Réveil d'anciennes lésions. — Poussées aiguës. Forme laryngée. — Complications. — Pneumothorax.

Avec les phénomènes fébriles et la fièvre hectique apparaît un état d'anémie extrême, symptôme de la cachexie ultime, de l'état de consomption, et le chiffre des globules s'abaisse aux limites les plus inférieures que l'on ait jamais constatées. On observe également des modifications de l'urine, la phosphaturie des premières périodes n'existe plus et l'urée diminue notablement ; les muqueuses sont pâles, la peau est décolorée, atrophiée, et, en l'examinant de près, on la voit parsemée de taches de chloasma, de *pityriasis versicolor*, éruptions plus ou moins irrégulières sous forme de petites plaques disséminées sur le thorax et dues à la présence d'un parasite, le *microsporon furfur*. Ce n'est pas là d'ailleurs le seul parasite qu'on puisse constater chez les tuberculeux, et dans la bouche, dans le pharynx, quelquefois primitivement dans celui-ci, on voit se développer l'*oidium albicans* ou muguet, consécutif, comme vous le savez, à l'acidité de la salive.

En outre, des phénomènes importants indiquent une altération profonde. C'est à cette époque que surviennent des hydropisies vraiment cachectiques, en relation avec l'état du sang et sans aucune altération du rein, pas même l'état amyloïde. Elles siègent surtout aux membres inférieurs, particulièrement si les malades se lèvent, et aussi, bien que plus rarement, à la face et dans les cavités viscérales, et toujours sans albuminurie. Comme épanchements viscéraux, ce qu'on voit le plus souvent c'est l'ascite et les épanchements pleuraux, mais non pleurétiques.

Cependant, comme je vous l'ai dit, le rein peut être atteint de dégénérescence amyloïde. Il en est de même du foie et de la rate dont on peut constater alors l'augmentation de volume. Dans ce cas la percussion de la rate facilitera le diagnostic en permettant de reconnaître son hypertrophie. En effet si l'augmentation de volume du foie ne relève que de la stéatose, la rate sera de dimension normale, et de dimensions exagérées, au contraire, dans la dégénérescence amyloïde. De plus, la palpation permettra d'apprécier dans ce cas la résistance particulière de ces organes. L'intestin lui-même n'échappe pas à la dégénérescence amyloïde qui détermine certaines diarrhées spéciales, signalées par quelques auteurs.

En se basant sur les symptômes observés aux différents temps de l'affection, on est arrivé à distinguer dans la phtisie plusieurs périodes. Laënnec, tout en traçant la division au point de vue des lésions anatomiques et en leur considérant plusieurs phases, repousse comme inutiles ces périodes basées sur la constatation des signes physiques et permettant de distinguer dans l'évolution de la phtisie trois degrés désignés par les épithètes d'«*incipiens*, *confirmata*, *desperata* ». Les auteurs qui l'ont suivi, Louis et Andral réduisirent à deux ces périodes, l'une précédant le ramollissement et l'autre lui étant consécutive. Les auteurs du *Compendium*, Monneret et Fleury entre autres, en distinguèrent trois, admises depuis par tous les cliniciens : phtisie au début, en voie de ramollissement, et avec formation de cavernes, division qui fait bien comprendre la marche de l'affection.

Grancher a voulu ajouter une quatrième période précédant les autres et qu'il a appelée période de germination; cette manière de voir, qu'il avait cru retrouver dans les ouvrages de Bayle, est peut-être vraie, sans avoir une bien grande utilité pratique. Quant à nous, nous adopterons l'opinion classique et nous reconnaîtrons la période de début ou d'induration, caractérisée par des modifications du murmure vésiculaire, puis par une respiration soufflante et par quelques craquements, enfin par la matité à la percussion; un stade de ramollissement donnant lieu à des râles plus ou moins retentissants, humides et bien différents des craquements secs, à des modifications nouvelles du souffle et de la fièvre et à des symptômes généraux ; enfin une phase d'excavations, creusée dans un tissu induré et s'accompagnant de signes cavitaires. C'est à cette période surtout qu'appartiennent la cachexie et les phénomènes généraux graves que nous avons étudiés plus haut. Ce n'est cependant pas là une règle absolue, et si la cachexie est particulière à la troisième période, les deux premières ne sont cependant pas exemptes de fièvre, et vous pourrez voir des cavernes ne pas s'accompagner de cachexie proprement dite et celle-ci exister sans cavernes, mais coïncidant alors avec un ramollissement très considérable. C'est le cas des formes aiguës et subaiguës et lorsqu'il existe une lésion non destructive, mais occupant une vaste étendue d'un poumon ou les ayant envahi tous deux, la fièvre qui en résulte amène une cachexie précoce. Il est donc important, au point de vue du pronostic, de contrôler par un examen local, en même temps que le degré, la marche plus ou moins extensive des lésions, car il est possible qu'une petite caverne présente une gravité moindre qu'une énorme induration. Au point de vue général, il faut tenir compte plutôt des proportions en étendue que de la profondeur des lésions.

La durée de la tuberculose pulmonaire est très variable, suivant de nombreuses conditions et surtout suivant les conditions sociales. A l'hôpital, en dehors bien entendu des tuberculoses à marche rapide, toutes les statistiques sont à peu près d'accord et les tuberculoses chroniques évoluent en détruisant le parenchyme pulmonaire et tuent par consomption en cinq, six mois ou un an. Louis, dans une statistique comprenant cent quatre-vingt-treize cas, a trouvé qu'un tiers des malades succombaient en moins de six mois, le second tiers en moins d'une année ; à l'heure actuelle la survie me semble un peu plus longue. Quant au dernier tiers des malades observés par Louis, la plus grande partie meurt avant deux ans (2/3) et les autres succombent entre deux et huit ans. Dans la clientèle de ville, la durée est plus longue, et la survie plus considérable, parce que les tuberculeux se font soigner à une période moins avancée et l'on voit certains d'entre eux malades depuis cinq, dix et même vingt ans. Je vous rappelerai à ce sujet le malade d'Andral que j'ai eu l'occasion d'observer quarante ans plus tard. De plus, il est indiscutable que la phtisie peut guérir, que son évolution peut être enrayée et cela à toutes les périodes, aussi bien au début qu'après le ramollissement ou la formation des cavernes. C'est un point bien mis en lumière et que n'avait pas reconnu Laënnec puisqu'il n'admettait pas la possibilité de la guérison avant l'élimination de ce qu'il regardait comme un corps étranger, du tubercule. Mais en revanche il a bien montré par quel processus la caverne peut guérir, comment elle devient fibro-cartilagineuse en revenant sur elle-même. Maintenant tous les auteurs sont d'accord pour admettre la possibilité de la guérison à tous les degrés, dont on trouve d'ailleurs la preuve dans les autopsies pratiquées à la Morgue et dans les hospices de vieillards, chez des gens ayant succombé à une affection quelconque. M. le professeur Brouardel a vu ainsi, sur nombre d'individus morts accidentellement, des tubercules pierreux, entourés de tissu fibreux et complètement guéris.

Vous pourrez constater la même évolution, même en cas de cavernes ayant suppuré, et l'examen clinique vous permettra de reconnaître ce que vient de prouver l'anatomie pathologique. Pour ma part, je me souviens d'un malade dans les crachats duquel j'avais constaté la présence des bacilles, peu de temps après la découverte de Koch, et chez lequel je n'ai plus pu en retrouver depuis un certain temps malgré des examens répétés. Chez d'autres, l'auscultation révèlera tous les signes d'une cavité, complètement desséchée, et ne donnant plus lieu à aucune expectoration. Il est intéressant de suivre ces malades ; la guérison peut être parfois définitive, mais elle n'est pas toujours sans appel ; vous pourrez voir des tuberculeux qui, depuis nombre d'années, n'ont présenté aucun phénomène morbide, chez lesquels éclatent tout à coup des phénomènes nouveaux dus au réveil des bacilles. Je suis convaincu, pour ma part, que beaucoup de tuberculoses à formes granuliques ou galopantes n'ont pas d'autre origine que des lésions anciennes guéries en apparence et ayant subi une nouvelle poussée. Tout récemment encore, j'ai pu étudier un poumon où, à côté de lésions scléreuses anciennes, existaient des altérations beaucoup plus récentes. Ces guérisons sont donc sujettes à caution. Il est un autre mode de terminaison important à connaître et de nature à modifier le pronostic. Un tuberculeux, par exemple, reste pendant des mois ou des années avec des lésions à l'état stationnaire, avec des signes d'auscultation et une sécrétion toujours identique. L'amaigrissement persiste ; il existe de temps à autre quelques poussées fébriles ; ces individus sont malingres, souffreteux, et l'affection reste pendant plusieurs années sans aucune modification : à un moment donné la tuberculose subit une poussée nouvelle et l'individu est enlevé rapidement par une broncho-pneumonie ou quelque autre complication.

La mort est la terminaison de beaucoup la plus fréquente ; elle succède soit à l'évolution naturelle de la maladie, soit à quelque complication, soit à une poussée généralisée. Lorsqu'elle survient à la suite du développement progressif des lésions pulmonaires, les symptômes locaux indiquent l'envahissement des deux poumons, plus marqué généralement d'un côté. Les parties restées saines jusqu'alors sont altérées à leur tour ; les points indurés se ramollissent, les cavernes se creusent, la fièvre hectique s'allume, et à un moment donné l'individu épuisé est complètement confiné au lit. Ses nuits sont rendues de plus en plus pénibles par l'insomnie et la dyspnée ; les sueurs vont en augmentant, les troubles digestifs grandissent, la respiration devient gênée ; le malade tombe dans la prostration, avec un état d'anhématose très marqué, la face et les extrémités plus ou moins tuméfiées se couvrent de sueurs froides, le râle trachéal se fait entendre, l'agonie commence et la mort arrive à la suite d'une longue asphyxie, plus rarement par syncope.

Les altérations des autres organes peuvent venir se joindre aux troubles pulmonaires et accélérer la marche de la maladie ; telles sont celles du larynx, la phtisie laryngée qui peut, quoique rarement, constituer une forme de début. Dans ce cas, le symptôme initial est caractérisé par l'altération du timbre vocal, par un certain degré d'enrouement et d'affaiblissement de la voix, par de la douleur à la pression et à la déglutition. La voix est éraillée, son émission est pénible et s'accompagne d'une sensation de déchirement. Il existe en même temps de la toux, dite laryngée, et une expectoration analogue à celle que l'on observe au début de l'angine glanduleuse. Au laryngoscope, les lésions sont manifestes et permettent le diagnostic par leur siège et leur aspect. Elles débutent dans une région localisée, au niveau de la muqueuse inter-aryténoïdienne, près des cartilages, où l'on constate de la rougeur, des mucosités adhérentes, du gonflement augmentant progressivement jusqu'à l'envahissement de toute la muqueuse. Puis cette petite surface s'excorie, se couvre de papilles verruqueuses, les lésions deviennent plus considérables et donnent naissance à des tumeurs d'aspect polypeux ou à des ulcérations gagnant en profondeur. La lésion ne reste pas limitée, s'étend aux replis aryténo-épiglottiques, à l'épiglotte, aux cartilages ; il en résulte de la périchondrite avec lésions destructives, de l'œdème sus-glottique et les malades meurent de leurs altérations laryngées et d'asphyxie avec aphonie, tirage laryngé et sternal, si on ne vient pas ouvrir une nouvelle voie à la respiration.

Quant aux lésions bucco-pharyngées, elles sont identiques à celles que je vous ai signalées pour la langue. Elles siègent sur la face interne des joues ou des lèvres, tantôt sous forme d'érosions ou même d'ulcérations en coup d'ongle, tantôt sous forme de néoplasies papillaires dans lesquelles le microscope révèle les caractères ordinaires des formations tuberculeuses et la présence des bacilles. La gorge, l'amygdale et le voile du palais peuvent en être également atteints. C'est un fait non pas de simple curiosité, mais d'une grande gravité en raison de la douleur souvent considérable, de l'hypersécrétion salivaire, qui agace les malades, les affaiblit, rend la déglutition difficile et favorise ainsi l'amaigrissement et l'inanition.

Je vous rappelle en passant la possibilité du muguet. Je serai bref sur les complications gastriques, importantes à cause des douleurs qui gênent l'alimentation, et sur les troubles intestinaux et la diarrhée avec ou sans hémorragies, pouvant s'accompagner de phénomènes péritonéaux.

Je ne reviendrai pas non plus sur les complications rénales, si ce n'est pour attirer votre attention sur les hydropysies viscérales ou l'anasarque qui peuvent être sous leur dépendance, sans que cependant jamais, à ma connaissance, on ait signalé d'accidents urémiques.

La vessie et les organes génitaux peuvent être également envahis par les altérations tuberculeuses et donner lieu à de graves complications, surtout du côté du péritoine.

Parmi les accidents cérébraux ou médullaires, Raymond cite la méningite tuberculeuse, vulgaire, fréquente surtout chez l'enfant, exceptionnelle chez l'adulte, et qui peut être le terme ultime de la maladie. Mais on rencontre plutôt les accidents méningés terminaux s'accompagnant de subdélire, souvent aussi de délire actif, intense, d'une durée de deux ou trois jours au bout desquels la mort survient dans les mêmes conditions ou dans le coma. C'est alors qu'on peut constater cette variété de délire décrite sous le nom d'euphorie par le professeur Ball et qui consiste dans des projets d'avenir, voyages impossibles à réaliser en raison de l'état avancé de la maladie. C'est ce qu'on appelait autrefois la méningite des tuberculeux, que nous savons maintenant due à la présence de quelques granulations sur les enveloppes cérébrales. Chantemesse a décrit quelques formes anomales de ces méningites, syncopales, comateuses, ou paralytiques, avec ou sans contractures, accompagnées parfois d'épilepsie jacksonnienne et en rapport avec l'existence de plaques méningitiques partielles au niveau des zones motrices. Enfin, la mort rapide peut être due à des lésions vasculaires, à l'artérite tuberculeuse, comme M. Cornil en a signalé un cas.

Il me reste quelques mots à vous dire des complications

pleurales, non pas de celles du début, qui en quelque sorte annoncent la tuberculose et auxquelles Renaut de Lyon a donné le nom de pleurésies phtisiogènes ; mais je veux parler de la pleurésie soit sèche et alors peu importante, soit avec épanchement, et qui venant comprimer les portions du poumon restées saines aggravent la dyspnée. Cet épanchement en général peu abondant, développé sans grande réaction, est assez souvent hématique, comme dans la pleurésie cancéreuse.

Dans des cas plus regrettables encore l'épanchement peut devenir purulent, même sans perforation pulmonaire, sans formation de pneumothorax, et cette complication souvent difficile à reconnaître pourra quelquefois attirer votre attention par une élévation brusque de température et une dyspnée progressive.

D'autres fois un pneumothorax pourra résulter d'une perforation pulmonaire. C'est à tort qu'on rapporte la plus grande fréquence de cette complication à la période des cavernes, où les adhérences pleurales intimes et épaisses opposent à la déchirure une très grande résistance et rendent la perforation impossible. Il n'en est pas de même quand la phtisie prend une marche qu'on peut appeler ulcéreuse et que le ramollissement se fait assez vite, pour ne pas laisser aux adhérences le temps de se former. Ainsi constitué, le pneumothorax peut évoluer de deux façons : s'il n'existe pas d'inflammation aiguë, il ne se fait qu'un épanchement insignifiant de liquide séreux et tout se borne à un pneumothorax simple sans gravité, parfois même favorable, mais il n'en est pas toujours ainsi et dans la plupart des cas l'entrée de l'air dans la plèvre détermine une pleurésie aiguë avec épanchement purulent abondant et un véritable pyopneumothorax.

VINGT-HUITIÈME LEÇON

Sommaire. — Influence du pneumothorax sur la tuberculose. — Coïncidence de la pneumonie, de la gangrène pulmonaire. — Hémoptysie de la troisième période. — Anévrisme de Rasmussen. — Phlegmatia alba dolens, embolie pulmonaire. — Pronostic de la tuberculose pulmonaire chronique.

Je vous ai parlé en passant de l'influence favorable que pouvait avoir le pneumothorax simple sur le développement de la tuberculose. Il existe en effet quelques observations, entre autres celles de Czerniki et d'Hérard, où il semblerait que l'épanchement d'air, en anémiant le poumon par compression, aurait entravé l'évolution des lésions. J'avoue que pour ma part je ne suis pas convaincu de cette action bienfaisante, et j'ai vu plusieurs faits, où malgré la compression du parenchyme pulmonaire par un épanchement quelconque, ce poumon contenait des granulations en voie de ramollissement, et j'ai pu vous montrer une languette pulmonaire ainsi comprimée et criblée de tubercules. Je me crois donc autorisé à apporter quelques restrictions à l'opinion de ces auteurs. Il faut savoir que la fistule peut s'oblitérer, la communication entre la plèvre et les bronches se trouver fermée, empêchant ainsi toute pénétration des liquides sécrétés dans la séreuse et dans ce cas le pneumothorax se termine par guérison.

Mais il est au moins aussi fréquent de voir succéder à la pénétration de l'air une inflammation de la plèvre déterminant un épanchement non seulement séro-fibrineux, mais encore purulent, en un mot un pyopneumothorax. Outre les phénomènes de début communs à tout pneumothorax, tels que la douleur, la dyspnée et tous les signes physiques qui vous sont connus, il se développe en plus des phénomènes pyrétiques, de la fièvre de cause inflammatoire due à la purulence, et l'aggravation des phénomènes généraux résultant de la résorption putride peut entraîner une mort plus ou moins rapide comme dans toute pleurésie purulente.

Il est une autre éventualité amenant la mort à brève échéance, alors qu'il existe un premier pneumothorax ; quelques jours après son apparition, éclate une augmentation brusque et considérable de la dyspnée, l'asphyxie marche rapidement, c'est que les mêmes accidents se sont produits du côté opposé : il y a un double pneumothorax, faits rarement observés quoique d'ailleurs possibles.

D'autres complications pulmonaires peuvent surgir à toutes les périodes, les unes résultant de l'évolution même de la tuberculose et les autres à titre de simples coïncidences par microbisme simultané. La congestion pulmonaire occupe le premier rang, non pas ces petites congestions pulmonaires qui ne sont à bien prendre que des poussées de broncho-pneumonie n'ayant pas abouti, et dues à la tuberculose elle-même, mais de ces congestions pulmonaires étendues, caractérisées généralement par un début brusque, par la dyspnée, et l'expectoration caractéristique, avec ampliation du thorax que le cyrtomètre permet facilement d'apprécier. Ces congestions, bien qu'assez graves par la dyspnée et les phénomènes sérieux qu'elles déterminent, sont cependant susceptibles de guérison.

Il est possible d'observer aussi la pneumonie franche, résultant du développement du microbe de Fränkel, évoluant chez les tuberculeux comme chez les sujets sains.

Cette pneumonie peut éclater à toutes les périodes de la phtisie, elle ne semble pas acquérir une gravité plus grande chez ces malades, que lorsqu'elle se développe chez les individus indemnes de tuberculose. On l'a même vue guérir dans ces conditions chez les phtisiques avancés, et je me souviens d'un vieillard de soixante-dix ans atteint d'une pneumonie occupant tout le lobe supérieur du poumon droit où siégeaient en même temps des lésions anciennes de tuberculose et même de petites cavernes. Chez ce malade la pneumonie aboutit à une résolution complète, laissant après elle les lésions tuberculeuses exactement au même point. Dans quelques cas, elle peut affecter une marche spéciale, mais elle disparaît encore sans laisser aucune trace. On n'en saurait dire autant de la broncho-pneumonie ordinairement tuberculeuse, et que je regarde toujours comme suspecte. Lors même qu'elle semble franche et qu'elle s'est développée sur une grande surface, la résolution n'est pas toujours complète, une portion du poumon reste gravement compromise et passera par les phases ultérieures de la tuberculose.

La gangrène possible à toutes les phases de la tuberculose, mais exceptionnelle au début, ne se développe généralement que quand des cavernes se sont creusées et ne s'attaque qu'à leurs parois ; elle est due aussi à un microorganisme nouveau et s'accompagne de l'expectoration classique avec son odeur spéciale, et provoque en même temps un état général grave. La fièvre s'allume, l'hyperthermie est très considérable, les malades tombent dans l'adynamie ou sont pris quelquefois de délire. Il est à ce sujet un point important à connaître : la gangrène pulmonaire consécutive à la tuberculose s'observe avec une fréquence toute spéciale chez les phtisiques diabétiques, dont elle entraîne presque toujours la mort. L'importance de ces phénomènes attirera donc toujours votre attention sur l'examen des urines.

Mais il est une complication encore plus grave et plus rapidement mortelle, que l'on ne rencontre jamais dans la tuberculose miliaire aiguë, observée exclusivement chez les phtisiques porteurs de cavernes dont la maladie a évolué lentement, bien que je l'aie observée une fois dans un cas de tuberculose à marche rapide, c'est l'hémorragie pulmonaire. Ce phénomène terrible n'est pas très rare, et j'ai pu en deux ans dans mon service où les tuberculeux étaient nombreux, en rassembler sept observations avec autopsies. Cette complication est en rapport avec les modifications des parois des cavernes. Vous vous souvenez des détails que je vous ai donnés sur leur structure, et surtout des colonnes qui les traversent ou qui proéminent à leur surface interne. Je vous ai dit que, dans la plupart des cas, elles renferment une ou plusieurs artères modifiées, non seulement dans les colonnes, mais aussi dans les parois elles-mêmes. Ces artères subissent des altérations constatées depuis longtemps. Laënnec avait déjà vu qu'elles pouvaient être oblitérées. Les travaux de Virchow, de Rokitansky, de Pauli ont abouti au même résultat et ont confirmé ces données mais l'oblitération peut faire défaut, le sang peut continuer à circuler librement, et lorsqu'il vient à se produire une altération profonde, une perte de substance, s'échapper en donnant lieu à une hémorragie considérable. Ce mécanisme avait été entrevu par Boerhaave et Joseph Franck, deviné en quelque sorte par Laënnec; mais Andral, le premier, démontra la rupture possible de ces vaisseaux.

C'est à des auteurs anglais que revient l'honneur d'avoir décrit le processus véritable, processus anévrismatique, pour l'appeler par son nom, à Fearn en particulier qui donna la première observation, à Peacook, à Rokitansky, à Cotton et à Quain.

En 1868, Rasmussen fit paraître un travail important dans le *Journal de Copenhague*, une description minutieuse avec des observations, auxquelles s'ajoutèrent les leçons cliniques faites par Jaccoud à Lariboisière en 1872, les observations présentées à la Société anatomique par Sevestre, Cornil et Lépine, Debove et Rendu, enfin les miennes communiquées à la Société des hôpitaux en 1879 et 1880. Des faits nombreux ont été aussi rapportés depuis dans les thèses de Chardin (1874), de Vasquez (1879).

Les altérations des vaisseaux portent particulièrement sur les branches de l'artère pulmonaire, de troisième et quatrième, et même de cinquième ordre, par conséquent sur des vaisseaux d'une certaine dimension et pouvant donner d'abondantes hémorragies. Les poches anévrismatiques peuvent se développer dans deux conditions : tantôt l'artère est oblitérée et la dilatation se fait en amont, elle est alors fusiforme; tantôt la dilatation n'occupe que la partie latérale et détermine un anévrisme sacciforme, ce qui est le cas le plus commun, surtout sur les artères qui, rampant sur les parois des cavernes, présentent une résistance plus grande dans les points où elles sont adhérentes. Lorsqu'existe cette seconde variété, le sac peut être arrondi et régulier comme dans les faits cités par MM. Cornil et Lépine, et dans une observation que j'ai rapportée, ou bien présenter des bosselures comme on peut d'ailleurs en observer dans tous les anévrismes. Leur volume est variable, quelquefois de la dimension d'un grain de chènevis ou d'un pois, le plus souvent d'une noisette et très rarement d'une noix ou d'un œuf de poule.

Ils sont parfois multiples, existant soit dans des cavernes différentes, soit dans une caverne unique, et dans un cas de John Williams observé dans le service de Quain et communiqué à la Société médicale de Londres, ils revêtaient une disposition moniliforme et cinq anévrismes étaient échelonnés comme les grains d'un chapelet sur un même vaisseau. Quel que soit leur nombre, en général une seule de ces dilatations est rompue, comme j'ai pu l'observer moi-même. Il est important d'étudier les rapports de ces anévrismes avec les cavernes; tantôt isolés de toutes parts, ils sont à nu dans l'intérieur de la caverne, tantôt adhérents à la paroi ils ne proéminent que d'un côté. Le rapport qu'ils affectent avec les bronches est encore plus intéressant : ces rapports sont ou immédiats et ne s'établissent que par l'intermédiaire de la caverne, ou directs et alors la poche fait saillie dans la lumière de la bronche. Une observation de Douglas Powell et l'une des miennes sont très démonstratives à cet égard. Ce sont des différences qui expliquent comment certaines hémorragies sont foudroyantes, et comment au contraire, si la communication se fait difficilement du vaisseau à la bronche, il peut se former un caillot obturant la caverne et arrêtant l'écoulement du sang. Ces anévrismes, restés parfois silencieux et trouvés seulement par hasard à l'autopsie, sont ordinairement rompus et présentent un orifice tantôt sous forme de fente, de soupape, tantôt une rupture irrégulière, le vaisseau ayant réellement éclaté.

Les parois de l'anévrisme se continuent avec celles de l'artère et leur minceur fait facilement comprendre le mécanisme de leur rupture. C'est surtout dans le point le plus éloigné du vaisseau, que l'épaisseur du sac est la moins grande, et sur la coupe, la section de la paroi va en s'effilant de plus en plus à mesure qu'on approche du point culminant de l'anévrisme. A ce niveau le sac est demi-transparent, se distingue à peine de la couche de fibrine qui lui adhère ; il est si facile d'y produire une déchirure qu'on l'attribuerait à tort à l'action de l'anévrisme lui-même.

Dans certains cas la cavité anévrismale est vide, ne contenant ni sang ni caillots, comme dans les cas de Sevestre et dans l'un des miens. D'autres fois elle contient du sang liquide comme l'a vu Byron Bramwell, ou des caillots cruoriques comme l'indique Rasmussen plus récemment, des caillots fibrineux anciens d'après Cotton, C. Reiz, et enfin, comme dans tout anévrisme, des caillots lamelleux à couches concentriques remplissant tout le sac, ainsi que Powell l'a signalé dans un fait, constatation que j'ai faite également dans une observation. Il en résulte une oblitération partielle et la possibilité de la guérison. Il est enfin une dernière condition pouvant se réaliser : le coagulum n'est plus contenu dans l'anévrisme, mais l'entoure au contraire et forme dans la caverne une masse de la grosseur d'un œuf de poule avec des couches concentriques dont l'anévrisme constitue le centre. C'est là un fait important que j'ai observé et qui permet d'expliquer certaines observations, spécialement une de Raynaud et une de Liouville, dont on n'avait pu fournir l'interprétation. Dans le cas présenté par Raynaud à la Société anatomique, on constatait que les caillots étaient composés de deux couches : l'une externe, fibrineuse, se continuant avec les branches de l'artère pulmonaire, l'autre centrale et beaucoup moins consistante.

Ce que nous savons déjà de l'état des parois des cavernes et des vaisseaux compris dans leur épaisseur fait facilement comprendre la pathogénie et l'histologie de ces anévrismes. Si on examine sur une large coupe les vaisseaux contenus dans les parois des cavernes ou dans les colonnes qui font saillie à leur surface, on en voit dont le calibre est égal à celui d'une plume d'oie ou d'une plume de corbeau. Ces vaisseaux, lorsqu'ils ont résisté à la destruction, comme le fait se voit aussi dans la gangrène pulmonaire, sont ordinairement imperméables, oblitérés complètement par des caillots et par le travail d'endartérite bien décrit par Pauli surtout ; ici l'hémorragie n'est donc plus possible. Ou bien la structure de la paroi reste normale dans la plus grande étendue, mais en un point, de préférence en rapport avec la cavité de la caverne, le vaisseau est envahi par la propagation des lésions tuberculeuses de voisinage ; il s'infiltre d'éléments embryonnaires qui se substituent aux éléments de la tunique moyenne artérielle avec épaississement moins marqué de l'endartère, véritable tissu tuberculeux contenant même quelques cellules géantes. Ces éléments de nouvelle formation qui ont remplacé les fibres élastiques et musculaires n'offrent pas la même résistance et se laissent facilement dilater, d'où formation d'un anévrisme mixte dont la paroi constituée par les couches internes et externes de l'artère, par des tissus morbides, et n'étant pas soutenue du côté où le vaisseau est libre, se rompt facilement et détermine l'hémorragie. Ce processus s'observe surtout dans les cas où l'affection a marché avec une certaine rapidité, à la suite d'une fonte purulente précoce, et, comme le dit Pauli, si l'ulcération a marché plus vite que le travail d'oblitération vasculaire.

La rupture de l'anévrisme, peut se faire soit dans le calibre des bronches et amener une hémorragie foudroyante, soit dans une caverne dont il est alors intéressant d'examiner le contenu. Dans la plupart des cas, on n'y trouve pas du sang liquide ni un caillot, mais une mousse sanglante occupant la caverne, et encore l'arbre bronchique dans sa totalité. C'est qu'en effet si le sang est en grande quantité, il ne peut être expulsé complètement, à mesure qu'il s'épanche ; les bronches se remplissent, il en résulte de la dyspnée, le sang est battu avec l'air dans les efforts inspiratoires et envahit la totalité des poumons. La conséquence est une difficulté très grande dans la recherche du point précis où s'est faite l'hémorragie, et je crois que le meilleur procédé pour se rendre compte du siège de la lésion est celui que j'emploie et qui consiste à pousser dans l'artère pulmonaire une injection colorée. Le liquide injecté ressort par l'orifice de l'anévrisme qu'une dissection minutieuse permet d'isoler.

Cette hémoptysie se caractérise par la brusquerie de son début; elle apparaît sans causes appréciables, sans aucun phénomène précurseur, sans rien qui puisse faire deviner son apparition. Il n'existe ni fièvre, ni douleur, et le premier signe consiste dans l'expulsion du sang. Cette hémoptysie est d'une abondance variable, tantôt constituée par quelques crachats, ou bien le malade rend un demi-verre de sang, parfois même une cuvette. C'est, vous le savez, du sang artériel, spumeux et rutilant, que le séjour dans les cavernes n'a pas altéré, sauf dans deux cas: d'abord à la fin de l'hémorragie il reste dans les cavernes une certaine quantité de sang qui devient noirâtre, ou bien quand il n'existe encore qu'une éraillure à la poche anévrismale. L'hémoptysie ne se fait qu'en plusieurs fois, et le sang, noirâtre d'abord, reprend ensuite ses caractères habituels et devient vermeil quand la rupture s'agrandit et donne lieu à une hémorragie plus abondante. Ce sang est rendu facilement par expuition ou par expectoration, précédée parfois de quelques secousses de toux. La dyspnée inconstante et d'origine mécanique est parfois si considérable qu'elle suffit à entraîner la mort. Dans quelques-uns de ces cas, l'hémorragie est formidable d'emblée et le sang jaillit à flots par le nez et par la bouche. Le malade remplit une cuvette en quelques minutes et la mort survient non pas par anémie, avec pâleur de la face, comme le fait se voit généralement dans les grandes pertes de sang, mais avec cyanose, signes d'asphyxie, anhématose déterminée par l'obstruction des bronches. Le plus souvent l'hémorragie est peu abondante au début, puis s'arrête, pour ne réapparaître que quelques jours après, et parfois même au bout de quelques années. Les hémorragies se répètent de plus en plus abondantes jusqu'à ce que l'une d'elles plus considérable vienne emporter le malade.

Bien que le pronostic de cette complication soit extrêmement sévère, l'anévrsime peut cependant guérir par la formation d'un caillot, suivant le mécanisme que je vous ai indiqué. La mort peut résulter de l'abondance de l'hémorragie, et quelquefois dès la première hémoptysie, soit par l'hémorragie elle-même, soit par l'état d'affaiblissement progressif et rapide qu'elle détermine.

Il est un autre accident qui peut traverser l'évolution normale de la tuberculose chronique, c'est la thrombose veineuse surtout localisée aux membres inférieurs, la *phlegmatia alba dolens*, que l'on observe rarement à la première période, plus souvent à la deuxième et surtout à la troisième.

Elle se présente chez les tuberculeux avec ses symptômes classiques ; les douleurs au niveau du creux poplité, l'impotence fonctionnelle, le gonflement œdémateux, les modifications de la température locale et générale, sur lesquels je ne veux pas insister. Je me contenterai de vous signaler la guérison qui peut se faire par deux modes différents, surtout chez les tuberculeux à une période peu avancée. Ou bien, la circulation se rétablit par les voies collatérales et le sang revient par les veines de petit calibre superficielles et profondes, ou bien, comme on l'a souvent observé et comme j'ai pu le voir moi-même, par une véritable canalisation se creusant dans l'intérieur du caillot et s'accompagnant d'une dilatation des vasa-vasorum. A côté de cette forme classique de la *phlegmatia*, il en est une autre très importante, facile à méconnaître et qui peut être la cause de graves erreurs de pronostic. C'est une forme fruste qui s'établit insidieusement, avec peu ou pas de douleur, sans gonflement notable : l'impotence fonctionnelle est incomplète, et les malades traînent simplement la jambe, ou ne présentent aucun symptôme. Puis, à la suite d'un mouvement, survient un accès de dyspnée qui peut guérir ou se répéter en s'aggravant et souvent même déterminer la mort subite. C'est qu'il s'agit d'une thrombose incomplète, de petites coagulations formées dans les nids valvulaires et qui, détachées et lancées dans le torrent circulatoire, déterminent des embolies pulmonaires peu considérables et parfois multiples, s'accompagnant d'accès de dyspnée successifs. Si le coagulum est plus considérable, il peut se détacher à l'occasion d'un effort ou lorsque le malade se lève et déterminer brusquement la mort, soit dans une syncope, soit avec une sensation d'étouffement considérable, avec la soif d'air, comme l'a appelée le professeur Ball. Lorsqu'au contraire le coagulum est de petite dimension, le malade peut survivre, avec ou sans infarctus.

Parfois l'examen cadavérique le plus rigoureux ne révèle aucune embolie et ne nous montre que des lésions de thrombose développées au niveau de l'artère pulmonaire. Pour les expliquer, il faut abandonner la théorie de l'inopexie et les rapporter à des lésions endothéliales des parois vasculaires et peut-être à la présence de microorganismes, comme Widal l'a observé dans la phlébite puerpérale.

Le pronostic de la tuberculose pulmonaire chronique en général est d'une gravité extrême subordonnée à des conditions nombreuses. L'âge d'abord est d'une grande importance. Chez les enfants, la phtisie chronique, réelle bien que peu fréquente, est d'un pronostic très grave parce qu'elle évolue avec une certaine rapidité et les petits malades succombent toujours au bout d'un an ou deux. Chez les adolescents, le travail de développement qui se fait à cet âge contribue à aggraver le pronostic. Chez l'adulte, bien que très sérieux il est moins alarmant ; c'est surtout chez lui que l'on voit la tuberculose s'arrêter, sommeiller pendant un temps plus ou moins long et parfois même guérir. Quant aux vieillards, c'est à tort qu'on a voulu regarder la phtisie comme évoluant toujours chez eux avec lenteur, et il suffit de se reporter au travail de Mourreton pour constater la fausseté de cette assertion. Lorsque je vous ai entretenus de l'étiologie en général, je vous ai suffisamment fait connaître l'influence du sexe, de la grossesse, de l'allaitement, de l'hérédité, etc. Enfin le diabète, l'envahissement plus ou moins rapide des deux poumons, l'existence de poussées aiguës et les diverses complications que nous venons d'étudier viennent encore apporter des modifications au pronostic.

Le diagnostic est en général facile, et la tuberculose pulmonaire chronique se reconnaît aisément lorsqu'on a pu suivre l'évolution de la maladie, qu'on a vu dès le début, à ce qu'on appelle par euphémisme la bronchite du sommet succéder le ramollissement, enfin lorsque les bacilles ont été constatés dans l'expectoration. Mais il est des circonstances où ce diagnostic est plus difficile, surtout quand on se trouve en présence des formes larvées de la phtisie, empruntant le masque des autres affections, se manifestant surtout par des symptômes gastriques ou chloro-anémiques ; c'est alors que seul l'examen consciencieux de l'appareil pulmonaire, en révélant les signes physiques de l'affection, permettra d'en affirmer l'existence.

VINGT-NEUVIÈME LEÇON

Sommaire. – Diagnostic (*suite*).—Impaludisme —Dilatation brônchique. Gangrène pulmonaire. — Pneumothorax. — Pleurésie interlobaire. — Bronchite chronique et emphysème.

Phtisie galopante. — Evolution des lésions. —Trois formes. — Broncho-pneumonie lobulaire. — Broncho-pneumonic pseudo-lobaire caséeuse. — Pneumonie caséeuse lobaire aiguë. — Etiologie. — Anatomie pathologique. — Symptômes.

Le diagnostic des formes larvées n'est pas seul entouré de difficultés, et certaines affections, quoique entièrement différentes, pourront néanmoins reproduire, dans une certaine mesure, le cortège symptomatique de la tuberculose pulmonaire chronique.

Telle est la fièvre intermittente, lorsqu'elle a déterminé la cachexie palustre. Dans ces conditions, la fièvre peut affecter une marche à peu près analogue ; je dis simplement analogue, parce qu'il existe en réalité quelques différences. S'il est de règle, de règle même absolue, dans nos contrées, que la fièvre paludéenne se manifeste par des accès éclatant dans la seconde moitié de la nuit ou dans la matinée, il n'en est pas partout ainsi.

Dans d'autres régions, la Roumanie, la Grèce, l'Algérie, et dans tout l'Orient, c'est l'inverse que l'on peut observer et il est très fréquent de constater des accès dans l'après-midi et dans la soirée. C'est là une difficulté de plus apportée au diagnostic, le moment où apparaît le frisson dans ces cas coïncidant avec l'heure où se montre d'ordinaire la fièvre des tuberculeux. Heureusement la fièvre n'est pas l'unique symptôme du paludisme ; le volume de la rate, parfois considérable, sa dureté caractéristique viendront en aide au diagnostic. L'importance de la mégalosplénie dans ces cas sera d'autant plus grande que souvent le foie ne présente aucune augmentation de volume, faisant écarter ainsi l'idée de la dégénérescence amyloïde de ces deux organes, fréquemment observée chez les phtisiques. Mais plus important encore sera l'examen des poumons qu'il faudra explorer dans toute leur étendue avec un soin scrupuleux.

Il ne faut pas oublier que la coïncidence est possible, que le paludisme n'exclue pas la tuberculose et que l'existence d'accès intermittents, même bien caractérisés, ne devra pas vous faire négliger l'exploration du poumon.

Quelle que soit l'importance des signes stéthoscopiques, la constatation des lésions pulmonaires qu'ils révèlent ne peut suffire à entraîner le diagnostic de tuberculose. Il est en effet d'autres altérations chroniques du poumon qui peuvent donner naissance à des bruits anormaux, identiques de tous points à ceux de la tuberculose, et il est nécessaire de distinguer de cette dernière, certaines affections de la poitrine dont le pronostic est tout différent. C'est ainsi que certaines dilatations bronchiques seront parfois difficiles à différencier des lésions tuberculeuses.

S'il est vrai que, dans les deux cas, les signes cavitaires s'accusent de la même manière, avec les mêmes caractères, ils affectent une différence de siège, qui sans être pathognomonique, offre cependant une certaine importance. La dilatation bronchique se rencontre surtout à la base et à la partie moyenne du poumon, tandis que vous connaissez la prédilection des cavernes pour le sommet. Il est vrai cependant, que de même qu'on observe dans quelques cas des cavernes à la base du poumon, on peut aussi constater une dilatation des bronches occupant la partie supérieure. Si donc le siège occupé par ces lésions ne suffit pas par lui-même à entraîner la conviction, il est encore d'autres points sur lesquels peut s'étayer ce diagnostic délicat. La connaissance des commémoratifs sera d'un certain secours ; l'existence d'une bronchite chronique de longue durée, ou d'une ancienne pleurésie sèche, de même que la rétraction étendue du thorax, faisant pencher en faveur de la dilatation bronchique. De plus, bien que les signes stéthoscopiques au niveau de l'ectasie bronchique soient les mêmes qu'au niveau des cavernes pulmonaires, les lésions du parenchyme voisin seront de beaucoup plus manifestes dans le cas de tuberculose, l'auscultation révélant l'infiltration progressive du poumon.

Enfin vous connaissez l'expectoration si spéciale de la dilatation des bronches, se produisant par vomiques, et constituées par un liquide qui, recueilli dans un verre, se divise en trois couches : la supérieure, spumeuse et séreuse ; la moyenne, muqueuse ; et la dernière, muco-purulente. Tous les doutes seront levés par l'examen microscopique des crachats et la constatation de la présence des bacilles dans le cas de cavernes. Mais ici encore, la coïncidence des deux affections est possible et l'on voit souvent sur la dilatation bronchique se greffer la tuberculose pulmonaire.

Il reste encore à distinguer des signes cavitaires de la tuberculose, ceux qui peuvent résulter d'une perte de substance consécutive à la gangrène pulmonaire, signes d'ailleurs complètement identiques. Les phénomènes aigus du début de la gangrène, la gravité d'emblée des symptômes généraux, en même temps que la fétidité si caractéristique de l'expectoration devront être tenus en grande considération.

A propos d'un cas observé dans le service de mon ami le Dr Ferrand, je vous ai rappelé toute la difficulté du diagnostic entre le pneumothorax et les grandes cavernes superficielles. Bien que parfois ce diagnostic soit presque impossible, la dilatation de la cage thoracique dans le cas de pneumothorax, sa rétraction dans le cas de cavernes, les différences qu'offre la percussion, la succussion hippocratique extrêmement rare et le bruit d'airain de Trousseau que je n'ai jamais constaté dans les grandes cavernes, enfin la persistance des vibrations thoraciques au niveau des cavernes, seront du plus grand secours.

A côté de la dilatation bronchique et du foyer de gangrène, nous signalerons encore les cavités qui succèdent aux vomiques donnant issue au pus d'une pleurésie interlobaire. Dans ce cas le liquide évacué présente une odeur différente de celle de la gangrène, odeur alliacée spéciale.

Enfin dans un cas douteux où des quintes de toux avaient provoqué une abondante vomique, l'examen bactériologique m'a permis de reconnaître, non pas des bacilles, mais les pneumocoques encapsulés.

Il me reste à dire quelques mots du diagnostic de la tuberculose avec la bronchite chronique et l'emphysème. Ce diagnostic s'appuiera surtout sur l'examen minutieux des phénomènes généraux et particulièrement des troubles fonctionnels et physiques. Dans ces cas on observera des accès paroxystiques pendant la nuit, la respiration sifflante s'entendant à distance, la dyspnée sonore, le tout se prolongeant plusieurs jours en une suite d'accès caractéristiques. L'auscultation fera constater, avec les signes de bronchite vulgaire et les sibiliances, l'expiration prolongée et les symptômes classiques de l'emphysème pulmonaire. Il est des cas dans lesquels l'examen bactériologique sera nécessaire, la bronchite et l'emphysème coexistant avec la tuberculose.

Nous en arrivons maintenant à l'étude de l'une des formes les plus intéressantes de la tuberculose pulmonaire, la phtisie galopante. Certains auteurs l'ont appelée phtisie aiguë, dénomination réservée maintenant à la granulie. Il s'agit, en réalité, d'une forme spéciale de phtisie pulmonaire à marche rapide, rappelant par ses lésions anatomo-pathologiques celles de la tuberculose chronique, tandis que ses caractères cliniques rappellent de bien plus près ceux de la granulie.

Tandis que, dans la granulie, les altérations se bornent à une véritable éruption généralisée de granulations grises, dans quelques cas à peine jaunâtres, n'ayant point le temps d'évoluer jusqu'au ramollissement et encore moins jusqu'à la formation des cavernes, dans la phtisie galopante, au contraire, la production des tubercules reste localisée aux poumons. Ces granulations subissent avec la plus grande rapidité toutes leurs transformations successives, arrivent rapidement à la production de masses caséeuses qui, bientôt éliminées, laissent à leur place des excavations.

On peut ramener à trois les formes par lesquelles se traduisent ces lésions anatomiques :

1° Broncho-pneumonie lobulaire ;

2° Broncho-pneumonie pseudo-lobaire caséeuse ;

3° Pneumonie caséeuse lobaire aiguë.

Quant aux causes de *cette forme galopante de la phtisie*, je vous rappellerai qu'elle est fréquente dans la première enfance, succédant à une bronchite aiguë, à la coqueluche, à la rougeole, et s'observant aussi à la suite de la diphtérie, surtout chez les sujets très jeunes. Elle s'observe moins souvent chez l'adolescent et chez l'adulte, reprend sa fréquence chez les vieillards et affecte alors de préférence la forme de pneumonie caséeuse lobaire.

C'est surtout à la suite des fièvres éruptives et de la puerpéralité chez la femme, que l'on voit la tuberculose prendre cette allure chez les adultes.

Considérée au point de vue anatomo-pathologique, la première forme ou broncho-pneumonie lobulaire ressemble *a priori* à s'y méprendre à la broncho-pneumonie simple. Au milieu d'un parenchyme sain ou congestionné ou bien emphysémateux, on observe des lobules envahis par la tuberculose, plus ou moins éloignés les uns des autres, formant des noyaux de la grosseur d'un pois, d'une noisette ou même d'une orange, tantôt tout à fait isolés, tantôt cohérents ou réunis en groupes. Lorsque dans ces conditions ils atteignent un volume considérable, ils réalisent la forme pseudo-lobaire de la broncho-pneumonie simple ; mais tout semblables que ces lobules puissent paraître à première vue à ceux de la broncho-pneumonie vulgaire, ils s'en distinguent cependant lorsqu'on vient à les étudier de plus près.

A la coupe, ces noyaux sont remarquables par leur sécheresse ; loin de laisser transsuder, comme dans la broncho-pneumonie ordinaire, cette pulpe demi-liquide, purulente, que vous connaissez, ils montrent un centre caséeux gris jaunâtre, accusant la transformation destructive rapide qui va aboutir au ramollissement et à la caverne. Ces noyaux quelquefois arrondis et formant des sortes de marrons, lorsqu'ils occupent toute l'étendue d'un lobule, sont quelquefois anguleux, aspect qui résulte de l'envahissement partiel d'un plus ou moins grand nombre de lobules voisins.

La densité du parenchyme pulmonaire, à ce niveau, est très accrue et les parcelles plongées dans l'eau gagnent rapidement le fond du vase.

Si l'on cherche à insuffler le poumon, on constate que l'air ne pénètre pas dans les alvéoles, ce qui fait tout naturellement conclure à la présence d'un exsudat adhérent et remplissant les alvéoles. L'examen minutieux du parenchyme voisin, sain en apparence, y révèle la présence de granulations typiques. Il y a coïncidence *constante* de la tuberculose miliaire aiguë et de la broncho-pneumonie chez l'enfant et chez l'adulte.

A l'examen microscopique, on constate les lésions d'une broncho-pneumonie tuberculeuse, c'est-à-dire que les alvéoles sont remplis de leucocytes et de cellules épithéliales entrant presque d'emblée en voie de dégénération granulo-graisseuse et surtout granuleuse. Ces éléments se soudent facilement entre eux, tandis que dans la broncho-pneumonie vulgaire, la tendance à la désagrégation est de règle ; la fibrine qu'on observe dans la broncho-pneumonie tuberculeuse augmente encore la cohésion. Il n'existe pas toujours de cellules géantes et de follicules tuberculeux, mais cependant la nature de ces lésions est rendue indiscutable par la présence de bacilles qu'il est facile de constater; de plus ces matières inoculées déterminent des lésions tuberculeuses.

L'aspect des noyaux de broncho-pneumonie et des granulations voisines est identique, affectant exactement la même structure que les tubercules développés par inoculation chez le cobaye.

Cette absence de cellules géantes et de follicules tuberculeux s'explique par le siège initial des lésions. Les follicules et les cellules géantes, en effet, appartiennent surtout aux lésions du tissu conjonctif tandis qu'ici c'est particulièrement l'épithélium qui est mis en jeu. Bien que la broncho-pneumonie tuberculeuse lobulaire constitue en réalité une forme distincte de la tuberculose pulmonaire, elle se rencontre fréquemment dans la granulie, prenant son point de départ autour des bronches.

La deuxième forme, ou broncho-pneumonie pseudo-lobaire caséeuse, se traduit par des masses en voie de ramollissement, reproduisant la pneumonie caséeuse proprement dite, si longtemps décrite comme complètement indépendante. En réalité ce n'est pas autre chose qu'une broncho-pneumonie pseudo-lobaire étendue. Un lobe presque entier est transformé en un bloc consistant, homogène à la coupe en apparence, et constitué en réalité par des lésions de même âge, tandis que dans la vraie forme lobaire la totalité des parties malades a subi les mêmes altérations, moins avancées à la périphérie et simplement à l'état gélatiniforme, ayant abouti au contraire au centre à la caséification. C'est là sur une grande échelle la reproduction de ce que je vous ai décrit à propos de la granulation, moins le travail de sclérose réparatrice qu'on peut observer dans la phtisie chronique.

Il y a ici agglomération de lobules tuberculeux et, dans cette forme au début, le travail morbide doit retentir sur le tissu conjonctif interlobulaire et, par la nature même de ce tissu il doit avoir une tendance à la formation des véritables granulations. Les cloisons sont épaissies, la plèvre dont nous n'avions pas constaté d'altérations dans la première forme est mise ici en cause et nous observons de la pleurésie avec exsudat gélatiniforme, exsudat en rapport avec la rapidité de l'évolution. De même les ganglions et les autres organes, à condition qu'on les observe de près, se montrent fréquemment le siège de granulations.

Parfois presque tout le poumon est transformé en un bloc consistant qui, au premier abord, ressemble à de la pneumonie lobaire proprement dite, mais, en regardant de plus près, vous verrez des altérations, dissemblables suivant les points où vous les observerez, se bornant pour certains endroits à des lésions congestives. Examinées à un grossissement suffisant, les coupes d'un poumon atteint de cette forme de broncho-pneumonie pseudo-lobaire permettent de reconnaître nettement la forme des lobules, des alvéoles remplis d'exsudat et des parois distinctes sans être épaissies.

La pneumonie tuberculeuse ou caséeuse lobaire aiguë a été entrevue par Laënnec, puis étudiée par Ribes et par

M. Jaccoud, etc. C'est une pneumonie massive plus ou moins étendue, pouvant occuper tout le lobe supérieur et de plus une partie du lobe moyen. Elle se présente sous un aspect comparable à la pneumonie fibrineuse, sous forme de masses densifiées, à coloration un peu violacée, et sèche à la coupe, non pas de cette sécheresse qu'on observe dans certaines phases de la pneumonie fibrineuse et qui est due à la tendance à la rétraction. Ce qui frappe c'est le nombre des granulations. Tandis que dans la pneumonie fibrineuse chaque alvéole forme en quelque sorte une granulation, celles que nous observons ici sont constituées par plusieurs alvéoles, remplies et distendues par l'exsudat qu'elles contiennent. Considérées à la loupe, elles affectent l'aspect des granulations de la tuberculose miliaire aiguë et celles de la périphérie, contiguës au tissu sain, plus cohérentes et plus petites, présentent avec celles de la granulie une ressemblance parfaite. De plus, en un point quelconque de ces masses, on retrouve des lésions chroniques, comme le professeur Renaut et moi avons pu le constater, granulations fibreuses ou cavernules cicatrisées, reliquat d'une poussée antérieure.

S'agit-il là d'une pneumonie aiguë éclatant au cours d'une granulie, ou d'une granulie venant compliquer une pneumonie aiguë développée antérieurement? L'étude histologique révèle des lésions complexes, comprenant à la fois les altérations de la pneumonie franche lobaire et celles d'une éruption granulique, avec cette particularité que les granulations tuberculeuses siègent dans les alvéoles et contiennent des bacilles qui impriment ainsi le cachet de la maladie. En même temps que les granulations sont cohérentes ou confluentes, les alvéoles sont distendues par l'exsudat pneumonique. Telles sont les lésions anatomiques que présentent les différentes formes de la phtisie galopante.

Il nous reste maintenant à décrire leur évolution clinique.

Les formes broncho-pneumonique et pseudo-lobaire caséeuses revêtent les caractères d'une affection pulmonaire aiguë, elles rappellent les symptômes de la broncho-pneumonie simple ou de la pneumonie lobaire, et quelquefois ceux de la broncho-pneumonie pseudo-lobaire.

L'état fébrile est le même et, en étudiant les signes généraux de la tuberculose, nous avons déjà vu qu'il pouvait affecter la forme continue rémittente, plus rarement intermittente, la température s'élevant à 39, 40, 41 degrés. De même le pouls est fréquent, plein, vibrant, en un mot celui des maladies inflammatoires.

La forme broncho-pneumonique pseudo-lobaire se distingue de la forme lobulaire uniquement par le point de côté, dû, comme nous l'avons vu, aux complications pleurétiques, sous forme de pleurésie sèche ou gélatiniforme, point de côté d'ailleurs peu marqué. En revanche, l'oppression est souvent extrême, la respiration fréquente, élevée, nécessitant le jeu de tous les muscles inspirateurs accessoires ; le facies est anxieux et, chez l'enfant surtout, la dilatation de l'aile du nez est de règle. L'expectoration, muqueuse au début, ne garde pas longtemps ce caractère, elle devient vite plus épaisse, jaunâtre, muco-purulente et, plus tard quand le travail ulcératif rapide a déterminé des ulcérations, les crachats n'offrent plus aucune différence avec ceux de la phtisie chronique.

Les signes physiques n'offrent rien non plus de bien spécial. Ils peuvent être confus, mal caractérisés par un mélange de râles muqueux, sous-crépitants et crépitants. Quand les noyaux de broncho-pneumonie sont isolés, comme il est fréquent de l'observer chez les enfants, et disséminés dans le tissu sain ou congestionné, on observe les mêmes signes que dans les cas d'inflammation des bronches de petit volume, de bronchite capillaire, de congestions pulmonaires.

Les formes confluentes, à noyaux cohérents, se révèlent à la percussion par des zones de matité et donnent naissance à l'auscultation, à de la respiration soufflante ou à du souffle véritable, souvent très marqué dans les grosses pneumonies caséeuses. Naturellement dans ces cas, le ramollissement plus ou moins rapide, mais toujours précoce, amène bientôt l'apparition de râles significatifs, accusant la formation d'excavations, cavernules ou cavernes, au niveau desquelles le retentissement de la voix devient manifeste.

Les signes généraux sont trompeurs au début : l'amaigrissement ne se produit pas d'emblée, il est souvent même tardif ; le faciès est un peu turgescent ; les pommettes rouges, réalisant ainsi le type clinique connu sous le nom de phtisie floride. C'est à la fin que les malades deviennent pâles, présentant, seulement au moment des accès de fièvre, de la rougeur des pommettes. Cette fièvre devient de plus en plus intense, l'inappétence est extrême, la nutrition se fait de plus en plus mal et la mort arrive au milieu de phénomènes d'affaiblissement et de diarrhée.

TRENTIÈME LEÇON

SOMMAIRE. — Troisième forme de phtisie galopante. — Pneumonie tuberculeuse lobaire aiguë. — Diagnostic des formes aiguës de la tuberculose.
Traitement. — Prophylaxie.

La troisième forme qui nous reste à décrire, la pneumonie tuberculeuse lobaire aiguë avait été entrevue par Laënnec, puis par Andral, étudiée par Hérard et Cornil, Jaccoud, Lépine, et enfin surtout par Renaut et dans la thèse de l'un de ses élèves, Riel. C'est une pneumonie massive, plus ou moins étendue, et pouvant occuper tout un lobe, et comme je l'ai observé dans un cas, outre le lobe supérieur, une partie du lobe moyen et du lobe inférieur. L'aspect du poumon est comparable à celui d'une pneumonie fibrineuse, il se présente comme un bloc densifié, compact, dont la coloration est plutôt violacée ; c'est là une différence avec la pneumonie fibrineuse que Renaut a bien fait ressortir ; en outre, contrairement à ce qui s'observe à certaines phases de la pneumonie commune, les tissus présentent de la sécheresse et une certaine tendance à l'induration. Ce qui frappe surtout c'est le nombre des granulations, non pas de ces granulations qu'on rencontre dans la pneumonie fibrineuse, occupant une seule alvéole, mais des granulations plus volumineuses remplissant et distendant plusieurs alvéoles. Ces granulations, blanchâtres plus ou moins nombreuses, peuvent être disséminées ou au contraire présenter la forme en grappe, et tranchent sur la masse principale. De plus, à la périphérie, quelquefois en s'aidant de la loupe ou du microscope, on observe de vraies granulations tuberculeuses absolument identiques à celles de la granulie, isolées ou nombreuses, dans un parenchyme congestionné ou normal, et généralement d'un volume moins considérable. On constate en outre l'existence habituelle de lésions chroniques que Renaut avait indiquées et que j'ai moi-même vérifiées souvent, soit granulations à l'état fibreux, soit petites cavernules.

S'agit-il d'une pneumonie aiguë développée dans le cours d'une granulie ou d'une pneumonie et d'une granulie évoluant simultanément ? L'examen histologique montre que les lésions sont complexes et fait reconnaître en même temps, les altérations de la pneumonie franche lobaire et de plus celles de la granulie, avec cette particularité que les granulations tuberculeuses sont développées dans les alvéoles. Les bacilles qu'on y rencontre, soit par raclage, soit en pratiquant des coupes, ne sauraient laisser aucun doute sur leur nature.

Les symptômes sont identiques dans les deux premières formes de la phtisie galopante : ils rappellent ceux d'une affection pulmonaire aiguë, soit avec les caractères d'une broncho-pneumonie ou d'une pneumonie lobaire, plus rarement d'une broncho-pneumonie pseudo-lobaire. D'ailleurs ils succèdent souvent à une affection bronchique avec complication de broncho-pneumonie. Ce qui domine c'est l'état fébrile et tout le cortège d'une broncho-pneumonie vulgaire. La fièvre se présente avec les caractères que nous lui connaissons, c'est-à-dire avec le type continu rémittent, rarement aussi intermittent, à exacerbation vespérale. La température peut s'élever jusqu'à 39, 40 et même 41 degrés. L'état du pouls est variable : il est accéléré, vibrant, plein, exactement comme dans une affection inflammatoire. Les symptômes de broncho-pneumonie ne présentent rien de particulier, sauf le point de côté, rare dans la broncho-pneumonie vulgaire et presque constant, quoique peu intense, dans les formes aiguës de la tuberculose. Ce point de côté tient à la pleurésie qui l'accompagne toujours, au moins sous la forme de pleurésie sèche ou à exsudat gélatiniforme. Nous savons en effet que la tuberculose affecte une véritable prédilection pour les séreuses. L'oppression est prononcée, quelquefois extrême ; la respiration est fréquente, élevée, difficile ; tous les muscles accessoires sont mis en jeu, à tel point que l'on peut observer, surtout chez les enfants, une dilatation des ailes du nez et un facies véritablement anxieux, sans qu'il y ait cependant d'orthopnée. La toux s'accompagne d'une expectoration habituelle qui, muqueuse au début, ne tarde pas à changer de caractère et devient plus épaisse, jaunâtre, muco-purulente ; plus tard, quand des excavations se sont creusées, les crachats deviennent identiques à ceux de la tuberculose chronique. Les signes physiques n'offrent rien de spécial, ils peuvent être confus et mal caractérisés quand de petits noyaux sont isolés dans le parenchyme sain ou congestionné. On observe souvent cette disposition chez les enfants ; on ne constate en réalité que des symptômes de bronchite tendant à envahir les petites divisions et des signes de congestion. Si les lésions sont confluentes, les noyaux cohérents donnent naissance à de la matité avec respiration soufflante, ou à du souffle véritable, surtout très marqué dans les grosses pneumonies caséeuses. Naturellement le ramollissement plus ou moins rapide détermine bientôt l'apparition de signes d'excavation, la respiration prend un timbre cavernuleux ou caverneux, en même temps que la voix subit les modifications ordinaires.

Bientôt, les symptômes généraux habituels peuvent apparaître ; l'amaigrissement n'existe pas d'emblée, il est souvent tardif et parfois nul. Le facies peut être légèrement turgescent, les pommettes rouges réalisant entièrement ce que l'on a appelé la *phtisie floride*. A la fin, les malades pâlissent, mais au moment où la fièvre est la plus intense, la rougeur des pommettes persiste, l'état fébrile augmente, l'inappétence est extrême, la nutrition ne se fait plus et la mort arrive dans l'affaissement, précédée parfois de diarrhée colliquative.

Quant à la forme lobaire proprement dite de la phtisie

galopante, elle ne se distingue pas au début de la pneumonie lobaire aiguë franche. Elle survient de même chez des individus sains ou ne présentant que des lésions de peu d'importance, plus fréquentes qu'on ne le croit, et dont le rôle a été bien indiqué dans la thèse de Riel. Je passerai sous silence tous les phénomènes classiques, la chaleur fébrile, la toux, etc., qui sont généralement plus insidieux que dans la pneumonie. Il se passe le plus souvent deux ou trois jours avant que la température n'atteigne 40 degrés ; puis, pendant quelque temps tout rappelle la pneumonie vulgaire ; mais la fièvre persiste au-delà du terme normal ou n'est pas tombée au douzième ou au quinzième jour, l'expectoration continue sans rien de caractéristique. Elle reste visqueuse et dans le cas dont je vous ai déjà parlé elle s'était montrée verdâtre. Puis l'état général s'aggrave, la lésion pulmonaire s'étend sans disparaître ; au point primitivement malade, on perçoit des râles humides, et du côté opposé des signes de bronchite ou d'emphysème comme l'a montré Riel. La mort arrive au bout de trois ou quatre semaines. En présence de pareils symptômes on songe à la suppuration des masses hépatisées, hypothèse que font abandonner l'examen du sang où les leucocytes ne se montrent pas plus nombreux que normalement et l'absence de modifications de l'urine.

On comprend qu'il soit difficile de distinguer de telles formes de la tuberculose pulmonaire aiguë d'avec la granulie, puisque dans ces deux cas on se trouve en présence d'une affection tuberculeuse aigüe. Lorsque les noyaux sont disséminés, le diagnostic, difficile, devient presque impossible. Le seul moyen qui puisse permettre de l'établir est l'examen des crachats. Vous savez en effet que dans la granulie, à moins de lésions anciennes, la présence des bacilles est exceptionnelle, tandis que dans la phtisie galopante on les rencontre toujours et cela à une époque très rapprochée du début. J'ai pu moi-même, dans un cas difficile, établir ce diagnostic par l'examen bactériologique; cette recherche est possible même chez les enfants, qui, vous le savez, en dehors de la coqueluche, ne crachent pas et ingèrent leur expectoration. Il suffit pour cela de leur administrer un vomitif et dans les crachats ainsi ramenés de l'estomac, l'existence des microbes pourra être décelée. La distinction d'avec la broncho-pneumonie simple ne présentera pas moins de difficultés; les phénomènes généraux, la fièvre, la température sont identiques, mais bientôt les signes physiques se modifient.

Les signes d'auscultation sont les mêmes jusqu'au moment où l'on constate l'existence d'une induration volumineuse révélée par un souffle rude. L'amaigrissement lui-même apparaît dans les mêmes conditions; en un mot tous les caractères se ressemblent et seule la constatation du bacille permet d'affirmer la nature de la maladie.

Quelle que soit la forme qu'affecte la tuberculose pulmonaire aigüe, son pronostic est des plus graves et fatal à brève échéance. Cependant dans tous les cas, même dans la pneumonie lobaire caséeuse, les lésions peuvent s'arrêter, les phénomènes s'amender brusquement et l'affection prendre une allure torpide. Cet arrêt dans l'évolution s'observe surtout quand l'affection n'a pas débuté brusquement et que sa marche s'est faite avec une allure subaiguë. La gravité est d'autant plus grande que les phénomènes généraux sont plus accentués, que l'amaigrissement et la cachexie augmentent plus rapidement, que le ramollissement marche plus vite, surtout si les deux poumons sont atteints. Il en est de même pour l'hérédité et aussi dans les cas où le phtisie galopante a été précédée par une affection tuberculeuse parfois éteinte, telle qu'une ancienne adénite ou une affection osseuse.

Après avoir étudié les différentes formes sous lesquelles peut se présenter la tuberculose, après en avoir suivi la marche et cherché à la distinguer des affections qui peuvent donner le change, il ne me reste plus qu'à vous indiquer quels sont les moyens que vous devrez employer pour éviter et combattre cette affection. Le traitement de la tuberculose doit viser deux grands points : d'une part il doit être prophylactique et chercher à mettre les individus à l'abri des atteintes de la maladie, d'autre part curatif lorsque l'affection s'est déjà développée. La prophylaxie est basée surtout sur la connaissance, acquise depuis Villemin, de la nature infectieuse de la tuberculose, et comprend toutes les précautions utiles à prendre pour les individus exposés au contage, non seulement les infirmiers et les gardes-malades, mais encore les médecins eux-mêmes. Elle s'impose bien entendu encore davantage pour ceux qui vivent en contact avec les tuberculeux: époux, parents, enfants, spécialement s'ils sont déjà prédisposés ou par les antécédents ou par l'hérédité. Ce qu'il importe d'abord, c'est d'éviter l'introduction dans l'organisme des microbes qui existent dans l'air tenant en suspension des poussières de crachats desséchés. De même que par l'air, la contamination peut avoir lieu par les vêtements, les objets d'ameublement, de toilette ou de cuisine. Aussi leur nettoyage par les antiseptiques ou par l'eau bouillante s'impose-t-il comme une règle absolue; les crachoirs surtout devront être l'objet de soins minutieux : ils devront être désinfectés journellement, soit par l'eau chaude, soit par le chlorure de zinc ou le sublimé. L'alimentation peut devenir aussi une source d'infection, et bien que le lait de vache qui entre pour une si large part dans l'alimentation et surtout dans celle des enfants, soit moins riche en bacilles que ne l'ont dit certains auteurs, il n'en faut pas moins se souvenir du conseil de Nocart et ne se servir que de lait bouilli. Bien que l'action nocive du lait de femme tuberculeuse ne soit pas absolument prouvée, il faudra, dans l'intérêt de la nourrice et de l'enfant, éviter qu'une femme suspecte de tuberculose ne donne le sein. L'usage des viandes, des viscères et surtout du foie des animaux tuberculeux n'est pas moins dangereux: aussi, leur cuisson s'impose-t-elle et si l'on tient à faire usage du jus de viande et du sang provenant des abattoirs, il ne faudra le faire qu'en le recueillant sur les animaux à l'abri de la tuberculose.

Dans toute affection microbienne deux points sont à considérer : à côté de la question du germe se trouve toujours celle du terrain. Plus le sujet sera robuste et résistant, et moins l'action des microorganismes se fera sentir; il est donc nécessaire par tous les moyens possibles de le fortifier et de relever sa nutrition générale. C'est là souvent une condition plus facile à remplir que de se soustraire complètement à l'action des microbes. Pour obtenir ce résultat il faudra surveiller l'alimentation ; elle devra être reconstituante et tonique, se composer de viandes noires, de gibier, de poisson et d'aliments excitants. Les corps gras devront y tenir une large place, le beurre, le lard que recommandait Trousseau, et c'est comme tel, qu'agissent certains médicaments, du moins en partie, l'huile de foie de morue par exemple, indépendamment des quelques principes actifs qu'elle renferme; la glycérine qu'on a cherché à lui substituer, sans être complètement inefficace, est loin de présenter les mêmes avantages. De même les boissons jouent un certain rôle dans l'alimentation, et l'on peut retirer quelques bénéfices de la bière, du vin ou de l'alcool employé comme médicament d'épargne. L'alcool contribue aussi à abaisser la température dans la fièvre des tuberculeux. Enfin les boissons fermentées, telles que le koumys, le kephir, dus à la fermentation du lait, peuvent être utilement employés. Le lait à l'état naturel est d'une ressource précieuse pour compléter l'alimentation entre les repas. Mais en raison des pertes considérables éprouvées par l'organisme, il importe non seulement d'alimenter, mais encore de suralimenter les malades et c'est un grand mérite de la part de M. Debove d'avoir montré l'importance de cette pratique. Il faut les forcer à se nourrir, dût-on, pour atteindre ce but, employer les poudres de viande, les peptones, et même recourir à un véritable gavage, s'il y a une répugnance invincible pour la nourriture. Les lavements alimentaires enfin pourront être utilisés à la dernière extrémité.

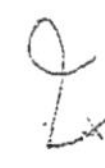

A côté des ingesta, il faut aussi nous occuper des gesta dont l'importance est également considérable, surtout quand il s'agit d'enfants, ou d'adolescents suspects d'hérédité ou de constitution simplement scrofuleuse.

Les exercices musculaires, mais à condition de ne pas être poussés à l'excès, de ne pas déterminer une fatigue qui les rendrait alors malfaisants, doivent être recommandés. Ce qu'il faut, c'est mettre en œuvre les muscles respiratoires, chercher par une gymnastique raisonnée et modérée à augmenter la capacité pulmonaire, résultat qui pourra être atteint aussi par une marche régulière et pas trop rapide, ou encore par l'équitation.

Il ne faut pas tenir moins grand compte des circumfusa, exerçant une action puissante sur la respiration et la nutrition. Je ne discuterai pas longuement les influences du climat, relevant de la latitude et de l'altitude, quoiqu'on ait beaucoup insisté sur cette dernière. Nous avons vu, en traitant de l'étiologie, qu'aucune région n'était exempte de la tuberculose. Ce qui joue le plus grand rôle, c'est la pureté de l'air, l'augmentation de l'ozone et l'absence de microbes quels qu'ils soient. Mais ce sont là des conditions qui sont réalisées aussi bien au bord de la mer que sur les montagnes. La radiation solaire et la lumière exercent également une action puissante. L'influence de la latitude est supérieure à celle de l'altitude, et nous avons à faire le choix entre deux climats : l'un celui des montagnes, froid et glacial, perfide en l'absence du soleil par les refroidissements auxquels il expose, confinant les malades, sauf pendant quelques heures, dans des appartements soigneusement chauffés, il est vrai, mais clos ; et un climat d'une moins haute altitude, mais où la température est plus constante, telle que le climat méditerranéen permettant au malade de vivre presque complètement au grand air. Si donc il est indifférent, peut-être utile, de conseiller les climats d'altitude aux malades chez lesquels la tuberculose est au début, il faudra de préférence conseiller les stations méditerranéennes aux phtisiques à la deuxième et à la troisième période, pour lesquels d'ailleurs les stations de montagnes donnent des statistiques déplorables. Ce qu'il importe surtout c'est de faire vivre ces malades en plein air, ce que permettent les climats chauds, même pendant la nuit, en ayant soin, bien entendu, de couvrir suffisamment les malades.

Cette pratique doit être graduée en laissant d'abord pénétrer l'air par l'intermédiaire d'une pièce voisine, puis en ouvrant les fenêtres derrière des rideaux épais, précautions qui pourront être abandonnées lorsqu'il se sera fait une accoutumance d'ailleurs rapide.

Dans la journée, les malades seront étendus en plein air, ce qui leur permettra de respirer dans de bonnes conditions et sans fatigue; d'autre part, même chez les tuberculeux avancés, vous verrez dans ces conditions la fièvre diminuer ou même céder complètement. D'ailleurs, toutes ces indications varient suivant l'état du sujet, suivant le degré d'éréthisme, l'état nerveux, la susceptibilité bronchique, et permettront de choisir entre les stations de montagnes et les stations du midi, telles que Pau, Nice, Menton, Cannes, Hyères, Madère, le Caire et l'Italie.

Mais une fois la phtisie déclarée, peut-on la combattre victorieusement, peut-on tuer le bacille ou entraver son développement? De nombreux essais ont été tentés, surtout dans ces derniers temps. On a préconisé des inhalations courtes ou prolongées, des injections intra-pulmonaires ou sous-cutanées, cherchant à introduire, par ces différentes voies, les médicaments les plus variés, l'acide sulfhydrique, l'acide fluorhydrique, divers antiseptiques, l'acide phénique que l'on a décoré du nom de neigeux pour la circonstance, l'eucalyptol, l'iodoforme. Je ne retiendrai que cette dernière substance qui semble avoir donné quelques résultats. Telle est du moins la conclusion de

Gosselin de Caen, appuyée par quelques recherches inédites; quant au reste, il dure ce que dure la vogue qui s'attache aux médicaments nouveaux, et vous savez combien nous en avons vu apparaître et disparaître depuis quelque temps. Le tannin cependant, d'après les travaux de Raymond et d'Arthaud, semble avoir donné quelques résultats assez favorables. En somme, jusqu'ici, malgré de belles promesses, toutes ces médications ne permettent aucune conclusion définitive et le traitement va se limiter aux indications et rester symptomatique. Quelle que soit la forme, ces indications seront à peu près les mêmes et viseront les mêmes accidents.

Contre la fièvre, qui est un danger et un tourment pour les tuberculeux, il faudra savoir varier une série de médicaments antipyrétiques, dont l'efficacité disparaît au bout de quelques jours. C'est ainsi que vous devrez savoir donner alternativement le sulfate de quinine, la créosote, l'acide salicylique (Jaccoud), la phénacétine, enfin l'antipyrine surtout dans les formes aiguës, en alternant les préparations. Vous pourrez encore, après avoir épuisé cette longue liste de médicaments, revenir aux doses massives de quinquina, ou à l'arsenic, même quand il n'existe pas de complications paludéennes.

Il faut aussi s'attacher à combattre les sueurs qui sont pour les malades une cause considérable d'affaiblissement et la conséquence de l'accès fébrile. Les moyens proposés sont très nombreux, mais deux seulement ont une réelle efficacité, et l'on peut employer avec succès l'agaric blanc et surtout le sulfate d'atropine que l'on prescrit graduellement par granules de un demi-milligramme, jusqu'à quatre milligrammes. Il sera bon aussi de modifier la vitalité de la peau, soit par des frictions sèches ou alcooliques, soit dans quelques cas par des lotions tièdes et même par l'hydrothérapie que l'on peut parfois employer pour des tuberculeux même avancés, avec les plus grands ménagements et les plus grandes précautions, bien entendu.

Contre la toux, nous avons à notre disposition de nombreux calmants, surtout les opiacés, morphine, opium, codéïne, sirop de karabé, préparation excellente quoique très ancienne, en les associant avec la belladone ou son alcaloïde dont l'activité est très remarquable. Enfin, quand la toux prendra un caractère coqueluchoïde il faudra s'attacher à en combattre la cause et prescrire la teinture de drosera.

C'est aussi à la cause qu'il faut remonter quand il existe une dyspnée marquée, et lorsqu'elle est due à l'anhématose, on retire les meilleurs effets de l'inhalation d'oxygène et des préparations iodées.

Il faudra s'attacher également à modifier les sécrétions, surtout lorsqu'elles sont purulentes, abondantes et fétides; je vous recommande dans ce but les térébenthines, l'eucalyptus, la créosote réellement très active et qui agit aussi comme antithermique, enfin les sulfureux sur lesquels nous reviendrons en parlant des eaux minérales.

Il faut essayer en même temps d'enrayer la marche extensive des lésions et de lutter contre les poussées congestives, non pas tant par des méthodes spoliatives, telles que les déplétions sanguines, abandonnées complètement aujourd'hui, le tartre stibié à dose rasorienne, utile quelquefois pourtant dans les poussées fébriles, comme l'a montré Monneret. Les autres antimoniaux, kermès, oxyde, blanc d'antimoine, sont utilisés surtout dans les formes aiguës. Il en est de même de l'alcool dont l'action est parfois précieuse.

De nos jours, la méthode révulsive est à peu près uniquement employée. Il est facile de la graduer en se servant successivement de ventouses sèches, de teinture d'iode, de vésicatoires, de pointes de feu, qui peuvent donner des résultats réels en en prolongeant l'usage. Cette méthode sert également contre les complications pleurales : enfin, elle peut calmer les douleurs thoraciques avec presque autant d'efficacité qu'une injection de morphine.

La gravité de l'hémoptysie mérite que je vous donne quelques détails sur son traitement. L'hémoptysie du début est en général peu importante et cède à un repos complet dans une atmosphère fraîche, à l'application de ventouses sèches, à l'absorption de glace ; si le crachement de sang devient plus abondant ou plus persistant, il faut avoir recours à l'ergotine en potion ou en injection hypodermique, ou à la médication par la digitale à forte dose, en prescrivant de un gramme à deux grammes et demi de teinture dans les vingt-quatre heures.

L'application de la ventouse Junod, la ligature des membres sont des moyens adjuvants et précieux. Ici encore on peut recourir à l'iodoforme, mais son action est lente.

On pourra avoir à lutter aussi contre les troubles digestifs, les douleurs, la gastralgie, en un mot ce que Marfan décrit sous le nom de syndrôme gastrique. Contre la douleur, je conseille les calmants usités contre la gastralgie, en particulier, la morphine, les gouttes noires, les gouttes blanches prises avant les repas. Quant aux vomissements, outre leur médication habituelle, il est utile d'insister sur la révulsion pratiquée à l'épigastre avec un vésicatoire morphiné. L'injection de morphine peut encore être utilisée ici avec avantage.

Contre les troubles intestinaux, caractérisés surtout par la diarrhée, vous aurez recours à un régime sévère, surtout à l'alimentation par la viande crue, au régime lacté, parfois au sous-nitrate, au salicylate de bismuth, au tannin et enfin à l'injection de morphine préconisée par Vulpian et dont j'ai également obtenu de bons résultats.

Il est certains tuberculeux que, sauf aux dernières périodes, vous serez entraînés à envoyer dans des stations thermales. Leur action sera souvent mixte : elles empruntent une partie de leur efficacité aux conditions de climat, d'altitude, de changement de vie et d'alimentation. Vous pourrez en outre retirer quelque avantage de l'usage des eaux employées en boissons, en inhalations, en pulvérisations, en bains, etc. Souvent l'amélioration est due, chez des gens renfermés jusque-là dans leurs appartements, à leur séjour au grand air. Les eaux minérales agissent en stimulant les fonctions digestives et la nutrition, en modifiant les fonctions respiratoires et souvent les états diathésiques. Dans ces conditions, vous pourrez avoir recours soit aux eaux sulfureuses agissant sur les éléments sécrétoires, telles que Saint-Honoré, Allevard, Cauterets, Eaux-Bonnes, etc., ou aux eaux arsenicales, telles que la Bourboule, le Mont-Dore ou Royat, dont vos malades éprouveront l'action bienfaisante, surtout lorsqu'ils présenteront de la fièvre, à condition cependant qu'elle ne soit pas trop intense.

TABLE DES MATIÈRES

QUATRIÈME LEÇON

CINQUIÈME LEÇON

SIXIÈME LEÇON

SEPTIÈME LEÇON

HUITIÈME LEÇON

NEUVIÈME LEÇON

DIXIÈME LEÇON

ONZIÈME LEÇON

DOUZIÈME LEÇON

TREIZIÈME LEÇON

QUATORZIÈME LEÇON

QUINZIÈME LEÇON

SEIZIÈME LEÇON

DIX-SEPTIÈME LEÇON

DIX-HUITIÈME LEÇON

DIX-NEUVIÈME LEÇON

VINGTIÈME LEÇON

VINGT ET UNIÈME LEÇON

VINGT-DEUXIÈME LEÇON

VINGT-TROISIÈME LEÇON

VINGT-QUATRIÈME LEÇON

VINGT-CINQUIÈME LEÇON

VINGT-SIXIÈME LEÇON

VINGT-SEPTIÈME LEÇON

VINGT-HUITIÈME LEÇON

VINGT-NEUVIÈME LEÇON

TRENTIÈME LEÇON

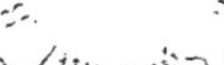

Tours, imprimerie Deslis Frères, 6, rue Gambetta.

A LA MEME LIBRAIRIE

BAGOU. — La tuberculose pulmonaire dans le diabète sucré (Étude critique). Prix . . . . 2 fr.

BASTIDE. — De la castration dans la tuberculose testiculaire. Prix. . . . . 2 fr.

BATTLE. — Diagnostic précoce de la phtisie pulmonaire commune (valeur séméiologique des respirations anomales) . Prix. 4 fr.

BOBINET. — Quelques faits de tuberculose pulmonaire consécutive à la fièvre typhoïde. Prix . . . . 2 fr.

BOURSIER, ancien interne des hôpitaux. — De la tuberculose de la vessie. Prix. . . . . 4 fr.

BOUYGUES, ancien interne des hôpitaux. — Étude sur certaines altérations du foie chez les tuberculeux alcooliques. Prix 3 fr.

BRUNET. — Recherches sur le traitement de la tuberculose pulmonaire par les inhalations fluorhydriques. Prix . 3 fr. 50

CHAMORRO. — Contribution à l'étude de la tuberculose aiguë des articulations (Hydarthrose tuberculeuse aiguë). Prix 2 fr.

DAURIOS. — Étude clinique et traitement chirurgical de la tuberculose génitale chez la femme. Prix. . . . . 5 fr.

DEGAIL. — Des hémorrhagies intestinales des tuberculeux. Prix . . . . 2 fr. 50

DERVILLE, ancien interne des hôpitaux. — De l'infection tuberculeuse par la voie génitale chez la femme. Prix. . . . . 3 fr. 50

FREMY, Henri (de Nice), ancien interne des hôpitaux. — De la valeur des établissements fermés dans le traitement de la phtisie pulmonaire. Prix . . . . 1 fr. 50

LAUTH, ancien interne des hôpitaux. — Essai sur la cirrhose tuberculeuse. Prix . . . . 3 fr.

LEFÈVRE, ancien interne des hôpitaux. — Sur la tuberculose par inoculation cutanée chez l'homme. Prix . . . . 3 fr.

LE NOIR, ancien interne des hôpitaux. — De l'albuminurie chez les phtisiques. Prix. . . . . 3 fr.

MARFAN, ancien interne des hôpitaux. — Troubles et lésions gastriques dans la phtisie pulmonaire. Avec 8 chromolithographies. Prix. . . . . 7 fr.

MAURANGE. — De l'intervention chirurgicale dans la péritonite tuberculeuse. Prix . . . . 3 fr.

MOUSSOUS, professeur agrégé à la Faculté de Bordeaux. — De la mort chez les phtisiques. Prix. . . . . 4 fr. 50

REBOUL, ancien interne des hôpitaux. — Traitement de la tuberculose des os des articulations et des synoviales tendineuses. De l'emploi des antiseptiques et en particulier du naphtol camphré. Prix . . . . 7 fr.

THIÉRY (P.), prosecteur à la Faculté. — De la tuberculose chirurgicale (suites immédiates et éloignées de l'intervention). Prix . . . . 15 fr.

Tours, imprimerie Deslis Frères.

www.ingramcontent.com/pod-product-compliance
Ingram Content Group UK Ltd.
Pitfield, Milton Keynes, MK11 3LW, UK
UKHW020126220726
13923UKWH00001B/24

9 782016 195536